2024（令和6）年度から、国民の健康の増進の総合的な推進を図るための基本的な方針に基づき、第5次国民健康づくり対策である「21世紀における第三次国民健康づくり運動（健康日本21（第三次）」が開始されました。

健康日本21（第三次）の概要

（資料：厚生労働省「健康日本21（第三次）推進のための説明資料」より抜粋）

1．計画期間

健康日本21（第三次）の計画期間は、関連する計画（医療計画、医療費適正化計画、介護保険事業（支援）計画等）と計画期間を合わせること、各種取組の健康増進への効果を短期間で測ることは難しく、評価を行うには一定の期間を要すること等を踏まえ、2024（令和6）年度から2035（令和17）年度までの12年間とされている。

2．ビジョン

健康日本21（第三次）の計画期間では、

- 少子化・高齢化がさらに進み[1]、総人口・生産年齢人口が減少し、独居世帯が増加[2]する
- 女性の社会進出、労働移動の円滑化、仕事と育児・介護との両立や多様な働き方の広まり、高齢者の就労拡大などを通じ社会の多様化がさらに進む
- あらゆる分野でデジタルトランスフォーメーション（DX）が加速する
- 次なる新興感染症も見据えた新しい生活様式への対応が進むといった社会変化が予想されている。

上記を踏まえ、「全ての国民が健やかで心豊かに生活できる持続可能[3]な社会の実現」を「ビジョン」とし、そのために、① 誰一人取り残さない健康づくりの展開（Inclusion）、② より実効性をもつ取組の推進（Implementation）を行う（図1）。

[1] 2024（令和6）年には、団塊世代全てが75歳以上となり、国民の3人に1人が65歳以上になると予想されている。
[2] 2035（令和17）年には、独居世帯は3分の1超となり、男性の3人に1人、女性の5人に1人が生涯未婚となると予想されている。
[3] 「持続可能」とは、「誰一人取り残さない」という包摂的な視点や仕組みを有し、将来世代のニーズを損なうことなく現代世代のニーズを満たすことができるような強靭な社会の状態をいう。

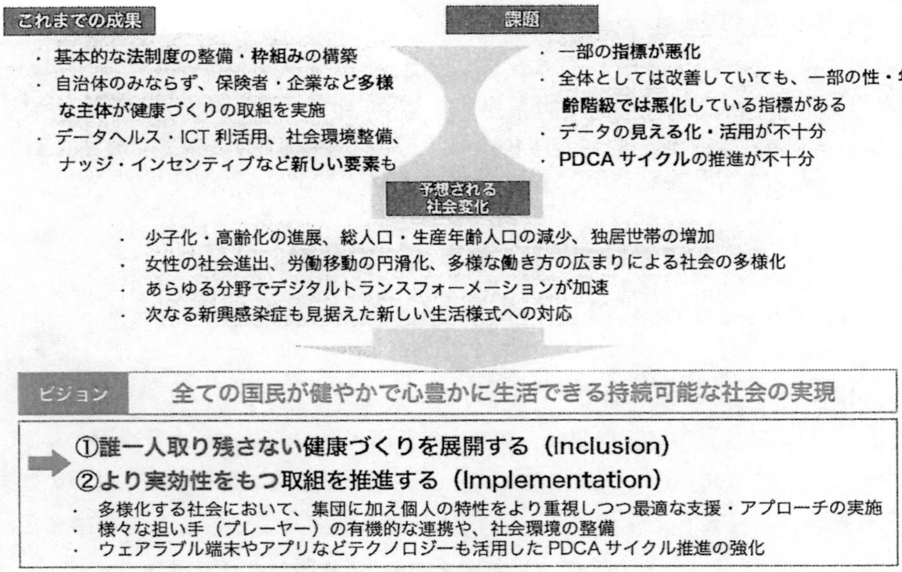

これまでの成果
・基本的な法制度の整備・枠組みの構築
・自治体のみならず、保険者・企業など多様な主体が健康づくりの取組を実施
・データヘルス・ICT 利活用、社会環境整備、ナッジ・インセンティブなど新しい要素も
課題
・一部の指標が悪化
・全体としては改善していても、一部の性・年齢階級では悪化している指標がある
・データの見える化・活用が不十分
・PDCA サイクルの推進が不十分
予想される社会変化
・少子化・高齢化の進展、総人口・生産年齢人口の減少、独居世帯の増加
・女性の社会進出、労働移動の円滑化、多様な働き方の広まりによる社会の多様化
・あらゆる分野でデジタルトランスフォーメーションが加速
・次なる新興感染症も見据えた新しい生活様式への対応
ビジョン
全ての国民が健やかで心豊かに生活できる持続可能な社会の実現
①誰一人取り残さない健康づくりを展開する（Inclusion）
②より実効性をもつ取組を推進する（Implementation）
・多様化する社会において、集団に加え個人の特性をより重視しつつ最適な支援・アプローチの実施
・様々な担い手（プレーヤー）の有機的な連携や、社会環境の整備
・ウェアラブル端末やアプリなどテクノロジーも活用した PDCA サイクル推進の強化

図 1　健康日本 21（第三次）のビジョン

3．基本的な方向

「全ての国民が健やかで心豊かに生活できる持続可能な社会の実現」というビジョン実現のため、基本的な方向を① 健康寿命の延伸・健康格差の縮小、② 個人の行動と健康状態の改善、③ 社会環境の質の向上、④ライフコースアプローチを踏まえた健康づくりの 4 つとする（図 2）。

全ての国民が健やかで心豊かに生活できる持続可能な社会の実現のために，以下に示す方向性で健康づくりを進める
健康寿命の延伸・健康格差の縮小
生活習慣の改善（リスクファクターの低減）
生活習慣病（NCDs）の発症予防
生活習慣病（NCDs）の重症化予防
生活機能の維持・向上
個人の行動と健康状態の改善
社会環境の質の向上
自然に健康になれる環境づくり
社会とのつながり・こころの健康の維持及び向上
誰もがアクセスできる健康増進のための基盤の整備
ライフコースアプローチを踏まえた健康づくり

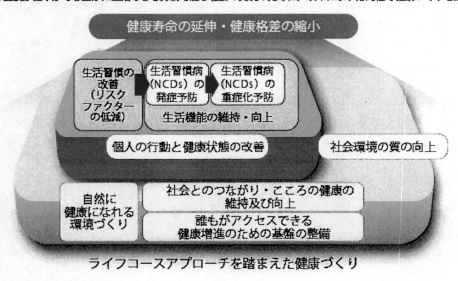

図 2　健康日本 21（第三次）の概念図

4．目標の設定

　目標は、計画期間における諸活動の達成状況の評価を目的として設定すべきこと、評価を行う時点で実際に到達したかどうか確認できるものが望ましいことから、具体的な目標値については、計画開始後のおおむね 9 年間（2032（令和 14）年度まで）を目途として設定する（表 1）。

5．栄養・食生活

　栄養・食生活は、生命の維持に加え、こども達が健やかに成長し、また人々が健康で幸福な生活を送るために欠くことのできない営みである。また、多くの生活習慣病（**NCDs** ※4）の予防・重症化予防のほか、やせや低栄養等の予防を通じた生活機能の維持・向上の観点からも重要である。さらに、個人の行動と健康状態の改善を促すための適切な栄養・食生活やそのための食事を支える食環境の改善を進めていくことも重要である。

　身体的、精神的、社会的に良好な食生活の実現を図ることを目的に、健康・栄養状態レベルとして「適正体重を維持している者の増加」、適切な量と質の食事を摂取する観点で、食事レベルの「バランスの良い食事を摂っている者の増加」、食品レベルの「野菜摂取量の増加」、「果物摂取量の改善」、栄養素レベルの「食塩摂取量の減少」について以下のとおり目標設定を行う（図 3）。

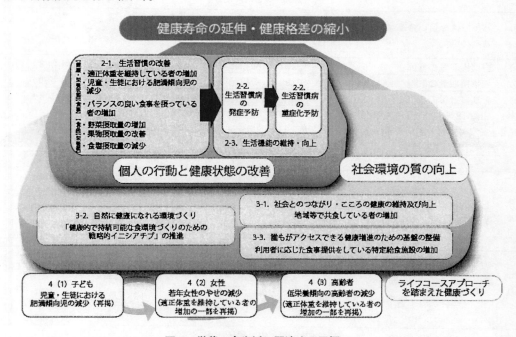

図 3　栄養・食生活に関連する目標

※4　NCDs（Noncommunicable diseases, 非感染性疾患）とは、循環器疾患、がん、慢性呼吸器疾患、糖尿病などの「感染性ではない」疾患に対する総称（厚生労働省 HP より）。

表1　健康日本 21（第三次）具体的な目標

1．健康寿命の延伸と健康格差の縮小に関する目標

項　目	現　状	目　標
① 健康寿命の延伸（日常生活に制限のない期間の平均の延伸）	男性　72.68 年 女性　75.38 年 （令和元年度）	平均寿命の増加分を上回る健康寿命の増加 （令和 14 年度）
② 健康格差の縮小（日常生活に制限のない期間の平均の都道府県格差の縮小）	男性　1.56 年 女性　1.87 年 （令和元年度）	都道府県格差の縮小 （令和 14 年度）

2．個人の行動と健康状態の改善に関する目標
1）生活習慣の改善
（1）栄養・食生活

項　目	現　状	目　標
① 適正体重を維持している者の増加（肥満、若年女性のやせ、低栄養傾向の高齢者の減少）※1	60.3 % （令和元年度）	66 % （令和 14 年度）
② 児童・生徒における肥満傾向児の減少	10 歳（小学 5 年生）10.96 % （令和 3 年度） ※ 男子 12.58 % 　女子 9.26 %	第 2 次成育医療等基本方針に合わせて設定
③ バランスの良い食事を摂っている者の増加※2	― 令和 3 年度食育に関する意識調査：37.7 %	50 % （令和 14 年度）
④ 野菜摂取量の増加	281 g（令和元年度）	350 g（令和 14 年度）
⑤ 果物摂取量の改善	99 g（令和元年度）	200 g（令和 14 年度）
⑥ 食塩摂取量の減少	10.1 g（令和元年度）	7 g（令和 14 年度）

※1　BMI 18.5 以上 25 未満（65 歳以上は BMI 20 を超え 25 未満）の者の割合（20 歳以上）
※2　主食・主菜・副菜を組み合わせた食事が 1 日 2 回以上の日がほぼ毎日の者の割合

（2）身体活動・運動目標

項　目	現　状	目　標
① 日常生活における歩数（1 日の歩数の平均値）の増加	6,278 歩（令和元年度） ※ 20～64 歳：男性 7,864 歩 　　　　　　女性 6,685 歩 65 歳以上：男性 5,396 歩 　　　　　　女性 4,656 歩	7,100 歩（令和 14 年度） ※ 20～64 歳：男性 8,000 歩 　　　　　　女性 8,000 歩 65 歳以上：男性 6,000 歩 　　　　　　女性 6,000 歩
② 運動習慣者の増加	28.7 %（令和元年度） ※ 20～64 歳：男性 23.5 % 　　　　　　女性 16.9 % 65 歳以上：男性 41.9 % 　　　　　　女性 33.9 %	40 %（令和 14 年度） ※ 20～64 歳：男性 30 % 　　　　　　女性 30 % 65 歳以上：男性 50 % 　　　　　　女性 50 %
③ 運動やスポーツを習慣的に行っていないこどもの減少※	小学校 5 年生　男子　8.8 % 　　　　　　　　女子　14.4 % （令和 3 年度）	第 2 次成育医療等基本方針に合わせて設定

※　1 週間の総運動時間（体育授業を除く）が 60 分未満の児童の割合

（3）休養・睡眠

	項　目	現　状	目　標
①	睡眠で休養がとれている者の増加	78.3％（平成 30 年度） ※ 20 歳〜59 歳：70.4 % 60 歳以上：86.8 %	80％（令和 14 年度） ※ 20 歳〜59 歳：75 % 60 歳以上：90 %
②	睡眠時間が十分に確保（6〜9 時間）できている者の増加（60 歳以上は 6〜8 時間）	54.5％（令和元年度） ※ 20 歳〜59 歳：53.2 % 60 歳以上：55.8 %	60％（令和 14 年度） ※ 20 歳〜59 歳：60 % 60 歳以上：60 %
③	週労働時間 60 時間以上の雇用者の減少	8.8％ （令和 3 年）	5％ （令和 7 年）

（4）飲酒

	項　目	現　状	目　標
①	生活習慣病（NCDs）のリスクを高める量を飲酒している者の減少（1 日当たりの純アルコール摂取量が男性 40g 以上、女性 20g 以上の者の割合）	11.8％（令和元年度） ※ 男性 14.9 % 女性　9.1 %	10％（令和 14 年度） ※ 男性 13.0 % 女性　6.4 %
②	20 歳未満の者の飲酒をなくす	2.2％（令和 3 年度）	0 %（令和 14 年度）

（5）喫煙

	項　目	現　状	目　標
①	喫煙率の減少（20 歳以上，喫煙をやめたい者がやめる）	16.7％ （令和元年度）	12％ （令和 14 年度）
②	20 歳未満の者の喫煙をなくす	0.6％（令和 3 年度）	0 %（令和 14 年度）
③	妊娠中の喫煙をなくす（妊婦の喫煙率）	1.9％ （令和 3 年度）	第 2 次成育医療等基本方針に合わせて設定

（6）歯・口腔の健康

	項　目	現　状	目　標
①	歯周病を有する者の減少（40 歳以上）	57.2％（平成 28 年度）	40％（令和 14 年度）
②	よく噛んで食べることができる者の増加（50 歳以上）	71.0％ （令和元年度）	80％ （令和 14 年度）
③	歯科検診の受診者の増加	52.9％（平成 28 年度）	95％（令和 14 年度）

2）生活習慣病（NCDs）の発症予防・重症化予防

（1）がん

	項　目	現　状	目　標
①	がんの年齢調整罹患率の減少（10 万人あたり）	387.4（令和元年） 胃がん　　男性 63.4，女性 23.1 肺がん　　男性 61.9，女性 26.1 大腸がん　男性 73.2，女性 44.9 子宮頸がん　　　女性 13.9 乳がん　　　　　女性 100.5	減少 （令和 10 年度）
②	がんの年齢調整死亡率の減少（10 万人あたり）	110.1（令和 3 年） ※男性 146.1，女性 82.2	
③	がん検診の受診率の向上	胃がん　　男性 48.0 %，女性 37.1 % 肺がん　　男性 53.4 %，女性 45.6 % 大腸がん　男性 47.8 %，女性 40.9 % 子宮頸がん　　　女性 43.7 % 乳がん　　　　　女性 47.4 % （令和元年度）	60％ （令和 10 年度）

（2）循環器病

項　目	現　状	目　標
① 脳血管疾患・心疾患の年齢調整死亡率の減少（10万人あたり）	脳血管疾患　男性　93.7 　　　　　　女性　55.1 心疾患　　　男性 193.8 　　　　　　女性 110.2 （令和3年）	減少 （令和10年度）
② 高血圧の改善，収縮期血圧の平均値の低下（40歳以上）	男性　133.9mmHg 女性　129.0mmHg （令和元年度）	ベースライン値から 5mmHgの低下 （令和14年度）
③ 脂質（LDL-コレステロール）高値の者の減少（LDL-コレステロール160mg/dl以上，40歳以上）	11.0%（令和元年度） ※ 男性　9.1% 　 女性　12.3%	ベースライン値から 25%の減少 （令和14年度）
④ メタボリックシンドロームの該当者および予備群の減少	約1,619万人 （令和3年度）	第4期医療費適正化計画 に合わせて設定
⑤ 特定健康診査の実施率の向上	56.5%（令和3年度）	
⑥ 特定保健指導の実施率の向上	24.6%（令和3年度）	

（3）糖尿病

項　目	現　状	目　標
① 糖尿病の合併症（糖尿病腎症）の減少	15,271人 （令和3年度）	12,000人 （令和14年度）
② 治療継続者の増加	67.6%（令和元年度）	75%（令和14年度）
③ 血糖コントロール不良者の減少（HbA1c 8.0%以上の者の割合）	1.32% ※ 男性　1.86% 　 女性　0.71%	1.0%（令和14年度）
④ 糖尿病有病者の増加の抑制	約1,000万人（平成28年度）	1,350万人（令和14年度） ※ 20〜79歳：950万人
⑤ メタボリックシンドロームの該当者および予備群の減少	約1,619万人 （令和3年度）	第4期医療費適正化計画 に合わせて設定
⑥ 特定健康診査の実施率の向上	56.5%（令和3年度）	
⑦ 特定保健指導の実施率の向上	24.6%（令和3年度）	

（4）COPD

項　目	現　状	目　標
① COPDの死亡率の減少 （10万人あたり）	13.3 （令和3年）	10.0 （令和14年度）

3）生活機能の維持・向上

項　目	現　状	目　標
① ロコモティブシンドロームの減少（65歳以上，人口千人あたり）	232人 （令和元年度）	210人 （令和14年度）
② 骨粗鬆症検診受診率の向上	5.3%（令和3年度）	15%（令和14年度）
③ 心理的苦痛を感じている者の減少※	10.3% （令和元年度）	9.4% （令和14年度）

※ K6（こころの状態を評価する指標）の合計得点が10点以上の者の割合

3．社会環境の質の向上に関する目標
1）社会とのつながり・こころの健康の維持および向上

	項　目	現　状	目　標
①	地域の人々とのつながりが強い と思う者の増加	40.2 % （令和元年度）	45 % （令和 14 年度）
②	社会活動を行っている者の増加	―※1	ベースライン値から 5 ％の増加 （令和 14 年度）
③	地域等で共食している者の増加	―※2	30 % （令和 14 年度）
④	メンタルヘルス対策に取り組む 事業場の増加	59.2 % （令和 3 年度）	80 % （令和 9 年度）
⑤	心のサポーター数の増加	―	100 万人 （令和 15 年度）

※1　（参考）令和元年国民健康・栄養調査の結果より算出（60 歳以上）
　　　【社会参加】町内会や地域行事などの活動：43.1%，ボランティア活動：15.6%，スポーツ関係のグルー
　　　　　　　　プ活動：19.6 %，趣味関係のグループ活動：23.0 %，その他のグループ活動：16.6 %
　　　【就　　　労】仕事に就いている：総数 60.9 %　　　【就　　　学】就学している：データなし
※2　（参考）令和 3 年度食育に関する意識調査：15.7 %

2）自然に健康になれる環境づくり

	項　目	現　状	目　標
①	「健康的で持続可能な食環境づ くりのための戦略的イニシアチ ブ」の推進	0 都道府県 （令和 4 年度）	47 都道府県 （令和 14 年度）
②	「居心地が良く歩きたくなる」 まちなかづくりに取り組む市町 村数の増加	73 市町村 （令和 4 年 12 月時点）	100 市町村 （令和 7 年度）
③	望まない受動喫煙の機会を有す る者の減少	―※	望まない受動喫煙のない 社会の実現（令和 14 年度）

※　（参考 1）健康日本 21（第二次）最終評価で用いた値
　　　　　　　家庭：6.9 %　飲食店：29.6 %　（令和元年国民健康・栄養調査の結果より算出）
　　（参考 2）職場：26.1 %　（令和元年国民健康・栄養調査の結果より算出）

3）誰もがアクセスできる健康増進のための基盤の整備

	項　目	現　状	目　標
①	スマート・ライフ・プロジェク ト活動企業・団体の増加	―（新規項目）	1,500 団体 （令和 14 年度）
②	健康経営の推進（保険者ととも に健康経営に取り組む企業数）	12 万 9,040 社 （令和 4 年度）	10 万社 （令和 7 年度）
③	利用者に応じた食事提供をして いる特定給食施設の増加※	70.8 % （令和 3 年度）	75 % （令和 14 年度）
④	必要な産業保健サービスを提供 している事業場の増加	―（新規項目）	80 % （令和 9 年度）

※　管理栄養士・栄養士を配置している施設（病院，介護老人保健施設，介護医療院を除く）の割合

4．ライフコースアプローチを踏まえた健康づくりに関する目標

（1）子ども

項　目	現　状	目　標
① 運動やスポーツを習慣的に行っていない子どもの減少※	小学校 5 年生　男子　8.8 ％ 女子　14.4 ％	第 2 次成育医療等基本方針に合わせて設定
② 児童・生徒における肥満傾向児の減少	10 歳（小学 5 年生）10.96 ％ （令和 3 年度） ※ 男子 12.58 ％ 女子　9.26 ％	
③ 20 歳未満の者の飲酒をなくす（中学生・高校生の飲酒者の割合）	2.2 ％（令和 3 年度）	0 ％（令和 14 年度）
④ 20 歳未満の者の喫煙をなくす（中学生・高校生の喫煙者の割合）	0.6 ％（令和 3 年度）	0 ％（令和 14 年度）

※　1 週間の総運動時間（体育授業を除く）が 60 分未満の児童の割合

（2）高齢者

項　目	現　状	目　標
① 低栄養傾向の高齢者の減少（BMI 20 以下の高齢者（65 歳以上）の割合）	16.8 ％（令和元年度）	13 ％（令和 14 年度）
② ロコモティブシンドロームの減少（65 歳以上，人口千人あたり）	232 人 （令和元年度）	210 人 （令和 14 年度）
③ 社会活動を行っている高齢者の増加	―	ベースライン値から 10 ％の増加 （令和 14 年度）

（3）女性

項　目	現　状	目　標
① 若年女性のやせの減少（BMI 18.5 未満の 20 歳〜30 歳代女性の割合）	18.1 ％（令和元年度）	15 ％（令和 14 年度）
② 骨粗鬆症検診受診率の向上	5.3 ％（令和 3 年度）	15 ％（令和 14 年度）
③ 生活習慣病（NCDs）のリスクを高める量を飲酒している女性（1 日当たりの純アルコール摂取量が 20 g 以上の女性の割合）の減少	9.1 ％ （令和元年度）	6.4 ％ （令和 14 年度）
④ 妊娠中の喫煙をなくす（妊婦の喫煙率）	1.9 ％ （令和 3 年度）	第 2 次成育医療等基本方針に合わせて設定

（資料：厚生労働省「健康日本 21（第三次）の概要」より）

イラスト 公衆栄養学 —第6版—

草 間 かおる
内 田 和 宏
大 滝 直 人
徳 野 裕 子　著
林　　宏 一
松 田 依 果
森 脇 千 夏

東京教学社

―著者紹介―

草間　かおる　（長野県立大学健康発達学部食健康学科）

内田　和宏　（中村学園大学栄養科学部栄養科学科）

大滝　直人　（武庫川女子大学生活環境学部食物栄養学科）

德野　裕子　（十文字学園女子大学人間生活学部健康栄養学科）

林　　宏一　（武庫川女子大学生活環境学部食物栄養学科）

松田　依果　（帝京平成大学健康メディカル学部健康栄養学科）

森脇　千夏　（中村学園大学短期大学部食物栄養学科）

はじめに

　公衆栄養学は，日本や世界の健康・栄養問題の動向やそれらに対応した健康・栄養政策について学びます．さらに集団や地域の人々の健康・栄養状態や社会・環境に基づく公衆栄養活動について学んでいきます．

　本書は，これまでのイラストシリーズの体裁を受け継ぎ，既刊のテキストと同様に管理栄養士の国家試験出題基準（ガイドライン）に沿った章立てで執筆していますが，それだけではなく「公衆栄養学」に関する最新の情報を盛り込んだ内容となるようにしています．また本書が管理栄養士・栄養士の養成・育成において，公衆栄養学を学ぶ上での最適のテキストとなることを目指しています．本書に対し，何かお気づきの点などありましたら，是非ともご意見・ご鞭撻のほどお願い申し上げます．

　最後に本書の出版にあたり，忍耐強く多大なるご尽力をいただいた，東京教学社や関係各位，これまで著者としてご指導いただいた2名の著者に深く感謝申し上げる次第です．

　2020 年 9 月

著者一同

目　　次

第 1 章　公衆栄養の概念

第 2 章　健康・栄養問題の現状と課題

第 3 章　栄養政策

第 4 章　栄養疫学

第 5 章　公衆栄養マネジメント

第6章　公衆栄養プログラムの展開

－イラスト－

梅本 昇

第1章　公衆栄養の概念

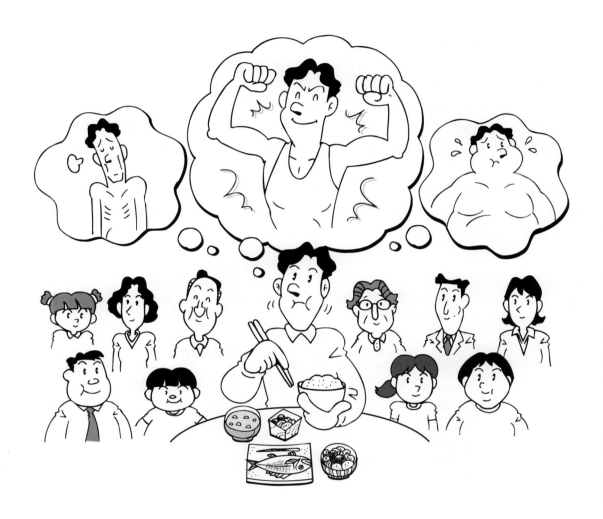

　　人を対象とする栄養学には，対象や手段によってさまざまな研究分野があります．この章では，公衆栄養の概念を学び，公衆栄養学が何を目的とする分野であるのか，さらには，明らかとなった科学的知見を社会へ還元して初めてその目的が達成されるという分野であることを理解します．これらの理解を踏まえ，自然との共生を基礎とした人間社会に果たす公衆栄養の役割について一緒に考えます．

1.1　公衆栄養の概念

(1)　公衆栄養の意義と目的

　公衆栄養とは，公衆衛生[*1]を基盤にした栄養活動であり，個人，集団，地域を対象に，QOL（生活の質）[*2]の向上を目指した人々の疾病予防と健康増進を目的としている．地域住民の健康維持および向上のために，地域住民が自らの健康が守れるように，また健康問題が解決できるように，おもに栄養・食生活面から支援することである．

　公衆栄養では，人々の健康に影響を与える要因として，① 遺伝（生物学）的要因，② 行動とライフスタイル，③ 保健医療福祉政策，④ 食料（フード）システム，⑤ 環境的要因があげられる（図 1-1）．疾病や障がいがこれらの要因との関連において，どのように生じているのかを認識することが重要である．

　公衆栄養のおもな対象者は，地域における健康な人であるが，対象者であるとともに地域活動における協働者でもある．また支援を必要とする障がい者や在宅療養者，生活障がいをきたしやすい貧困者などの生活弱者も含まれる．

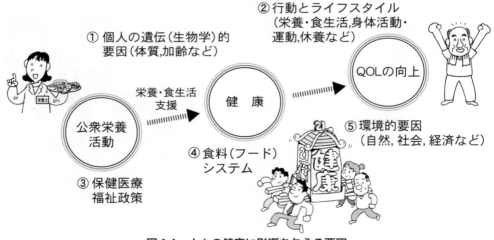

図 1-1　人々の健康に影響を与える要因

　＊1　公衆衛生
　　WHO の公衆衛生の定義は，「公衆衛生は，組織された地域社会の努力を通して，疾病を予防し，寿命を延長し，身体的・精神的機能の増進をはかる科学であり，技術である」としている．

　＊2　QOL
　　Quality of life の略語であり，その日本語が「生活の質」である．生活を物質的な面から量的に捉えるのみではなく，個人の生きがいや精神的な豊かさを重視して質的に把握しようとすること．

（2）生態系と食料・栄養

　栄養のことを考える際，人々が食する食料のことを考慮する必要がある．そして食料を考える際，それらがどのように生産され消費されるかを考慮する必要があるが，そのとき地域や地球レベルでの生態系の理解も必要となってくる．生態系は自然，環境をはじめ，農業，社会，経済，科学など多くの分野と密接に関連した分野である．

　人類の歴史とは，自然の恵みを利用し，分かち合い，ときには奪い合ってきたかということであるとも言える．その恵みには，果実，穀類，野菜，魚介類，肉類，水，塩，香辛料，嗜好品などさまざまな産物があげられる．生態系サービスとは生態系から人々が得ているさまざまな恵みの呼称として，近年世界規模で使用されるようになった．またミレニアム生態系評価と呼ばれるグローバルスケールでの生態系サービスを評価する取り組みがある．そこで生態系サービスの定義がなされた．さらに①供給サービス，②調整サービス，③文化的サービスに関してはバランスシートによる評価が示されている（図1-2）．

① 供給サービス（生態系による生産物）

食料：穀物↑　家畜　　漁獲↓　水産養殖↑　野生状態の食物↓
材木±　綿・麻・絹±　材木燃料↓　遺伝資源↓　生物化学品・自然食品・医薬品↓　淡水↓

② 調整サービス（生態系プロセスの調整から得る便益）

大気の質の制御↓　気候の制御（地球↑，地域↓）　水の制御±　土壌の浸食の制御↓
水質の浄化と排水処理↓　疾病の制御±　害虫の制御↓　花粉の媒介↓　自然災害の制御↓

③ 文化的サービス（生態系から得る非物的な便益）

精神的・宗教的な価値↓　審美的価値（美しい景観）↓　リクリエーション・エコツーリズム±

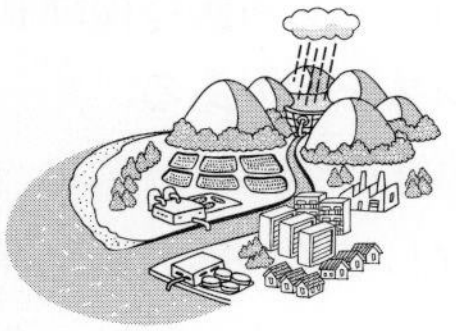

④ 基盤サービス（①〜③のサービスの供給に必要なサービス）

土壌形成、光合成、一次生産、栄養塩循環、水循環　（評価なし）

ミレニアム生態系評価での①〜③に対するバランスシート指標　　↑：増加　↓：減少　±：どちらともいえない

資料：農林計画学会監修：農村計画と生態系サービス，農林統計出版 2014および，
　　　Millennium Ecosystem　Assessment HP, 2005 http://www.millenniumassessment.org/eg/index.aspxを参考に作成

図1-2　生態系サービスの種類とバランスシート

　そしてミレニアム生態系評価では次のことが明らかとされている．

（ⅰ）　1960年から40年間で地球上の人口は2倍に，食料生産量は2.5倍に増加したが，これらと関連して劣化した生態系サービスとして，草地や森林が農地への転換，河川・湖沼からの取水量やダムや貯水池からの貯水量の増加，自然界にある窒素量の増加などがある．

（ⅱ）　全世界で約11億人の人々が1日1ドル未満の収入で生計を立て，そのうち7割の人が農村で生活し食料を生産して，生態系サービスに大きく依存する生活をしている．生態系サービスの劣化は，これらの人々の生活に大きく影響する．

（ⅲ）　評価対象とされる生態系サービスのうち，半数以上が劣化あるいは非持続的な利用がなされている．これらの対応策として，各項目での生態系管理の目標と開発目標との統合などさまざまな提案がなされている．

（3）保健・医療・福祉・介護システムと公衆栄養

　保健・医療・福祉・介護システムとは，日本国憲法第 25 条[*1]の国民の生存権を保証するため，国の社会的使命として，厚生労働省において行われている行政活動のことである．

　保健システムは，地域保健法第 4 条において，厚生労働大臣が，地域保健対策の円滑な実施および総合的な推進を図るため，地域保健対策の推進に関する基本的な指針を定めなければならないとされ，その主な内容は 10 項目ある（表 1-1）．地域保健対策の推進に関する基本指針は，高齢化や少子化社会に対応した地域保健活動計画を立案し，サービスを提供することで，住民の健康保持・増進，安心して暮らせる保健医療体制の確保を図ることが求められている．

表 1-1　地域保健対策の推進に関する基本指針

① ソーシャル・キャピタル[*2]を活用した自助・共助支援の推進	⑥ 科学的根拠に基づいた地域保健の推進
② 地域の特性をいかした保健と福祉の健康なまちづくりの推進	⑦ 保健所の運営・人材確保
③ 医療，介護，福祉などの関連施策との連携強化	⑧ 地域衛生研究所の機能強化
④ 地域における健康危機管理体制の確保	⑨ 快適で安心できる生活環境の確保
⑤ 学校保健との連携	⑩ 国民の健康づくり・がん対策などの推進

　医療システムは，医療法に基づく国民への医療サービスを提供する体制整備のシステムと，医療費の仕組みである医療保険制度に関するシステムがあり，両方が上手く機能することで適切な医療が行われるシステムである．

　福祉・介護システムは，低所得者，心身障がい者，高齢者，児童，その他の援護などを必要とする者に対して，自立してその能力を発揮できるよう必要な援護などを行うという観点からなされるシステムである．

　保健・医療・福祉・介護システムは，厚生労働省の行政活動として行われているが，各々の発展過程および課題は大きく異なる．よって各々で完結した制度設計となっていたが，近年の住民ニーズの変化に対応するためには，地域における保健，医療，福祉，介護とそれぞれのシステム間での連携およびその体制の構築が必要とされるようになってきた．たとえば，市町村における住民への保健サービスを介護サービスや福祉サービスと一体的に提供できる体制整備などである．

　公衆栄養において[*3]も，地域における健康づくりおよび栄養・食生活の改善に関する施策を総合的かつ計画的に推進するために，保健，医療，福祉，介護の関係機関などとの連携体制づくりを進めている．

> ＊1　日本国憲法第 25 条
> 「すべて国民は，健康で文化的な最低限度の生活を営む権利を有する」および「国は，すべての生活部面について，社会福祉、社会保障及び公衆衛生の向上及び増進に努めなければならない」
> ＊2　ソーシャルキャピタルとは，地域に根ざした信頼，社会規範，ネットワークといった社会関係資本のことである．
> ＊3　公衆栄養においては，「地域における行政栄養士による健康づくり及び栄養・食生活の改善の基本指針について」（平成 25 年）を参照した．

（4）コミュニティと公衆栄養活動

　コミュニティとは，“何らか”の共通性を持つ集団のことである．“何らか”とは，大きく2つの特徴がある．① 同じ地域に居住していること，買い物・交通機関・医療などの利用などの各種サービス圏が同じであることなど，地理や都道府県・市町村の行政区域，都市機能の違いなどを特徴とする空間的な広がりを表すコミュニティ，② 人々の社会的相互作用をもって構成されているコミュニティなど，会社や学校の同僚・友人，同じ健康問題を持つ人々，考え方や宗教・信念が同じ人々，自主グループや組織活動の人々がある．また上記とは別に，目に見えない集団，インターネットなどを介して離れた場所をつなぐ関係であっても地域という枠を超えてコミュニティを形成しているとも考えられる．

　空間的な広がりを表すコミュニティ（①）内における文化や風習は，そこに住む人々の生活と深くかかわることが多く，農村部や都市部，あるいは過疎の村などといった社会環境，気候や風土など自然環境などの特徴は，人々の生活に大きく影響を及ぼすものである．

　公衆栄養活動の中でコミュニティを対象とすることが多いのは，コミュニティ内の人々に共通した健康問題が存在し，その健康問題はコミュニティと深くかかわるからである．コミュニティの機能を活用することで効率よく，有効な活動が期待される．

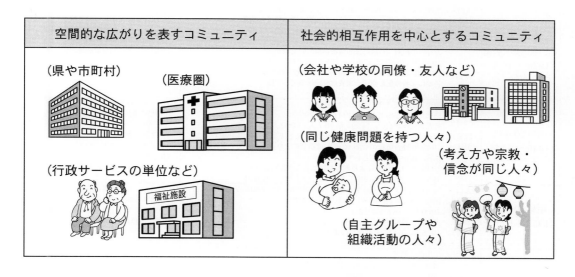

図 1-3　コミュニティの種類

1.2　公衆栄養活動

(1) 公衆栄養活動の歴史

　わが国の公衆栄養活動と社会を取り巻く環境の変遷（関連法規などを含む）を明治時代から現在に至るまで主たるものを示した.

表 1-2　公衆栄養活動と社会を取り巻く環境（関連法規などを含む）の変遷

年代	社会を取り巻く環境の変遷		関連法規等の事項
明治時代 (1870 ～ 1912 年)	（人口） （経済） （栄養）	明治中期から高出生率, 高死亡率の多産多死, 急性伝染病（コレラ, 赤痢など）の流行, 栄養不足, 脚気の流行 富国強兵 1884 年　海軍軍医の高木兼寛らが軍艦兵食改良により脚気原因究明（ビタミン B_1 欠乏の原因究明には至らず→1912 年） 1886 年　陸軍軍医の森林太郎（森鷗外）は日本兵食論大意で栄養改善を強調 1889 年　山形県鶴岡町（現鶴岡市）の私立忠愛小学校で昼食の給与（学校給食の始まり）	1874 年　医制の公布 1887 年　食品成分表の発表 1897 年　伝染病予防法制定 1906 年　医師法, 歯科医師法制定
大正時代 (1912 ～ 26 年)	（人口） （経済） （栄養）	多産多死ピーク～少しずつ改善へ, 慢性伝染病（結核, 梅毒など）の流行, 栄養不良 長時間重労働, 貧困 1912 年　鈴木梅太郎らによるビタミン B_1（オリザニン）の発見 1914 年　佐伯矩が私立栄養研究所を設立 1920 年　国立栄養研究所の設立（内務省）, 初代所長は佐伯矩 1925 年　私立栄養学校の設立, 栄養士の養成開始	1919 年　結核予防法制定 1922 年　健康保険法制定 1923 年　関東大震災
昭和初期～ 第二次世界大戦前 (1926 ～ 44 年)	（人口） （経済） （栄養）	少産少死への人口転換, 戦争による被災, 栄養不良 第二次世界大戦へ, 個人生活への圧迫, 学徒動員・疎開 1927 年　大阪はじめ 5 大都市の衛生試験所に栄養研究部の設置 1929 年　安達内務大臣, 国民栄養改善を全国に指示, 栄養士の各地方庁への配置（行政による栄養指導の始まり） 1938 年　内務省から独立して厚生省の設置, 国立公衆衛生院の設立 1939 年　会社・工場の集団に対する栄養共同炊事の奨励, 各地に栄養食配給所, 栄養食共同炊事場の設置	1929 年　世界恐慌 1937 年　保健所法（旧）制定 1938 年　国民健康保険法（旧）制定 1939 年　米穀配給統制法公布 1940 年　学校給食奨励規定公布
昭和 20 年代 (1945 ～ 54 年)	（人口） （経済） （栄養）	戦後 5 年間で 1,000 万人以上増加. 結核が死亡原因第 1 位（1947 ～ 50 年） 乳児死亡率が高い.（1947 年 76.7 人/1,000 人） 深刻に落ち込む（戦前と戦後直後比較すると 1 人当たり GDP は半分に） 1945 年　連合軍総司令部（GHQ）の指令により東京都内にて栄養調査, 以後, 国民栄養調査として継続 1949 年　UNICEF による贈与物資による学校給食の実施 1954 年　東京都が栄養指導車（キッチンカー）の採用	1947 年　保健所法全面改正（保健所機能の充実・強化, 保健所に栄養士配置） 1947 年　栄養士法制定 1947 年　食品衛生法制定 1952 年　栄養改善法制定 1954 年　学校給食法制定
昭和 30 年代 (1955 ～ 64 年)	（人口） （経済） （家庭） （栄養）	出生数減少するも死亡数も減少し人口増加. 生活習慣病が主な死因に 国民の多くが貧困に苦しむ状態からは脱出 1960 年「所得倍増計画」 世帯員人員減少（1961 年に 4 人切る） 1958 年　6 つの基礎食品の普及 1959 年　日本栄養士会設立	1958 年　学校保健法制定 1958 年　調理師法制定 1962 年　栄養士法一部改正（管理栄養士制度の制定）
昭和 40 年代 (1965 ～ 74 年)	（人口） （経済） （家庭） （地域） （栄養）	出生数は微増 1966 年　ひのえうま（合計特殊出生率 1.58） 1967 年　人口 1 億人突破 1971 ～ 74 年　第 2 次ベビーブーム（年間出生数 200 万人以上） 高齢化率上昇（1970 年　高齢化率 7% 突破） 10% 前後の非常に高い成長率 1973 年　第 1 次オイルショック 1974 年　戦後初めて経済成長率マイナス 世帯員の減少（1965 年 3.75 人→1975 年 3.35 人） 1965 ～ 73 年「3 種の神器」普及 3 大都市圏の過密化, 職住分離の進行 1966 年　体力づくり国民会議開催 1968 年　在宅栄養士研修事業を厚生省が日本栄養士会へ委託	1965 年　母子保健法制定 1972 年　労働安全衛生法制定

表 1-2 つづき

年代	社会を取り巻く環境の変遷	関連法規等の事項
昭和 50 年代 (1975 ～ 88 年)	(人口) 第 2 次ベビーブームを頂点に出生数減少 (1974 年 203 万人→1988 年 131 万人) 高齢化率上昇 (1975 年 7.9%→1985 年 10.3%) (経済) 3 ～ 6%の高い成長率 1979 年 第 2 次オイルショック 1980 年 第 2 次臨時行政調査会 1987 年 バブル経済 (家庭) 世帯員の減少 (1975 年 3.35 人→1985 年 3.10 人) 65 歳以上の者の子との同居率低下 (1980 年 69%→1990 年 59.7%) (地域) 首都圏の過密化，職住分離のさらなる進行，近所付き合いの低下 (栄養) 1980 年 市町村栄養改善事業国庫補助創設 (市町村栄養改善事業の推進) 1983 年 食生活改善推進員の教育事業開始 1985 年 健康づくりのための食生活指針策定 1986 年 日本人の肥満とやせの判定表 (図) 策定	1978 年 第 1 次国民健康づくり発足 (健康増進，疾病予防，リハビリを一体化) 1982 年 老人保健法制定 1988 年 第 2 次国民健康づくり発足 (運動の重要性)
平成 (1989 年～)	(人口) 合計特殊出生率低下，死亡数増加 1990 年 「1.57 ショック」 2005 年 総人口が減少局面に入る 高齢化率上昇 (1994 年高齢化率 14%突破) (経済) マイナス経済を含め 3%未満であった低成長率 1992 年 バブル経済崩壊 (家庭) 世帯人員の減少 (1992 年に 3 人切る) 3 世代世帯数減少 共働き世帯数増加 65 歳以上の者の子との同居率低下 (1999 年 50%切る) (地域) 近所付き合いのさらなる低下，ボランティア・NPO 活動盛んに (栄養) 1990 年 健康づくりのための食生活指針 (対象特性別) 策定 2000 年 食生活指針策定 (厚生省，農林水産省，文部省) 2004 年 日本人の食事摂取基準 (2005 年版) 策定 2005 年 食事バランスガイド策定 (厚生労働省，農林水産省) 2006 年 妊産婦のための食生活指針策定 (厚生労働省) 2006 年 食育推進基本計画策定 (内閣府) 2008 年 特定健康診査・特定保健指導の開始 2008 年 地域における行政栄養士による健康づくり及び 栄養・食生活改善の基本指針について (厚生労働省) 2009 年 日本人の食事摂取基準 (2010 年版) 策定 2011 年 第 2 次食育推進基本計画策定 (内閣府) 2012 年 健康日本 21 (第 2 次) の策定 (厚生労働省) 2014 年 日本人の長寿を支える「健康な食事」のあり方検討 (厚生労働省) 日本人の食事摂取基準 (2015 年版) 策定 2016 年 第 3 次食育推進基本計画策定 (農林水産省) 食生活指針改定 (厚生労働省，農林水産省，文部科学省) 2019 年 日本人の食事摂取基準 (2020 年版) 策定 2021 年 第 4 次食育推進基本計画策定 (農林水産省) 妊産婦のための食生活指針改定 (厚生労働省)	1994 年 地域保健法制定 1995 年 食品衛生法および栄養改善法の一部改正 (栄養表示基準制度の制定) 2000 年 健康日本 21 発足 (具体的な目標設定) 2000 年 健やか親子 21 策定 2002 年 健康増進法制定 2003 年 栄養改善法の廃止，健康増進法の施行 2003 年 食品安全基本法制定 2003 年 少子化社会対策基本法制定 2004 年 栄養教諭制度創設 2005 年 食育基本法制定 2006 年 高齢者の医療の確保に関する法律の制定 2006 年 がん対策基本法制定 2013 年 食品表示法の制定 2019 年 食品ロス削減推進法の制定

(2) 生態系保全と公衆栄養活動

　環境問題は，人間の諸活動が人類の生存基盤である生態系にさまざまな悪影響を及ぼしていることから発生している．人間が鉱物・石油資源を用いて化学物質などを生産し，大量の廃棄物を排出したことが本来の生態系の循環を壊し，公害などの環境問題を引き起こしてきた．生態系保全とは，環境問題解決に取り組むことであり，人間を含む地球上全ての物，すなわち，大気，水，土壌，植生，動物などが対象となる．環境が影響して起こる健康および食料問題は，地球温暖化の影響，生活・工業排水の水質汚染，ごみ焼却の空気汚染などがあげられる．地球温暖化が及ぼす天候によって，農作物の栽培や食料

生産に影響をもたらし，地球の気温が高くなると，夏季の高温や熱波，熱中症などの健康被害もある．生活・工業排水による水質汚染は，河川・海域の環境に影響し，漁獲量が低下し，過去に水俣病などの公害も引き起こし大きな健康被害となった．ごみの焼却によるダイオキシンの排出は，空気汚染における大きな問題であり，健康被害とともに，農作物などの食料への深刻な影響もある．食品の安全性を高めるために，食品の生産から消費の段階で食品の移動を把握するトレーサビリティ，有害微生物・化学物質などによる汚染の防止，消費者が安全な食品を選択できるための食品表示（原料原産地表示）の適正化などが推進されている．

　私たちの食生活は食べ残しなどによる食品廃棄物[*1]の処理，調理，食品の加工・包装，輸送，貯蔵などを通じて，多くの温室効果ガスを排出し，環境に対してさまざまな負荷をあたえている．こうした問題に対する解決策の1つとして，2019（令和元）年に食品ロスの削減の推進に関する法律（食品ロス削減推進方）が制定された．これは，国民がそれぞれの立場において，食品ロス削減に取り組み，社会全体として対応することを目的としている．

　日本は多種多様な食料を多くの国々から輸入している．これらの食料の輸送量に輸送距離を乗じた指標としてフードマイレージがある．これは生産地から食卓までの距離が短い食料を食べたほうが輸送に伴う環境への負荷が少ないであろうという仮説を前提に考えられているものである．日本においても食料の輸送に伴う環境への負荷軽減に向けて，国内生産の拡大や地産地消[*2]の推進などの取り組みがなされている．

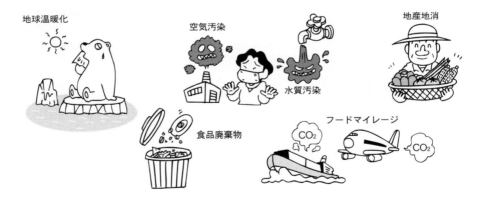

*1　食べ残しなどによる食品廃棄物

　世帯における食品の食べ残しや廃棄のほか，食品の製造や調理過程で生じる加工残さで食用に供することができないもの，食品の流通過程や消費段階で生じる売れ残りや食べ残しなどのことで，食品ロスとも呼ばれる．

*2　地産地消

　地元で生産された食料を地元で消費しようという消費運動のこと．地産地消を進めることは，食料輸送のほか，近隣の農業を発展させることにもつながる．また野菜や魚などがたくさん出回る旬のものを食べることにより，温室栽培や冷凍食品などにかかるエネルギーを削減し，地球環境への負担も軽減することとなる．

(3) 少子・高齢社会における健康増進

少子・高齢社会とは，出生数の減少により年少人口および生産年齢人口といった若年層の人口が減少するとともに，平均寿命の延伸などにより高齢者が増加した結果，総人口に占める高齢者の割合が増加している人口構造を有する社会のことである．

高齢社会対策法の基本理念の1つとして，国民が生涯に渡って健やかで充実した生活を営むことができる豊かな社会をあげている．これは，若年期からの健康づくりによって，高齢期に至っても長く健康を保つようにし，健康を害してもできるだけ回復に努め，健康を損なっても悪化を防いで日常生活の維持を図り，健やかで充実した生活を確保し，長寿を全うできるよう，生涯にわたる健康づくりを総合的に推進するものである．さらに，活力ある高齢社会の構築には少子化への対応が重要であることから，子育てを支援するための施策を総合的かつ計画的に推進している．

公衆栄養活動では，子どもから成人，高齢者に至るまで，ライフステージに応じた食育を推進し，生涯食育社会の構築を目指している．

(4) 疾病予防のための公衆栄養活動

疾病予防とは，リスクファクター（疾病を引き起こす要因）を減少させるといった，疾病の発生を予防することだけでなく，慢性化したときに，その進行を止めたり，後遺症を減らすような活動も含まれる．これは疾病予防の段階としても説明される．一次予防は，病気の初期の発生を防止することを中心とした健康増進と特異的予防である．二次予防は早期診断・早期治療と重症化防止，三次予防は再発防止とリハビリテーションである．早期発見や適切な治療によって，すでにある病気や障がいの進行を止めたり，遅延させることを目的として，再発を防いだり，効果的なリハビリテーションによって慢性状態の固定化を減少させたりするものである．公衆栄養活動はおもに一次予防と二次予防を担ってきた．近年の高齢社会では，介護の面からみると三次予防も大きい活動分野である．

また，疾病予防や健康増進を目的として働きかけを行う場合，対象によって2つの方法を使い分けることが有効である．健康障害を起こす危険因子を有する個人や小集団に対して働きかけるハイリスクアプローチと，現時点では大きな健康障害を起こす危険因子は有していない大多数の集団に働きかけるポピュレーションアプローチである．これらは，特定健康診査・特定保健指導をはじめとした保健・介護予防などの事業において，効果的・効率的に実施されている．

第4次食育推進基本計画では，国民1人ひとりが生活習慣病の予防や健康寿命の延伸を実現し，健全で充実した食生活を実践できるように推進することを重点事項としている．

一次予防	二次予防	三次予防
健康増進（健康教育など）特異的予防（予防接種など）	早期診断・早期治療（スクリーニング）	障がい発生予防（疾病悪化防止治療）リハビリテーション（機能回復など）

(5) ヘルスプロモーションのための公衆栄養活動

　ヘルスプロモーションとは，1986年のオタワ憲章において，世界保健機関（WHO）が提唱した21世紀における健康戦略であり，「人々が自らの健康[*1]をコントロールし，改善することができるようにするプロセス」と定義している．目標は「すべての人々があらゆる生活の場面において，健康を享受することのできる公正な社会の創造である」としている．さらに目標実現のための戦略として5項目ある．① 健康的な公共政策づくりには，法律，財政手段，税，組織上の改変を含む相互補完的なアプローチの組み合わせが重要である．連携のとれた協働は，より安全で，より健康的な公共サービスを確保することができる．② 健康を支援する環境づくりは，人と環境が密接につながっているので，健康への社会・生態学的アプローチを求める根拠となっている．どのような健康支援においても，自然環境や建造物の保護，天然資源の保存がなされなければならない．③ 地域活動の強化は，よりよい健康を実現するために，優先課題を設定し，意思決定を行い，戦略を立て，実行する中での，具体的で効果的なコミュニティ活動によって成果があげられる．④ 個人技術の開発は，健康についての情報や教育を提供し，個人技術を高めることによって，個人や社会の発展を支援する．そうすることによって，人々がより自由に，自らの健康や環境をコントロールし，健康につながる選択を得る機会が増える．⑤ 保健医療サービスの方向転換は，より健康的な生活のための個人やコミュニティのニーズを支援し，健康医療部門とより広範な社会・政治・経済・自然環境部門との間の連携を開くことを支援するために方向転換が必要である．これらの5つの連携が具体的な健康づくりに発展するものである．個人の能力を高めることにのみ限定せず，その環境に働きかけることを重視している．

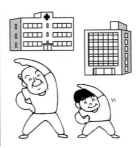

①健康的な公共政策づくり
②健康を支援する環境づくり
③地域活動の強化
④個人技術の開発
⑤保健医療サービスの方向転換

図1-4　ヘルスプロモーション目標実現のための戦略

　その後2005（平成17）年のバンコク憲章では，ヘルスプロモーションは，「人々が自らの健康とその決定要因をコントロールし，改善することができるようにするプロセス」と再定義され，「決定要因」という言葉が追加された．この健康の決定要因とは，健康格差の増大，消費とコミュニケーション様式の変化，商業化，地球規模の環境変化，都市化などをあげており，これらを含めたヘルスプロモーションの取り組みが必要である．

　*1　WHO憲章前文の健康の定義「健康とは，肉体的，精神的および社会的に完全によい状態にあることであり，単に疾病または虚弱でないということではない」

わが国の健康増進計画においても，ヘルスプロモーションの考え方に基づいて計画されている．健康日本21（第2次）の基本的な方向性として，健康寿命の延伸と健康格差の縮小や生活習慣病の発症予防と重症予防の徹底，社会生活を営むために必要な機能の維持および向上である．今回新たに健康を支え，守るための社会環境の整備が新たな方向性として示された．

栄養・食生活分野においても，食環境および食環境整備という考え方が定着してきたが，健康日本21（第2次）において，これまでの健康的な食物や情報の入手可能性を高めていく考え方に加えて，より広い枠組みとして，食を通した環境整備という考え方へ発展している．

（6）自己管理能力（エンパワメント）のための公衆栄養活動

健康増進法において，国民は自らの健康増進に努めること，さらに国や地方公共団体の責務についても示されている．そして公衆栄養活動では，国民1人ひとりが自らの健康状態を自覚して，自らが健康増進に向けた行動をとることを支援するものである．

ヘルスプロモーションにおいて，エンパワメントとは，健康に影響を及ぼす行為や意志決定を，人々がよりよくコントロールできるようになるプロセスである．またエンパワメントは，社会的・文化的・心理的・政治的プロセスであり，個人や社会集団が，彼らのニーズを表現し，関心を示し，意志決定への参加戦略を考え出し，ニーズを満たすための行動をなしうるようになるプロセスである．そのようなプロセスを通じて，人々はQOLや生活の目標と，それをどのように達成するかという意識，努力すれば成果が得られることに気付いていく．ヘルスプロモーションは単に，個人の基本的な生活技術や能力を強化するための行動を意味するだけでなく，健康に影響を与える根底的な，社会的・経済的な状況にも立ち向かう行動をも含んでいる．エンパワメントのより具体的な原則は8つある．

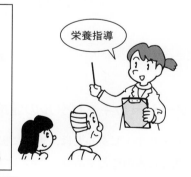

①当事者が目的を選択する
②当事者が主導権と決定権を持つ
③当事者が問題点と解決策を考える
④当事者が新たな学びと，より力をつける機会として失敗や成功を分析する
⑤当事者と専門職の両者が行動変容のために内的な強化因子を発見し，それを増強する
⑥当事者が問題解決の過程に参加し，個人の責任を高める
⑦専門職は問題解決の過程を支えるネットワークと資源を充実させる
⑧専門職は当事者のウェルビーイングに対する意欲を高める

図1-5　エンパワメントの原則

（7）住民参加

地域づくりにおいて，公衆栄養活動を進めるうえで，重要なことの1つに，住民第一主義がある．これは，保健医療福祉分野に限らず，地域，学校，職場での健康づくり，まちづくりのプロセスでも同様の理念である．住民第一主義とは，それぞれの対象となる場において，そこでの対象者である住民や

患者，児童生徒や PTA，労働者を中心として，本人や当事者の意思決定を重視し，それら自身の力量が高まるようになることを意味する．

　行政によるサービスを必要とする人も，必要としない人も分け隔てなく，地域での活動に参加することを住民参加という．住民参加には 5 段階あり，それは，① 知らせる，② 相談・協議，③ パートナーシップ，④ 権限の委譲，⑤ 市民自主管理である．このうち，③ が住民参加の本来の姿であるとされる（図 1-6）．健康づくりの策定において住民や地域の代表が参加することは住民自身が自らの健康づくりにおいて考える機会を得るとともに，多様な価値観や考え方が加わることによって計画に新しいアイディアが加わり，健康づくり運動全体が活性化することも期待されるとしている．そのほか住民参加の方法は，① 計画策定組織に住民代表を加える，② 住民の意識調査（アンケート，インタビュー，ヒアリングなど）を行う，③ 原案作成の時点で県政モニターなど住民からの意見を聞く，④ 各種住民団体の要望事項の中から実現可能なものを取り入れることが考えられる．

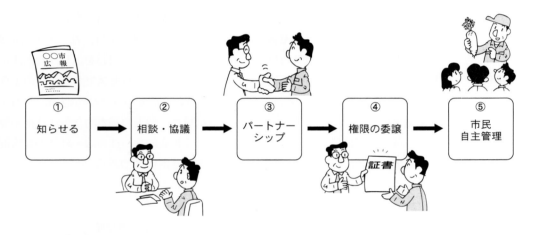

図 1-6　住民参加の 5 段階

（8）ソーシャルキャピタルの醸成と活用

　ソーシャルキャピタルとは，地域に根ざした①信頼，②規範（互酬性），③社会ネットワークといった社会関係資本のことである．この 3 つの要素を 1 つにまとめる理由は，3 者のダイナミックな関連があるためである．信頼は社会ネットワークにおいて形成され，社会ネットワークは規範なしには成り立たないし，規範も信頼なしには成り立たないという相互関連がある．いいかえると，信頼があるから社会ネットワークが機能し，社会ネットワークのなかで規範が強化され，規範ある行動の繰り返しにより，信頼が生まれる．こうした相互の循環がソーシャルキャピタルを高めていく．

　地域保健対策基本指針ではソーシャルキャピタルの推進，健康日本 21（第 2 次）ではソーシャルキャピタルの向上として，居住地域でお互いに助け合っていると思う国民の割合の増加を目標としている．

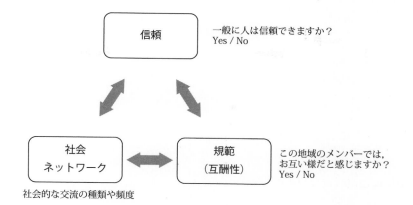

① 信頼は,「一般的に人は信頼できますか.」という設問でYesと回答する者の割合である.
② 規範は,「この地域・職域などのメンバーではお互い様だと感じますか.」という設問でYesと回答する者の割合である.
③ 社会ネットワークは,社会的な交流の種類や頻度を測るものである.

出典: 平成26年度厚生労働科学研究費補助金 健康安全・危機管理対策総合研究事業 地域保健対策における
ソーシャルキャピタルの活用のあり方に関する研究班:住民組織活動を通じたソーシャル・キャピ
タル醸成・活用にかかる手引き,平成27年3月

図1-7 ソーシャルキャピタルの定義

第2章　健康・栄養問題の現状と課題

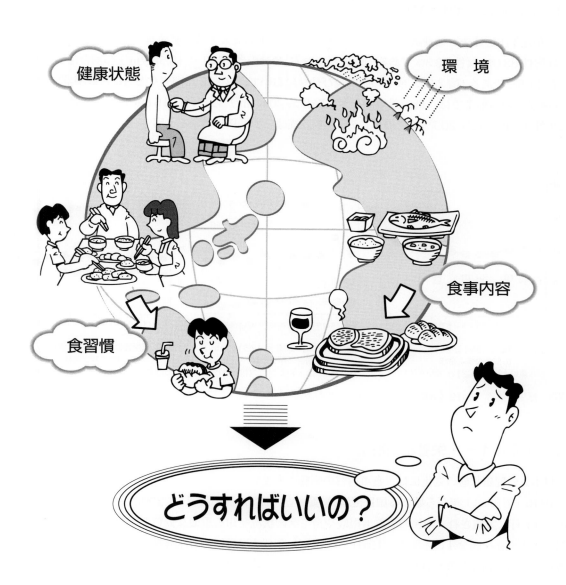

　人々が暮らしている地域には，どのような健康問題，栄養問題がみられるのでしょうか．この章では，人口構成，死亡率，平均余命，有病率など，さまざまなデータから地域の健康状態を把握するとともに，健康に影響を及ぼす栄養状態，食生活状況，食環境の変遷を学びます．これらの学習をとおして，自らが地域の健康問題，栄養問題の課題を発見する能力を身につけます．

2.1　食事の変化

(1) 肥満およびやせの推移

　令和元年国民健康・栄養調査報告によると，20 歳以上の成人では，肥満者（BMI ≧ 25kg/m²）の割合は男性 33.0%，女性 22.3% である（図 2-1）．一方，やせの者（BMI < 18.5kg/m²）の割合は男性 3.9%，女性 11.5% である（図 2-2）．成人の肥満及びやせにおいて，この 10 年間男女ともにほぼ横ばいである．65 歳以上の高齢者では，低栄養傾向の者（BMI ≦ 20kg/m²）の割合は 16.8% である．男女別にみると男性 12.4%，女性 20.7% であり，この 10 年間横ばいで推移している（図 2-3）．

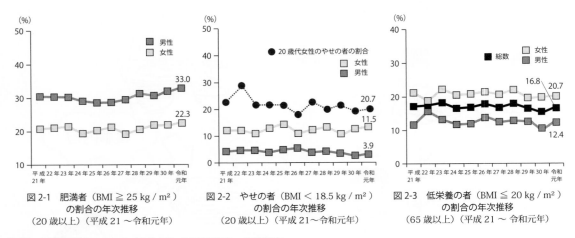

図 2-1　肥満者（BMI ≧ 25 kg / m²）
の割合の年次推移
（20 歳以上）（平成 21 ～令和元年）

図 2-2　やせの者（BMI < 18.5 kg / m²）
の割合の年次推移
（20 歳以上）（平成 21～令和元年）

図 2-3　低栄養の者（BMI ≦ 20 kg / m²）
の割合の年次推移
（65 歳以上）（平成 21 ～ 令和元年）

資料：厚生労働省　2019（令和元）年国民健康・栄養調査

(2) エネルギー・栄養素摂取量

　日本人の健康状態の変化には，食事内容の影響も大きい．

　1946（昭和 21）年から始まる国民健康・栄養調査（旧：「国民栄養調査」2002（平成 14）年まで）は，毎年 11 月に実施され，国民の栄養素摂取や食生活の状況を知る重要な資料となっている．栄養素摂取量の年次推移を図 2-4 に示した．1970（昭和 45）年代までは，動物性脂質，動物性たんぱく質，脂質，カルシウムに増加がみられたが，それ以降では，炭水化物と鉄の減少がみられる．

① エネルギー

　国民 1 人 1 日あたりのエネルギー摂取量は，1946（昭和 21）年から 1975（昭和 50）年までの約 30 年間は増加しつづけたが，それ以後は徐々に低下し，近年では 2,000kcal 未満で推移している（巻末付表 4）．

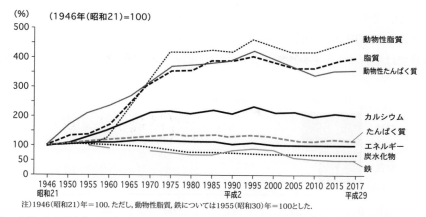

(%)
(1946年(昭和21)=100)
500
400
300
200
100
50
0
動物性脂質
脂質
動物性たんぱく質
カルシウム
たんぱく質
エネルギー
炭水化物
鉄
1946 1950 1955 1960 1965 1970 1975 1980 1985 1990 1995 2000 2005 2010 2015 2017
昭和21
平成2
平成29
注)1946(昭和21)年＝100. ただし, 動物性脂質, 鉄については1955(昭和30)年＝100とした.

資料：第一出版「国民健康・栄養の現状 平成 28 年厚生労働省国民健康・栄養調査結果報告より」・厚生労働省「2017（平成 29）年国民健康・栄養調査結果の概要」より作成

図 2-4　栄養素の年次推移

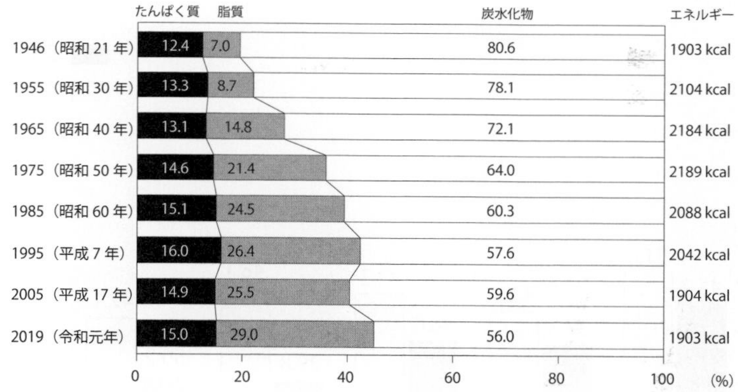

たんぱく質
脂質
炭水化物
エネルギー
1946（昭和 21 年）
12.4
7.0
80.6
1903 kcal
1955（昭和 30 年）
13.3
8.7
78.1
2104 kcal
1965（昭和 40 年）
13.1
14.8
72.1
2184 kcal
1975（昭和 50 年）
14.6
21.4
64.0
2189 kcal
1985（昭和 60 年）
15.1
24.5
60.3
2088 kcal
1995（平成 7 年）
16.0
26.4
57.6
2042 kcal
2005（平成 17 年）
14.9
25.5
59.6
1904 kcal
2019（令和元年）
15.0
29.0
56.0
1903 kcal
0
20
40
60
80
100
(%)

資料：厚生労働省　2019（令和元）年国民健康・栄養調査

図 2-5　エネルギーの栄養素別構成比の年次推移

②　たんぱく質

たんぱく質の摂取量は，1946（昭和 21）年に比べ 1.3 倍程度しか増加していないが，動物性たんぱく質は約 4 倍に増加していた．動物性たんぱく質の摂取量は，2000 年代に入り減少傾向となったが，近年では再び増加傾向に転じており，約 3.5 倍である．

③　脂　質

脂質の摂取量も 4 倍近くに増加し，動物性脂肪は 1952（昭和 27）年に比べ，約 4.5 倍になっている．脂質および動物性脂質の摂取量もたんぱく質の摂取量と同様に，2000 年代に入り減少傾向となったが，近年では再び増加傾向に転じている．脂質の摂取量は約 4.5 倍，動物性脂質は約 3.5 倍となっている．2017（平成 29 年）の国民健康・栄養調査によると，20 歳以上の脂肪エネルギー比率の平均値

は26.5%であるが，そのうち，脂質エネルギー比率が30%を超えている者の割合は，男性で30.8%，女性で39.8%であった（図2-6）．特に，脂肪エネルギー比率は1歳〜6歳を除き男性より女性で高く，20〜29歳女性では脂肪エネルギー比率が30%以上の者の割合は50%を超えている（図2-7）．

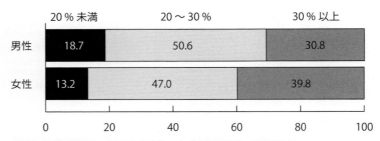

資料：厚生労働省　2017（平成29）年国民健康・栄養調査

図2-6　脂肪エネルギー比率が30%以上の者の割合（20歳以上）

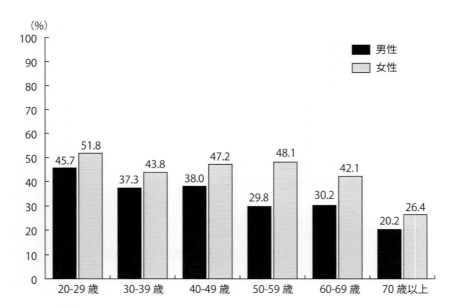

資料：厚生労働省　2017（平成29）年国民健康・栄養調査

図2-7　脂肪エネルギー比率の区分ごとの人数の割合

④ カルシウム

　カルシウムの摂取量は 1946（昭和 21）年に比べ現在は約 2 倍に増加しており，近年は横ばいで推移している（図 2-8）．

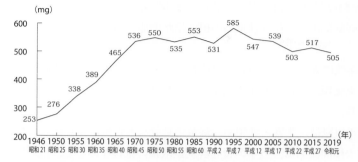

資料：厚生労働省　2019（令和元）年国民健康・栄養調査

図 2-8　カルシウム摂取量の推移（1 歳以上総数）

⑤ 食　塩

　食塩の摂取量は年々減少しているが，最近の減少傾向は緩やかな状態にある（図 2-9）．また年齢階級別では，年齢が高くなるにつれて摂取量が増加し，60 歳代で最も摂取量が多い（図 2-10）．

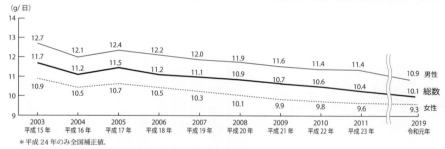

＊平成 24 年のみ全国補正値．

資料：厚生労働省　2019（令和元）年国民健康・栄養調査

図 2-9　食塩摂取量の平均値の年次推移（20 歳以上）

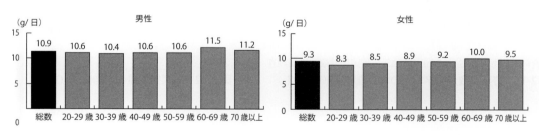

資料：「健康日本21（第2次）」の目標　食塩摂取量の減少
　　　目標値：1日あたりの食塩摂取量の平均値 8 g
資料：厚生労働省　2019（令和元）年国民健康・栄養調査

図 2-10　食塩摂取量の平均値（20 歳以上）

（3）食品群別摂取量

　食品群別摂取量は,結核などの感染症死亡率が高かった 1945（昭和 20）年代は,米類の摂取量が多く,牛乳・乳製品,肉類,卵類など,魚を除く動物性食品の摂取量が著しく少ない状態であった（巻末付表 5）.その後,食料事情の好転により,動物性食品の摂取量が増加すると,感染症による死亡率は急激に低下した.

　1965（昭和 40）年代に入ると,経済の高度成長とともに,食生活も急速に変化する.米類の摂取量は減少し,油脂類,果実類,肉類,卵類,乳類の摂取量は大幅に増加した.この時期から脳血管疾患の死亡率は減少し始める.

　1975（昭和 50）年以降は,牛乳・乳製品,緑黄色野菜などの摂取量が顕著に増加した一方,米類の摂取量は引き続き減少傾向にある.近年の食品群別摂取量の推移をみると,2001（平成 13）年に分類方法の変更があったため,単純に比較することはできないが,主要な食品群の変動は少なく,米の摂取量の減少傾向も収まりをみせている（巻末付表 6）.

　2019（令和元）年国民健康・栄養調査によると,野菜類の摂取量の平均値は 280.5g である.野菜類の摂取量の平均値が 300g を超えているのは,男女とも 60 歳以上である.（図 2-11,図 2-12）.

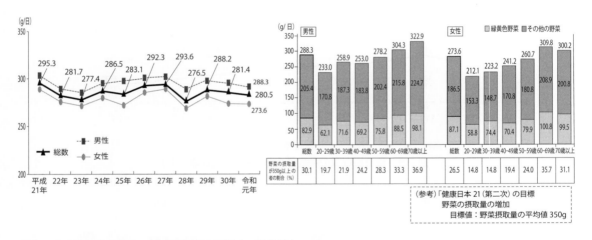

資料：厚生労働省　2019（令和元）年国民健康・栄養調査

図 2-11　野菜摂取量の平均値の年次推移（20 歳以上）　　　図 2-12　野菜摂取量の平均値（20 歳以上）

（4）料理・食事パターン

　女性の社会進出，核家族化，生活の簡便化を求める消費者意識の変化などを背景に，従来家庭内で行われていた調理や食事を家庭外に依存する状況がみられ，このような動向を「食の外部化」という．外食および調理食品や惣菜，弁当といった中食の占める割合は年々増加している（図2-13）．特に単身世帯において「食の外部化」傾向は顕著であり，2013（平成25）年に総務省が実施した家計調査[*1]によると，食料費に占める調理食品と一般外食を合わせた比率は45.4％と食料費の半分近くを占めている．

　調理食品や外食に偏った食生活は，栄養のアンバランスを生み出す危険性がある．また，ひとりで食べる“孤食”，子どもだけで食べる“子食”，食事内容が家族それぞれ別々の“個食”などの“コ”食化にもつながりやすい．

　栄養面や健康面の問題だけでなく，明るく楽しい食卓，望ましい食習慣の形成，食文化の継承などの面からみても対応を検討すべき課題である．

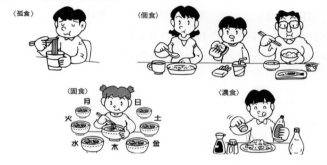

＊1　家計調査
国民生活における家計収支の実態を把握して，国の経済政策・社会政策の立案のための基礎資料を提供するため，総務省統計局が毎月実施している．

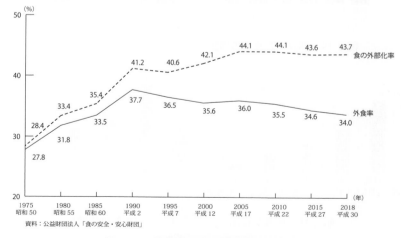

資料：公益財団法人「食の安全・安心財団」

図2-13　外食率と食の外部化率の推移

2.2　食生活の変化

（1）食行動

　社会状況の変化は，食事内容だけでなく，食生活習慣においてもさまざまな変化をもたらしている．国民健康・栄養調査によると，朝食の欠食率（20 歳以上）は男性 15.0 ％，女性 10.2 ％である．年齢別にみると，男女ともに 20 歳代，30 歳代でその割合は高い（図 2-14）．この年代の朝食欠食の割合は，10 年前と比べても高止まりの傾向がある．さらに，男女とも 40 歳代においては，増加傾向にある．（図 2-15）．朝食の欠食が始まった時期は，20 歳以降が最も多いが，「中学，高校生の頃から」との回答も多くみられた（図 2-16）．

　2010（平成 22）年度に（独）日本スポーツ振興センターが行った「児童・生徒の食生活実態調査」によると，朝食を「毎日必ず食べる」と回答した小学生は 90.5 ％，中学生は 86.6 ％であった．朝食欠食の理由については，「食欲がない」「食べる時間がない」が多数を占めていた．就寝時刻が 22 時以降の小学生が 41.2 ％，23 時以降の中学生が 47.4 ％存在したことから，睡眠不足の影響も考えられる．

　食行動を改善していくためには，生活習慣全般を改善していくことの必要性を改めて実感する結果である．

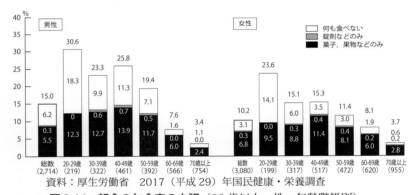

資料：厚生労働省　2017（平成 29）年国民健康・栄養調査

図 2-14　朝食の欠食率の内訳（20 歳以上，性・年齢階級別）

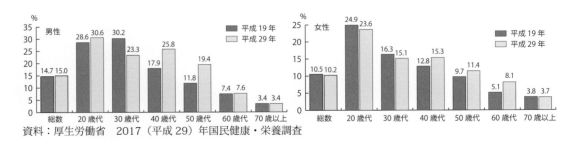

資料：厚生労働省　2017（平成 29）年国民健康・栄養調査

図 2-15　朝食欠食率（20 歳以上，性・年齢階級別）

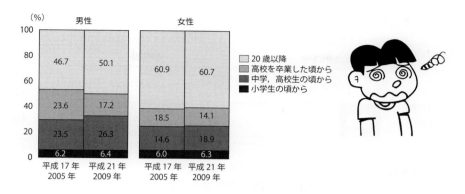

資料：厚生労働省　2015（平成27）年国民健康・栄養調査

図 2-16　朝食欠食が始まった時期（20歳以上）（平成17年と21年の比較）

(2) 食知識・食態度・食スキル

　近年，健康に対する関心が高まっている．2020年（令和2）年に農林水産省が行った「食育に関する意識調査」によると，「食育に関心があるか，それとも関心がないか」との質問に対し「関心がある」と答えたのは83.2％であった（図2-17）．また，「日頃から健全な食生活を実践することを心掛けていますか」との質問に対し「心掛けている」と答えたのは75.7％であった（図2-18）．食育に「関心がない」と答えた者のうち，日頃から健全な食生活を実践することを「心掛けていない」と答えた者は43.0％と多かった（表2-1）．

問1　あなたは，「食育」に関心がありますか，それとも関心がありませんか．
　　　この中から1つ選んでください．

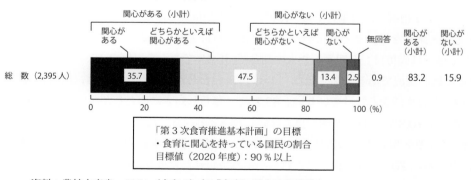

資料：農林水産省　2021（令和3）年「食育に関する意識調査」

図 2-17　食育への関心度

問 3　あなたは，日頃から健全な食生活を実践することを心掛けていますか．
　　　　この中から 1 つ選んでください．

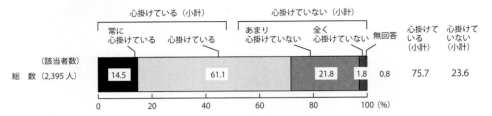

資料：農林水産省　2021（令和 3）年「食育に関する意識調査」

図 2-18　健全な食生活の心掛け

表 2-1　「食育に関心がない」と答えた者のうち，
　　　　日頃から健全な食生活を実践することを「心掛けていない」と答えた者の割合

	総数	関心がある（計）	関心がある	どちらかといえば関心がある	関心がない（計）	どちらかといえば関心がない	関心がない	無回答
〔健全な食生活の心掛け〕問 3								
心掛けている（計）	100.0	91.7	43.4	48.3	7.6	6.9	0.7	0.7
常に心掛けている	100.0	96.3	79.6	16.7	3.2	2.0	1.1	0.6
心掛けている	100.0	90.6	34.8	55.9	8.6	8.1	0.5	0.8
心掛けていない（計）	100.0	56.3	11.3	45.0	43.0	34.7	8.3	0.7
あまり心掛けていない	100.0	59.9	12.1	47.8	39.3	35.1	4.2	0.8
全く心掛けていない	100.0	13.6	2.3	11.4	86.4	29.5	56.8	―
わからない	100.0	72.2	33.3	38.9	5.6	5.6	―	22.2

資料：農林水産省　2021（令和 3）年「食育に関する意識調査」

　食に関する知識や態度，技術などは栄養改善に関わる食行動に関連している．栄養改善を行うためには，対象者の背景を把握し，対象者にあったアプローチが重要である．
　「主食・主菜・副菜を 3 つそろえて食べることが 1 日に 2 回以上あるのは，週に何日あるか」との質問に対しては「ほぼ毎日」と回答した人の割合が 36.4％であった（図 2-19）．しかし，20~30 歳代では 27.4％と低い状況である（図 2-20）．「ほぼ毎日」と回答しなかった人は，「食育の関心がない」76.6％，「健全な食生活を心掛けていない」83.7％，「暮らし向きにゆとりがない」71.8％，「時間的ゆとりを感じない」70.3％，「健康状態が良くない」73.8％と回答した（図 2-21）．
　健康日本 21（第 2 次）中間報告によると，主食・主菜・副菜を組み合わせた食事に関する状況は悪化しており，特に 20 ～ 30 歳代ではこれらを組み合わせた食事を食べている割合が低い．全国に約 300 校ある管理栄養士・栄養士養成施設の学生による同世代の人たちへの啓発活動や，学生食堂やコンビニエンスストアなど食事や食品を選択する機会を捉えた情報提供など，自立した食生活につながるような若い世代へのアプローチを強化していく必要がある．

問4 主食（ごはん，パン，麺など）・主菜（肉・魚・卵・大豆製品などを使ったメインの料理）・副菜（野菜・きのこ・いも・海藻などを使った小鉢・小皿の料理）を3つそろえて食べることが1日に2回以上あるのは，週に何回ありますか．
この中から1つ選んでください．

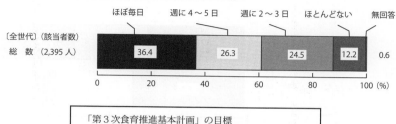

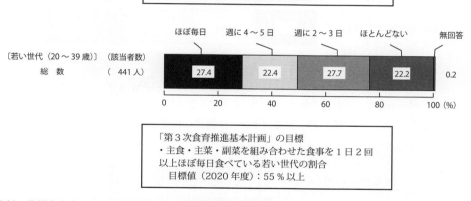

資料：農林水産省 2021（令和3）年「食育に関する意識調査」

図 2-19 栄養バランスに配慮した食生活

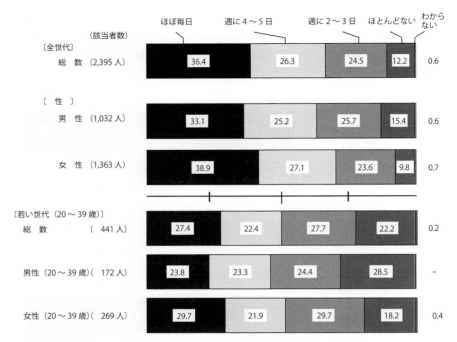

資料：農林水産省　2021（令和 3）年「食育に関する意識調査」

図 2-20　栄養バランスに配慮した食生活

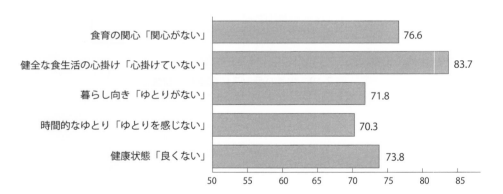

資料：農林水産省　2021（令和 3）年「食育に関する意識調査」より作成

図 2-21　「主食・主菜・副菜を 3 つそろえて食べることが 1 日に 2 回以上ある」
ほぼ毎日と回答しなかった人の食育の関心などの割合

2.3 食環境の変化

（1）食品生産・流通

　現代社会においては，経済の発展に伴い食生活が豊かになる一方で，科学技術の発展，食品流通の広域化・国際化の進展など，食生活を取り巻く環境は大きく変化している．食品は人間の生命や健康を維持・増進するために必要不可欠のものであり，その安全性の確保は非常に重要である．このため，食品の安全については，第一次生産から消費に至るフードチェーン（食品供給行程）における安全性確保とともに，リスクの存在を前提としつつ科学的知見に基づいてこれを制御していく「リスク分析」の重要性が指摘されてきた．2001（平成13）年の国内初の牛海綿状脳症（BSE）の発生をはじめとした食品安全を巡る様々な問題の発生を契機とし，2003（平成15）年に食品安全基本法が成立し，施行された．この法律により，内閣府に「食品安全委員会」が設置され，従来渾然一体として行われてきた評価と管理が明確に区分された．評価については食品安全委員会が一元的に実施し，管理については厚生労働省，農林水産省のほか，2009（平成21）年に設立された消費者庁が担当している（図2-22）．

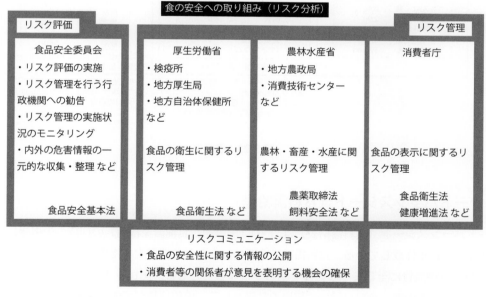

資料：国民衛生の動向 2019/2020 年

図 2-22　食品の安全行政

(2) 食情報の提供

　国民の栄養改善と健康増進を図る上では，健康に大きな影響を及ぼす食品についての正しい情報提供が重要である．食品表示に関する制度については，これまで主に食品衛生法，「農林物資の規格化及び品質表示の適正化に関する法律」(JAS法)，および健康増進法に基づき，それぞれ表示の基準が定められていた．JAS法は農林水産省が所管し，食品衛生法と健康増進法は厚生労働省が所管してきたことから，消費者や事業者にとっては複雑でわかりにくい状況であった．そこで縦割り行政の弊害を解消するため，2009（平成21）年に内閣府の外局として消費者庁が発足し，食品の表示基準に関する業務は消費者庁が担当することになった．さらに，食品表示に関する法律を一元化するため，2013（平成25）年に食品表示法が成立した．この法律に基づいて2015（平成27）年4月に「食品表示基準」が公布された（第6章参照）．

例1　栄養表示項目の例

クリームサンドビスケット
1粒でビタミンC120mg
イチゴ味

（1枚（○○g）当たり）	
熱量	54kcal
たんぱく質	0.4g
脂質	2.9g
炭水化物	6.5g
食塩相当量	0.14g
ビタミンC	120mg

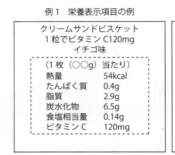

例2　強調表示の例（絶対表示）

○×ドリンク
低カロリー

（100mL 当たり）	
エネルギー	16kcal
たんぱく質	0
脂質	0
炭水化物	4.0g
食塩相当量	0.04g
（ナトリウム	16mg）

内容量 1缶 250mL

エネルギーの「無」の基準は100mL
当たり 5kcal 未満
　エネルギーの「低」の基準は100mL
当たり 20kcal 以下（飲料の場合）

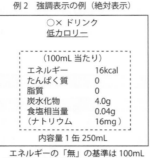

例3　強調表示の例（相対表示）

コーヒー飲料△△
糖類45%カット

（100g 当たり）	
エネルギー	21kcal
たんぱく質	0.5g
脂質	0.3g
炭水化物	4.4g
食塩相当量	0.02g
（ナトリウム	6mg）
糖類	3.4g

××コーヒーに比べて糖類45%カット
内容量 1缶 190mL

参考　絶対表示として，糖類の「低」
の基準は100mL 当たり 2.5g 以下
（飲料の場合）

図 2-23　表示例

(3) フードバランスシート（食料需給表）

　フードバランスシート（食料需給表）は，FAO（国際連合食糧農業機関）の作成の手引きに準拠して，農林水産省が毎年作成している．食料需給の全般的動向などを把握するため，わが国で供給される食料の生産から最終消費に至るまでの総量を明らかにするとともに，国民1人当たりの供給純食料および栄養量を示したもので，食料自給率の算出の基礎となる．国際比較が可能である．

　国民1人当たりの供給純食料の推移をみると，穀類，そのうち米類が大幅に減少し，減少傾向は続いていたが，近年は横ばい状態にある．肉類，牛乳・乳製品，油脂類も大幅に増加したが，1995（平成7）年頃からは，あまり大きな変化はみられない（表2-2）．供給栄養量については，エネルギー（熱量）に大きな変化はみられないが，糖質の比率が減少し，脂質が増加している．たんぱく質は，動物性たんぱく質の占める割合が増加している（表2-3）．

表2-2 国民1人・1年当たり供給純食料の推移

(単位：kg)

年度	穀類			いも類	でんぷん	豆類	野菜	果実	肉類	鶏卵	牛乳・乳製品	魚介類	砂糖類	油脂類
		うち米	うち小麦											
1965（昭和40）	145.0	111.7	29.0	21.3	8.3	9.5	108.1	28.5	9.2	11.3	37.5	28.1	18.7	6.3
1975（昭和50）	121.5	88.0	31.5	16.0	7.5	9.4	110.7	42.5	17.9	13.7	53.6	34.9	25.1	10.9
1985（昭和60）	107.9	74.6	31.7	18.6	14.1	9.0	111.7	38.2	22.9	14.5	70.6	35.3	22.0	14.0
1995（平成7）	102.0	67.8	32.8	20.7	15.6	8.8	106.2	42.2	28.5	17.2	91.2	39.3	21.2	14.6
2005（平成17）	94.6	61.4	31.7	19.7	17.5	9.3	96.3	43.1	28.5	16.6	91.8	34.6	19.9	14.6
2015（平成27）	88.8	54.6	32.8	19.5	16.0	8.5	90.4	34.9	30.7	16.9	91.1	25.7	18.5	14.2
2016（平成28）	88.9	54.4	32.9	19.5	16.3	8.5	88.6	34.4	31.6	16.9	91.3	24.8	18.6	14.2
2017（平成29）	88.8	54.1	33.1	21.1	15.9	8.7	90.0	34.2	32.7	17.4	93.4	24.4	18.3	14.1
2018（平成30）	87.4	53.5	32.2	19.6	16.0	8.8	90.3	35.5	33.3	17.4	95.2	23.7	18.1	14.1
2019（令和元）	87.1	53.2	32.3	20.6	16.5	8.9	89.5	34.0	33.5	17.6	95.5	25.3	17.9	14.5
2020（令和2）（概算）	83.9	50.7	31.7	19.4	14.9	8.9	88.5	34.1	33.5	17.1	94.3	23.4	16.6	14.4

資料：農林水産省　2020（令和2）年度食料需給表

（4）食料自給率

　品目別自給率の年次推移をみると，比較的自給率の高い野菜，鶏卵，牛乳・乳製品，魚介類をみても低下の傾向がある．また，小麦，大麦，大豆を含む豆類の自給率は並外れて低くなっている（巻末付表9）．2020（令和2）年に策定された「食料・農業・農村基本計画」では，2030（令和12）年度の目標値を供給熱量ベースで45％（生産額ベースで75％）としている．この目標値を達成するためには，農業政策など生産面での取り組みだけでなく，米の消費拡大や国産農産物の利用拡大，輸入原料を多く使用する脂質の摂取抑制など消費面での取り組みも重要である．農林水産省は食料・農業・農村基本計画の食料自給率目標について，飼料自給率を反映しない新たな自給率を「食料国産率」とし，10年後の2030（令和12）年に53％とする目標を掲げた．

　食料国産率は，わが国の畜産業が輸入飼料を多く用いて高品質な畜産物を生産している実態に着目し，食料安全保障の状況を評価する総合食料自給率とともに，飼料が国産か輸入かにかかわらず，国内で実際に生産された畜産物の食料全体の供給に占める割合を示したもので，総合食料自給率が飼料自給率を反映しているのに対し，食料国産率では飼料自給率を反映しないものとなる．

　食料自給率と食料国産率の差は，輸入飼料を用いて生産された割合であることが分かる（巻末付表9）．2020（令和2）年の供給熱量ベース食料国産率，生産額ベース食料国産率は以下のとおりである．

カロリーベース食料国産率（令和2年度）
　＝1人1日当たり国産供給熱量（1,052kcal）／1人1日当たり供給熱量（2,269kcal）＝46％

生産額ベース食料国産率（令和2年度）
＝食料の国内生産額（11.0兆円）／食料の国内消費仕向額（15.4兆円）＝71％

表 2-3　国民 1 人・1 日当たり供給熱量および PFC 熱量比率の推移

年度	熱量 (kcal)	たんぱく質			脂質		糖質 (炭水化物)
		（g）	うち動物性	比率（%）	（g）	比率（%）	比率（%）
1965（昭和 40）	2,458.7	75.0	25.9	12.2	44.3	16.2	71.6
1975（昭和 50）	2,518.3	80.3	35.0	12.7	63.9	22.8	64.5
1985（昭和 60）	2,596.5	82.1	41.2	12.7	75.4	26.1	61.2
1995（平成 7）	2,653.8	87.9	48.3	13.3	82.7	28.0	58.7
2005（平成 17）	2,572.8	84.0	46.2	13.1	82.8	28.9	58.0
2015（平成 27）	2,416.0	77.7	43.1	12.9	79.2	29.5	57.6
2016（平成 28）	2,430.1	77.9	43.2	12.8	80.0	29.6	57.6
2017（平成 29）	2,439.0	78.9	43.8	12.9	80.7	29.8	57.3
2018（平成 30）	2,428.5	78.7	43.8	13.0	81.3	30.1	56.9
2019（令和 元）	2,340.0	79.6	44.8	13.6	82.9	31.9	54.5
	(2,438.0)	(79.4)	(44.7)	(13.0)	(82.2)	(30.3)	(56.6)
2020（令和 2）※概算	2,268.7	77.9	43.7	13.7	81.9	32.5	53.8

(注1) 令和元年度以降の供給熱量は，「日本食品標準成分表 2020 年版（八訂）」を参照しているが，単位熱量の算定方法が大幅に改訂されているため，それ以前と比較する場合は留意されたい．参考のため，令和元年度の供給熱量について「日本食品標準成分表 2015 年版（七訂）」によって算出した値を括弧書きで示している．
(注2)「日本食品標準成分表 2020 年版（八訂）」は，糖質（炭水化物）の成分値は組成成分の積み上げによることとなったが，ここでは簡易的に，熱量からたんぱく質（g）×4kcal/g＋脂質（g）×9kcal/g を差し引いたものを糖質（炭水化物）の成分値として比率を求めた．

資料：農林水産省　2020（令和 2）年度食料需給表

2.4　諸外国の健康・栄養問題の現状と課題

（1）先進諸国の健康・栄養問題

　先進国は，農業・経済の充実に伴い食料不足と栄養素欠乏を克服してきた．先進国の供給熱量は 2800 kcal を超えており，欧米諸国は脂質エネルギー比率 40％以上と高く，動物性たんぱく質の増大や糖質の過剰摂取，食物繊維摂取減少などに加え，運動不足・身体活動の低下により，肥満，糖尿病などの非感染性疾患の問題が深刻化している．一方，微量栄養素の欠乏や低所得層・高齢者などの低栄養問題も抱えている．

＜生活習慣病の現状＞

　WHO 報告によると 2016（平成 28）年の世界の 186 ヵ国を対象とした，BMI の最新の調査によると，世界の肥満人口は 6 億 4,100 万人（男性 2 億 6,600 万人，女性 3 億 7,500 万人）に増加した．世界の肥満人口は 1975（昭和 50）年から 40 年間に急速に増えており，肥満の割合は，男性は 3 倍以上の 11％に，女性は 2 倍以上の 15％に上昇した．2025（平成 37）年までに男性の 18％，女性の 21％が肥満になると予測されている．肥満が増加した国は，米国，英国，カナダ，アイルランド，オーストラリア，ニュージーランドで，高所得国の中でも米国は男女とも BMI（平均で男性 28.5kg/m^2，女性 28.4kg/m^2）が特に高いことが報告されている．

　加えて WHO は，世界の成人の糖尿病有病者数が 2014（平成 26）年までに 4 億 2,200 万人に達し，

11人に1人が糖尿病を発症しているという調査結果を発表した．さらに2025（平成37）年までに世界の糖尿病人口は7億人以上に増えると予測されている．世界の糖尿病有病者の2分の1は上位5ヵ国（中国，インド，米国，ブラジル，インドネシア）に集中している．

また米国の子供の肥満も深刻で，全米の子供の3分の2が体重過多か肥満で，青少年の肥満率は1980（昭和55）年から3倍に増加した．こうした現状から諸外国は，肥満対策などに取り組んでいる（第3章 諸外国の栄養政策参照）．

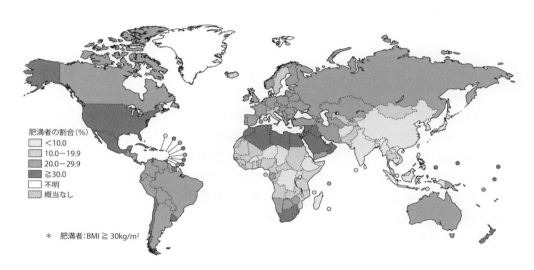

図 2-24　男性（18 歳以上）の肥満者の割合

出典）WHO［Global Health Observatory Map Gallery］

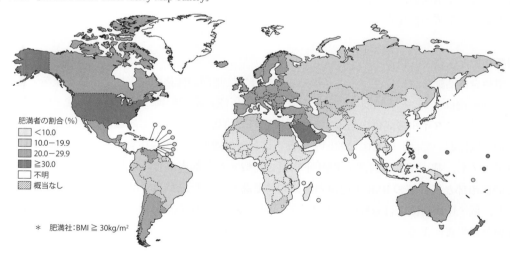

図 2-25　女性（18 歳以上）の肥満者の割合

出典）WHO［Global Health Observatory Map Gallery］

─《コラム・こらむ・column》─

5-A-Day プログラムで，野菜や果物の摂取増加！

　5 A DAY（ファイブ・ア・デイ）は，1991（平成3）年に米国のPBH（農産物健康増進基金）とNCI（米国国立がん研究所）が協力して始めた健康増進運動である．野菜や果物の摂取は，生活習慣病発症のリスクを抑える可能性が高いという科学的根拠をもとに「1日5～9サービング以上の野菜と果物を食べましょう」をスローガンとした官民一体の運動を展開している．その結果，米国内では野菜や果物の摂取量が増加し，生活習慣病での死亡率が減少傾向になるなど成果が広がっている．

(2) 開発途上国の健康・栄養問題

　開発途上国の多くの国では，供給エネルギー量は2,500 kcalを下回り，炭水化物エネルギー比率が高く，脂質エネルギー比率が低い，さらに人口と食料の不均衡から慢性の栄養欠乏状態の国も少なくない．世界の飢餓問題については，飢餓人口の数はアジアが全世界の3分の2と最大で（南アジアでは，飢餓人口が減少しているが，西アジアではわずかに増加している），飢餓人口の割合は，サハラ以南のアフリカ（4人に1人が栄養不良）をはじめとした多くの地域が問題を抱えている．また，5歳になる前に命を落とす子どもの半数近く（45%）は栄養不良が原因で，その数は毎年，310万人にのぼる．また，開発途上国の子どもの6人に1人（約1億人）は低体重であり，世界の子どもの4人に1人は，発育阻害の状況にあり，開発途上国では，この割合が3人に1人にまで達する（※発育阻害……年齢の割に背が低いということで，慢性的栄養不良の代表的な症状）．近年，アジア地域では「緑の革命」による穀類の生産量増加により，重度の低栄養は減少してきている．一方，都市部では肥満者が増加するなど栄養の二重苦が存在する．

① 栄養転換と栄養の二重苦

　食習慣や身体活動を含むライフスタイルの変化に伴い，集団の体格組成が変化する現象を栄養転換という．栄養転換は（1）人口転換（高齢化の減少など），（2）疫学転換（低栄養や飢餓，都市化や産業化に伴うライフスタイルの変化に起因する慢性疾患の増加など）に伴って起こる．

　開発途上国においては，同じ国において栄養不足と過栄養の人口が混在することが知られている．世界全体でみても，都市部と農村部でBMI平均値を比較すると都市部で高くなるが，特に低・中所得国ではこの都市部と農村部のBMI平均値の差は顕著である．また，肥満の母と栄養不良の子どもが共存するなど，低・中所得国では家庭内でも体格差が起こることが明らかとなっている．このように栄養不足の問題と過栄養による問題が混在することを栄養の二重苦と呼ぶ．

② 栄養の欠乏症

　栄養素欠乏症には主要栄養素であるたんぱく質やエネルギーの不足によるものや，微量栄養素が不足して起きるものがある．

＜たんぱく質・エネルギー欠乏症（protein-energy malnutrition: PEM）＞

　たんぱく質，エネルギーのどちらか，またはその両方が不足し，成長や健康に影響を及ぼしている状態をいう．栄養的な質が悪いため栄養素が不足する場合や消化吸収不良によっても起きる．たんぱく質・エネルギー欠乏症は程度によりマラスムス（marasmus），クワシオルコール（kwashiorkor）ともいわれることがある．たんぱく質・エネルギー欠乏症の場合，他の栄養素欠乏症をもっていることが多い．

＜ヨード欠乏症（iodine deficiency disorders: IDD）＞

　ヨードの欠乏症は，予防可能な栄養欠乏症であるといわれている．ヨード欠乏症は，先天性甲状腺機能低下症や脳障害などがあり，開発途上国では，脳障害の原因となっている．この欠乏症は，死産や流産を引き起こすことから，ヨード添加食塩普及運動を展開している．甲状腺腫は女性に多く，クレチン症や奇形リスクが高いのは胎児である．いまだ 56 カ国に欠乏の問題が残るとされている．

＜鉄欠乏性貧血（iron deficiency anaemia: IDA）＞

　鉄分の欠乏により引き起こされる鉄欠乏性貧血は，開発途上国のみならず世界の最も共通した栄養障害であり，約 20 億人が貧血状態にあるといわれている．5 歳未満の子どもでは 40 〜 50%，妊婦では 50% 以上が鉄欠乏性貧血にあると推定されている．鉄欠乏は，免疫機能，体力，知力を衰えさせ，乳幼児においては，軽い場合でも知能の発達が抑えられる．

＜ビタミン A 欠乏症（vitamin A deficiency: VAD）＞

　ビタミン A 欠乏症は，アフリカ，南アジアなど 2 億 5 千万人の欠乏が推定され，世界の 90 ヶ国以上の公衆衛生における大きな問題である．特にこの欠乏症は 5 歳未満の子どもと妊婦であると報告されている．この欠乏症は，夜盲症，眼球乾燥症，角膜軟化症，失明のリスクを高める．世界の失明の第 1 原因は，ビタミン A 欠乏症によるものである．年間 25 万〜 50 万人が失明し，その半数が死に至るとされている．

③　ライフサイクルにおける栄養・健康問題

　女性の妊娠から子どもが 2 歳になるまでの 1,000 日間は子どもの成長にとって極めて大切な時期である．この期間に栄養不良に陥ると，その影響は生涯にわたる．この重要な期間の身体と脳の発達や人格形成へ与える影響は大きく，その多くは後から取り戻すことができない．そして，この栄養不良の影響は何世代にも受け継がれる．母親の栄養不良は，母親が亡くなる危険性を高め，出生時の新生児の低体重にもつながる．ここでは，周産期死亡率と新生児死亡率を取り上げて，開発途上国のライフサイクルにおける栄養・健康問題について考える．

＜周産期死亡率＞

　世界規模での周産期死亡率は 2000 年（平成 17 年）から 2015 年（平成 27 年）にかけて 37% 減少した（図 2-26）．しかしながら，2015 年時点でも 303 千人が死亡しており，これは 500 人の出生ご

とに1人の母親が死亡していることを意味している．地域別にみると周産期死亡のリスクはアフリカが突出して高く出生185人のうち1人が母子ともに死亡している．また所得別にみると周産期死亡のリスクは低所得国が最も高く，最も低い高所得国の出生5900人に1人の死亡に対し，出生202人に1人が死亡しており，約29倍リスクが高い．

＜新生児死亡率＞

　世界規模での新生児死亡率は2000年（平成17年）から2017年（平成29年）にかけて41％も減少した（図2-27）．しかしながら，2017年時点でも55人に1人が生後1か月未満で死亡している．また，新生児死亡のリスクは地域別では，アフリカ，東地中海，東南アジアの順に高く，所得別では，低中所得国が低所得国よりも高い．

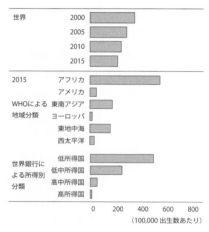

図2-26　WHOの地域分類および世界銀行の所得別分類による周産期死亡率

出典）WHO［World Health Statistics 2019］

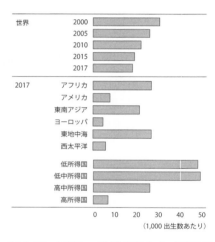

図2-27　WHOの地域分類および世界銀行の所得別分類による新生児死亡率

出典）WHO［World Health Statistics 2019］

――――《コラム・こらむ・column》――――

アメリカの学校給食プログラム（朝食を提供も）

　アメリカの学校給食は，米国農務省（united States Department of Agriculture）の食料・栄養局 (Food and Nutrition Service) が統轄している．学校給食は学校区ごとに米国農務省の負担金により運営されており，学校区の住民の貧富の差によって事業内容に差はない．学校給食の目的は，子どもが十分に栄養を摂取できること，貧富の差に関係なく教育を受ける機会を保つこと，農産物の国内消費を促進することである．経費負担は，所得基準により全学負担給食，減額給食，無料給食の3種類がある．平均以上の所得を有する家庭では学校で給食を取らず，家からランチを持ってくる者が多い．一方，無料の給食に頼らなければならない貧困家庭の子どもが存在するなどの二極化がみられる．また家庭の事情等により朝食を摂ることができない子どもも少ないことから，1966（昭和41）年に「学校朝食制度」が導入されている．

（3）地域間格差

　先進国と開発途上国間には健康格差や不平等がある．保健や医療に関する地域間格差は，縮小するよりも拡大する傾向にある．保健指標のデータから地域間格差について考える．

①　世界の人口

　世界の人口は，1950（昭和35）年には25億人であったが，1970（昭和45）年37億人，1990（平成2）年53億人，そして2012（平成24）年に70億人を超え急速な増加が進んでいる．そのうち先進諸国は世界人口の約2割で，開発途上国は8割である．今後も開発途上国を中心に増加し，2050（平成62）年には95億人に達する（図2-28）．年齢構成の推移では，65歳以上の老年人口が1950（昭和35）年から2050（平成62）年の100年間で約3倍（5.1％→15.6％）となり，世界的にも高齢化が進んでいくと推計されている．

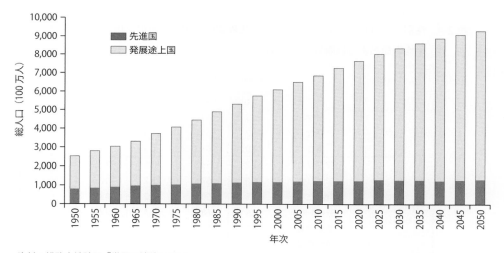

　資料：総務省統計局「世界の統計」2014
　　世界人口は，各年7月1日現在の推計人口および将来推計人口（中位推計値）．国連では各年の推計を行っている．
　　先進国：ヨーロッパ，北部アメリカ，日本，オーストラリアおよびニュージーランド
　　開発途上国：先進地域以外の地域

図2-28　世界人口の推移（1950～2050年）

出典）WHO［World Health Statistics 2019］

②　平均余命と健康寿命

　世界的にみると2000年（平成17年）から2016年（平成28年）にかけて平均寿命と健康寿命はともに延びているが，平均寿命と健康寿命の差は縮まることはなく横ばいである（図2-29）．
　2016年における平均余命等の詳細は表2-4に示す通りである．地域別ではアフリカにおいて平均寿命が61.2年で最も低く，所得別では所得国の平均寿命は62.7年で高額所得国の80.8年より18.1年低い．

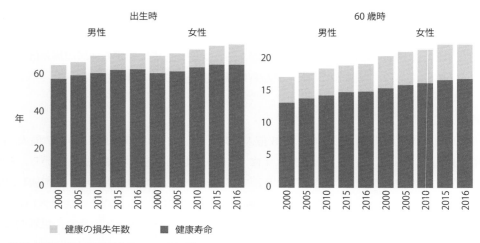

図 2-29　世界の平均寿命と健康寿命の推移（2016 年）

表 2-4　性別，WHO が定める地域，および世界銀行が定める所得グループ別にみる
平均寿命および健康寿命（2016）

		平均余命	健康寿命	平均余命	健康寿命
		出生時（年）		60 歳時（年）	
世界	男性	69.8	62.0	19.0	14.8
	女性	74.2	64.8	21.9	16.8
	男女	72.0	63.3	20.5	15.8
WHO による 地域分類	アフリカ	61.2	53.8	16.6	12.5
	アメリカ	76.8	67.5	22.7	17.6
	東南アジア	69.5	60.4	18.2	13.3
	ヨーロッパ	77.5	68.4	22.3	17.4
	東地中海	69.1	59.7	18.2	13.3
	西太平洋	76.9	68.9	21.0	16.6
世界銀行による 所得別分類	低所得国	62.7	54.9	17.1	12.9
	低中所得国	67.9	59.1	18.0	13.2
	高中所得国	75.2	67.0	20.2	15.8
	高所得国	80.8	71.2	24.3	19.0

③　平均余命でみる地域間格差

　アフリカ地域の 60.0 歳からヨーロッパ地域の 76.8 歳までの範囲で，2015（平成 27）年の平均余命は 71.4 歳（女性は 73.8 歳，男性は 69.1 歳）であった．平均余命は 2000（平成 22）年から 2015（平成 27）年の間に 5 年増加し，1960（昭和 35）年代以来の最速の増加であった．これらは，アフリカ地域の主に子どもの生存率の向上と HIV 治療のための薬へのアクセスの拡大による．世界の健康寿命

（Health life expectancy：HALE）は，63.1 歳であったが，アフリカ地域では 52.3 歳と平均余命と同様に先進国との地域間格差がみられる．

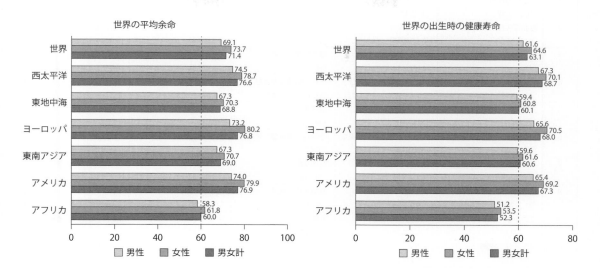

資料：http://www.who.int/gho より作成

図 2-30　世界の平均余命と出生時の健康寿命（地域別）

④　世界の主要死因

　主要死因の順位では，虚血性心疾患 12.2％が最も高く，次いで脳血管疾患 9.7％となっており，高所得国のみならず，中所得国および低所得国においても非感染性疾患が増加してきている（表 2-6）．WHO によると 2015（平成 27）年には虚血性心疾患や脳血管疾患などで 1,500 万人が死亡した．近年，世界における総死亡数のうち感染性疾患 3 割，非感染性疾患（Non-Communicable Diseases：NCDs）が死因の約 6 割を占める．

表 2-6　経済状態別 世界の主要死因の順位（全年齢）

順位	世界全体	高所得国	高中所得国	低中所得国	低所得国
1	虚血性心疾患 [104/13.2]	虚血性心疾患 [158/17.5]	脳血管疾患 [125.8/18.1]	虚血性心疾患 [95.2/12.0]	呼吸器（下気道）感染症 [91.4/10.4]
2	脳血管疾患 [94.3/11.9]	脳血管疾患 [94.8/10.5]	虚血性心疾患 [107/15.4]	脳血管疾患 [77.9/9.8]	HIV/AIDS [64.8/7.4]
3	慢性閉塞性肺疾患 [43.9/5.6]	気管，気管支および肺がん [48.7/5.4]	慢性閉塞性肺疾患 [50.4/7.3]	呼吸器（下気道）感染症 [52.9/6.5]	下痢性疾患 [52.7/6.0]
4	呼吸器（下気道）感染症 [43.1/5.5]	アルツハイマーおよび他の認知症 [42.5/4.7]	気管，気管支および肺がん [31.4/4.5]	慢性閉塞性肺疾患 [51.6/6.5]	脳血管疾患 [51.8/5.9]
5	気管，気管支および肺がん [22.6/2.9]	慢性閉塞性肺疾患 [31/3.4]	糖尿病 [23/3.3]	下痢性疾患 [36.8/4.7]	虚血性心疾患 [38.6/4.4]
6	HIV/AIDS [21.7/2.8]	呼吸器（下気道）感染症 [30.5/3.4]	呼吸器（下気道）感染症 [23/3.3]	早期産関連合併症 [28.1/3.5]	マラリア [35/4.0]
7	下痢性疾患 [21.2/2.7]	結腸および直腸がん [27.2/3.0]	交通事故 [21.1/3.0]	HIV/AIDS [22.8/2.9]	早期産関連合併症 [33/3.8]
8	糖尿病 [21.2/2.7]	糖尿病 [19.6/2.2]	高血圧性心疾患 [20/2.9]	糖尿病 [21.9/2.8]	結核 [31/3.5]
9	交通事故 [17.7/2.3]	高血圧性心疾患 [19.5/2.2]	肝臓がん [18.2/2.6]	結核 [20.9/2.6]	出生児仮死・分娩時外傷 [28.9/3.3]
10	高血圧性心疾患 [10.6/2.0]	乳がん [15.7/1.7]	胃がん [16.8/2.4]	肝硬変 [19.1/2.4]	たんぱく質・エネルギー栄養障害 [26.5/3.0]

[　]内は，死亡数（10万人），全死亡に対する割合（%）
所得階層は 2012 年の国民総所得 (GNI) をもとに世界銀行が 2013 年に階層化した
資料：" GLOBAL HEALTH ESTIMATES 2014 SUMMARY TABLES:DEATHS BY CAUSE, AGE AND SEX, BY WORLD BANK INCOME CATEGORY, 2000-2012, 2014"

⑤　死亡割合とその死因

　国の所得別の年齢階級別死亡割合を図 2-31 に示した．所得レベルが低いほど 5 歳未満の死亡率が高くなり，所得レベルが高いほど 70 歳以上の死亡率が上がる．このように，国の所得によって国民の年齢階級別死亡割合は大きく特徴が異なる．
寿命に影響が大きい死因として，高所得国は非感染性疾患が大きく占めるが，低所得国においては感染症や事故，母体状況に起因する死亡が大きく占める（図 2-32，図 2-33）．また，高所得国に対する低所得国の寿命に影響が大きい死因の上位 10 は，低所得国において呼吸感染症，下痢症，脳卒中，HIV/エイズ，結核，虚血性心疾患，マラリア，交通事故，出生時仮死および分娩時外傷，たんぱく質・エネルギー欠乏症であった（図 2-34）．早期死亡を予防し寿命を延伸させるためには低所得国では基本的な保健サービスの整備が課題となり，それ以上の所得の国においては生活習慣の改善が課題となると考えられる．

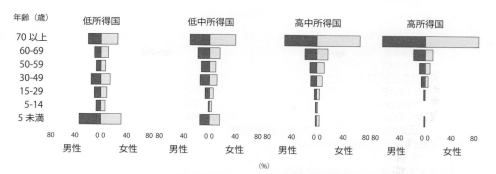

図 2-31　世界銀行の所得分類による年齢階級別の死亡割合（2016）

出典）WHO［World Health Statistics 2019］

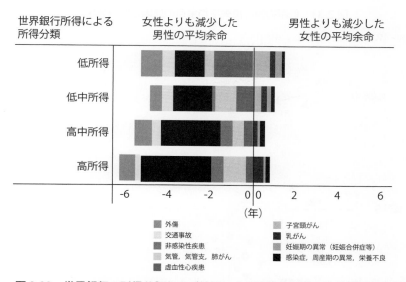

図 2-32　世界銀行の所得分類および性別による損失平均余命の原因となる死因

出典）WHO［World Health Statistics 2019］

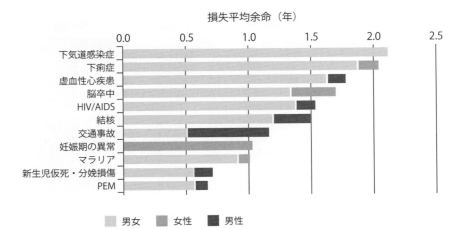

図 2-33　低所得国の損失平均余命の原因となる死因

出典）WHO［World Health Statistics 2019］

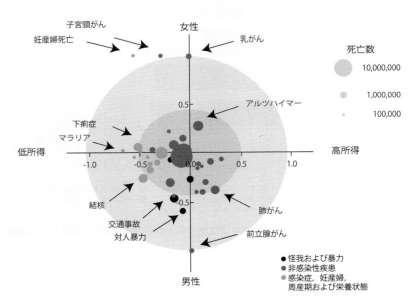

各チャートは，世界の主要死因を表している．すべての死因を示すことができないため，一部を抜粋した．チャートの面積は死亡数と比例する（例：妊産婦死亡は，女性のみに発生し低所得国に集中していることがわかる．また，肺がんは，男性に多く発生し，高所得国に集中していることがわかる）．

図 2-34　国民所得と性別による死因のバブルチャート（2016）

出典）WHO［World Health Statistics 2019］

⑥　栄養不良人口

　栄養不良には急性と慢性があり，慢性的栄養不良率は長期的な社会・経済発展を反映する指標として用いられる．栄養不良人口は，2005（平成17）年の約8億1070万人から2014（平成26）年には6億690万人に減少したものの，2020（令和2）年には約8億1100万人となった（図2-35）．これらは，パンデミック，紛争，気候変動による異常気象，経済不況の影響といわれており，2019（令和元）年から2020（令和2）年までの蔓延率は8.4%から9.9%に悪化した．特に2019（令和元）年から2020（令和2）年までに約1億1800万人の飢餓人口が急増し，国連の持続可能な開発目標（SDGs）では，飢餓ゼロが目標に掲げられているが，達成から遠のいている状況であり，世界で約10人に1人が栄養不良に陥っている状況となっている．

　栄養不良の人口数ではアジア地域で4億1800万人（2020年），アフリカ地域で2億8200万人（2020年）であり，アジア地域が最も多く，最も飢餓が増えたのは，アフリカの21%で約5人に1人が飢餓に陥っていることが報告されている（表2-7）．

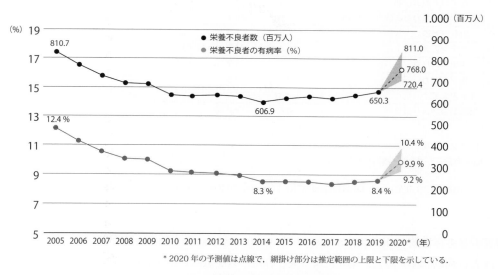

図2-35　世界の栄養不良人口の推移

出典）FAO, IFAD, UNICEF, WFP and WHO［The state of food security and nutrition in the world 2021］

表 2-7 地域別にみる世界の栄養不良人口（単位：百万）

	2005 年	2010 年	2015 年	2018 年	2019 年	2020 年*
世界	810.7	636.8	615.1	633.4	650.3	768.0
アフリカ	195.0	187.4	199.7	227.1	235.3	281.6
北アフリカ	15.8	14.8	13.6	15.1	15.5	17.4
サブサハラ・アフリカ	179.2	172.6	186.1	212.0	219.8	264.2
東アフリカ	97.3	96.3	96.5	109.6	111.3	125.1
中央アフリカ	41.2	38.0	44.3	49.7	52.9	57.1
南アフリカ	2.7	3.6	4.7	5.0	5.1	6.8
西アフリカ	38.0	34.7	40.5	47.8	50.6	75.2
アジア	553.6	400.1	369.9	354.6	361.3	418.0
中央アジア	6.2	2.7	2.0	2.2	2.2	2.6
東アジア	106.0	n.r.	n.r.	n.r.	n.r.	n.r.
東南アジア	97.0	69.0	52.7	45.3	46.0	48.8
南アジア	325.9	267.9	256.9	247.6	255.2	305.7
西アジア	18.5	21.1	37.0	38.9	39.8	42.3
西アジアおよび北アフリカ	34.4	35.9	50.5	54.0	55.3	59.7
ラテンアメリカおよびカリブ海域	51.9	40.7	36.4	43.7	45.9	59.7
カリブ海域	7.6	6.5	6.5	6.9	6.8	7.0
ラテンアメリカ	44.3	34.2	29.9	36.7	39.1	52.7
中央アメリカ	11.7	11.7	12.7	14.0	14.4	19.0
南アメリカ	32.7	22.5	17.2	22.7	24.7	33.7
オセアニア	2.3	1.9	2.4	2.6	2.6	2.7
北米およびヨーロッパ	n.r.	n.r.	n.r.	n.r.	n.r.	n.r.

注：* は推定値である.

n.r.= 有病率が 2.5% 未満のため報告なし.

出典）FAO, IFAD, UNICEF, WFP and WHO［The state of food security and nutrition in the world 2021］

⑦　障害調整生存年数（disability-adjusted life years: DALYs）

　DALYs とは病的状態，障害，早死により失われた年数を意味した疾病負荷を総合的に示すものであり，損失生存年数（Years of Life Lost: YLLs）＋障害生存年数（Years Lived with Disability: YLDs）で求められる．sociodemographic index（SDI）は所得と教育,出生率から求められる社会人口統計学的な指標である．2017 年（平成 29 年）時点での年齢，性別，SDI による DALYs に及ぼす YLLs と YLDs の寄与率を図 3-11 に示した．

世界の DALYs は男性で 1.340 億年，女性で 1.160 億年であった．男性の DALYs の内訳は 29.4%（23.8–34.9）が YLDs, 70.6%（65.1–76.2）が YLLs であった．一方, 女性の DALYs は 39.4%（33.0–45.6）が YLDs， 60.6%（54.4–67.0）が YLLs によるものであった．

高 SDI 国において，60 代未満で DALYs の半数は YLDs であった．一方，低 SDI 国においては，20 歳代未満の世代は YLLs が DALYs の半数を占める結果となった．

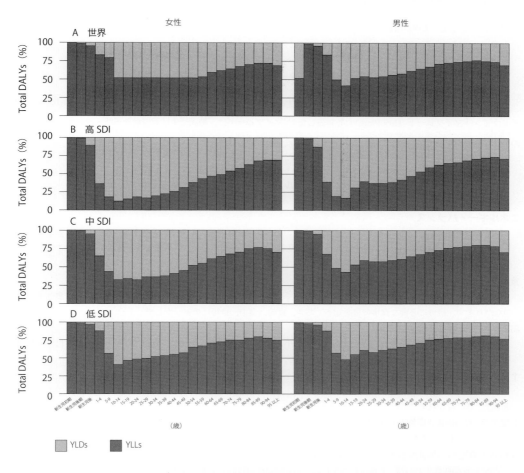

図 2-36 **DALYs に及ぼす YLLs と YLDs の寄与率**：（所得国分類，性別，年齢階級別）

━《コラム・こらむ・Column》━

アメリカのフードガイドは，ピラミッド型から「マイプレート」に改定

　2011（平成23）年，米国農務省は「食品ピラミッド」を発展させた，健康的な食生活を促進する米国人向けの食事ガイドライン「マイプレート（My Plate）」を発表した．マイプレートは，肥満や生活習慣病を予防・改善するために，どのような食事をすれば良いのかバランスの良い食事を視覚的に理解できるようにした．

食事のエネルギー量をコントロールし，栄養バランスを改善するための10項目

エネルギー・バランス
　適正な体重を維持するために，1日に必要な食事のエネルギー量を知っておくことが必要．エネルギー摂取量（食事）とエネルギー消費量（身体活動）のバランスが乱れないようにしましょう．活発に体を動かすことは，エネルギーのバランス改善に役立ちます．

食事を楽しく　でも食べすぎないように注意
　ゆっくりと時間をかけて食事をとりましょう．早く食べすぎたり，別のことをしながら食事をとると，食べすぎにつながります．自分に必要な食事の量を知っておき，食前，食中，食後にチェックしましょう．

お皿に料理を盛り付けすぎない
　食べすぎを防ぐために，お皿やボウル，コップは小さめのサイズのものを使い，食事の前に料理の盛り付けを工夫しましょう．外食するときも，小さめのサイズを選び，ふだんの食事の量を思い出しましょう．

十分にとりたい食品
　野菜や果物，牛乳や乳製品を十分にとりましょう．これらの食品には，カリウム，カルシウム，ビタミンD，食物繊維が豊富に含まれます．

お皿の半分に野菜や果物をのせましょう
　お皿にトマト，イモ類，ブロッコリーといった赤色やオレンジ色，緑色の緑黄色野菜や果物を添えましょう．

低脂肪・無脂肪の牛乳や乳製品に変えてみる
　低脂肪・無脂肪乳であれば，カルシウムなどの必須栄養素の量は同じでも，カロリーや飽和脂肪酸は少なくなります．

半分は全粒粉をとりましょう
　精製された小麦粉や白米をとるかわりに，全粒粉や精白されていない玄米を増やしましょう．

減らしたい食品
　飽和脂肪酸，糖分，塩分が多く含まれる食品を減らしましょう．これらはソーセージやベーコン，ホットドッグといった肉類，ケーキやクッキー，アイスクリーム，キャンディーなどのお菓子，甘い清涼飲料，スナック類やピザなどの加工食品に多く含まれます．たまにとるのはいいけれど，毎日とるのは良くありません．

食品の塩分量をチェック
　スープ，パン，冷凍食品などの加工食品は，栄養表示を見て塩分（ナトリウム）量の少ないものを選びましょう．米国で販売されている缶詰食品には「低ナトリウム」や「減ナトリウム」，「無塩」といった表示があります．

糖分の多い清涼飲料のかわりに水を飲みましょう
　飲料水か糖分を加えていない飲料を選び，摂取エネルギー量をコントロールしましょう．米国で販売されている炭酸飲料や清涼飲料，スポーツドリンクの多くは糖分を加えてあるので，注意が必要です．

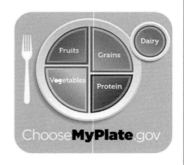

資料：USDA's MyPlate（米国農務省）

第3章　栄養政策

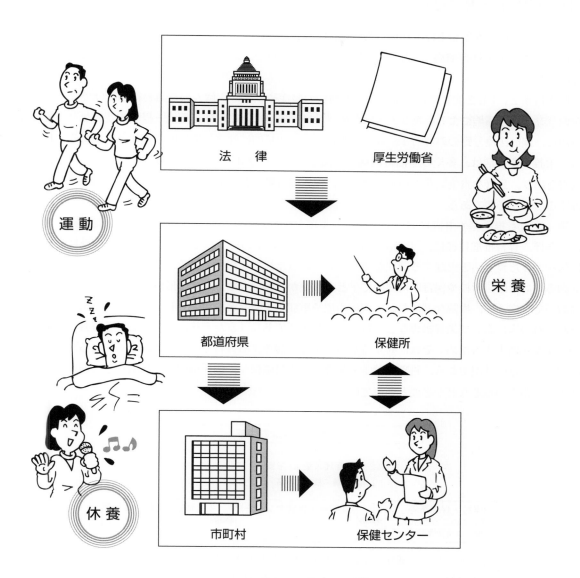

法律

厚生労働省

運動

都道府県

保健所

栄養

休養

市町村

保健センター

　わが国や諸外国では，それぞれが抱える健康問題，栄養問題を解決するために，どのような公衆栄養活動を行っているのでしょうか．地域によってさまざまな事情があるため，活動の方法も多様化しています．この章では，わが国における活動組織や人材養成，法律の整備状況など，さらには，国際機関や諸外国における活動組織や計画などを学びます．これらの学習をとおして，公衆栄養活動の仕組みと各国の栄養政策を理解します．

3.1　わが国の公衆栄養活動

(1) 公衆栄養活動の役割

　近年の高齢化の進展および疾病構造の変化により，がん，循環疾患，糖尿病および慢性閉塞性肺疾患（COPD）などの生活習慣病[*1]が，日本人の死因の約6割を占めるなど，日本人の健康において大きな課題となっている．

　健康日本21（第2次）において，生活習慣病の発症や悪化は，個人の意識と行動だけでなく，個人を取り巻く社会環境による影響が大きいため，地域，職場などにおける環境・経済的要因などの広い視点から，保健医療分野のみならず，社会政策として，包括的に健康対策に取り組む必要があるとしている．栄養・食生活は，多くの生活習慣病との関連が深く，QOLとの関連もあることから，栄養状態の改善を図り，良好な食生活を実現するために，個人の行動変容を促したり，それらを支援する環境を確保することが必要である．

　第4次食育推進基本計画においても，重点事項として，生涯を通じた心身の健康を支える食育の推進をあげ，食育推進目標に，「生活習慣病の予防や改善のために，ふだんから適正体重の維持や減塩等に気をつけた食生活を実践する国民を増やす」といった目標を掲げている．生活習慣病予防および改善を図るためには，学校や保育所において子どもの頃からの健全な食習慣の形成，保健所・保健センターにおいて疾病予防，病院などにおいて疾病治療や重症化予防などを目的として，管理栄養士・栄養士がそれぞれの場において栄養指導などを行うことが重要である．また今後，在宅における療養（高齢）者がますます増大するため，それに対する食事・栄養支援をする人材やシステムが求められるが，現在は圧倒的に不足の状況である．管理栄養士・栄養士の人材確保や，関係機関・関係職種との連携した栄養ケアの取組みの推進などが必要とされている．

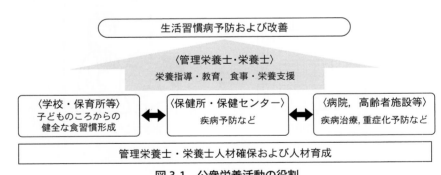

図3-1　公衆栄養活動の役割

*1　がん，循環疾患，糖尿病および慢性閉塞性肺疾患（COPD）などの生活習慣病は，WHOなどの国際的な潮流として，非感染性疾患（Non Communicable Diseases; NCD）という概念で捉えられている．

（2）公衆栄養活動と組織・人材育成

　国民の健康の保持増進を図るために，公衆栄養活動を含む公衆衛生活動は，国や地方公共団体（都道府県，市町村）によって行われる．これは，国（厚生労働省）－都道府県（衛生主管部局）－保健所[*2]－市町村（衛生主管課係）という一貫した体系が確立されている．

　厚生労働省の内部局としては，大臣官房ほか11局ある．主な局の主要業務は以下のとおりである．

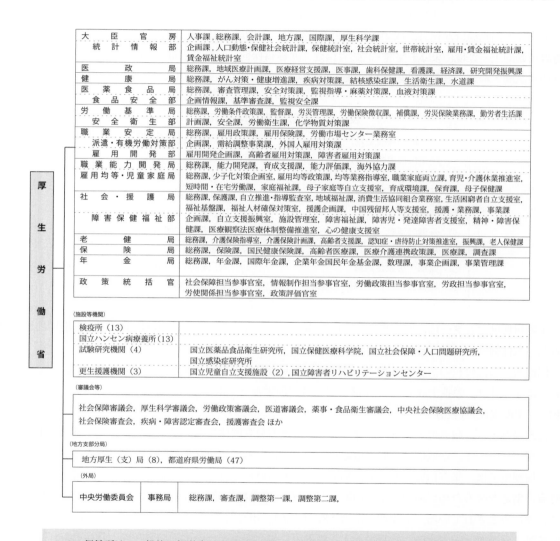

大 臣 官 房	人事課，総務課，会計課，地方課，国際課，厚生科学課
統 計 情 報 部	企画課，人口動態・保健社会統計課，保健統計室，社会統計室，世帯統計室，雇用・賃金福祉統計課，賃金福祉統計室
医 政 局	総務課，地域医療計画課，医療経営支援課，医事課，歯科保健課，看護課，経済課，研究開発振興課
健 康 局	総務課，がん対策・健康増進課，疾病対策課，結核感染症課，生活衛生課，水道課
医 薬 食 品 局	総務課，審査管理課，安全対策課，監視指導・麻薬対策課，血液対策課
食 品 安 全 部	企画情報課，基準審査課，監視安全課
労 働 基 準 局	総務課，労働条件政策課，監督課，労災管理課，労働保険徴収課，補償課，労災保険業務課，勤労者生活課
安 全 衛 生 部	計画課，安全課，労働衛生課，化学物質対策課
職 業 安 定 局	総務課，雇用政策課，雇用保険課，労働市場センター業務室
派遣・有機労働対策部	企画課，需給調整事業課，外国人雇用対策課
雇 用 開 発 部	雇用開発企画課，高齢者雇用対策課，障害者雇用対策課
職 業 能 力 開 発 局	総務課，能力開発課，育成支援課，能力評価課，海外協力課
雇用均等・児童家庭局	総務課，少子化対策企画課，雇用均等政策課，均等業務指導室，職業家庭両立課，育児・介護休業推進課，短時間・在宅労働課，家庭福祉課，母子家庭等自立支援課，育成環境課，保育課，母子保健課
社 会 ・ 援 護 局	総務課，保護課，自立推進・指導監査室，地域福祉課，消費生活協同組合業務室，生活困窮者自立支援室，福祉基盤課，福祉人材確保対策室，援護企画課，中国残留邦人等支援室，援護・業務課，事業課
障 害 保 健 福 祉 部	企画課，自立支援振興室，施設管理室，障害福祉課，障害児・発達障害者支援室，精神・障害保健課，医療観察法医療体制整備推進室，心の健康支援室
老 健 局	総務課，介護保険指導室，介護保険計画課，高齢者支援課，認知症・虐待防止対策推進室，振興課，老人保健課
保 険 局	総務課，保険課，国民健康保険課，高齢者医療課，医療介護連携政策課，医療課，調査課
年 金 局	総務課，年金課，国際年金課，企業年金国民年金基金課，数理課，事業企画課，事業管理課
政 策 統 括 官	社会保障担当参事官室，情報制作担当参事官室，労働政策担当参事官室，労政担当参事官室，労使関係担当参事官室，政策評価官室

（施設等機関）

検疫所（13）	
国立ハンセン病療養所（13）	
試験研究機関（4）	国立医薬品食品衛生研究所，国立保健医療科学院，国立社会保障・人口問題研究所，国立感染症研究所
更生援護機関（3）	国立児童自立支援施設（2），国立障害者リハビリテーションセンター

（審議会等）

社会保障審議会，厚生科学審議会，労働政策審議会，医道審議会，薬事・食品衛生審議会，中央社会保険医療協議会，社会保険審査会，疾病・障害認定審査会，援護審査会 ほか

（地方支部分局）

地方厚生（支）局（8），都道府県労働局（47）

（外局）

中央労働委員会	事務局	総務課，審査課，調整第一課，調整第二課，

厚 生 労 働 省

　保健所は, 疾病の予防, 健康増進, 環境衛生など, 公衆衛生活動の中心機関である. 地域保健の広域的・専門的・技術的拠点として機能を強化するとともに, 保健・医療・福祉・介護の連携の促進をおこなっている. 現在の保健所数は, 都道府県立 352, 政令指定都市 26, 中核市立 62, その他政令市 5, 特別区立 23 の全国 468 か所に設置されている (2022 (令和 4) 年 4 月 1 日現在). 保健所には, 管理栄養士, 栄養士をはじめ, 医師, 保健師, 歯科医師, 薬剤師, 獣医師, 診療放射線技師, 臨床検査技師など, 業務を行うために必要な職員を置くこととされている.

　保健所の業務は次の 14 項目があり, 企画, 調整, 指導, 必要な事業を行う. ①地域保健思想の普及・向上, ②人口動態ほか統計, ③栄養改善・食品衛生, ④環境衛生, ⑤医事・薬事, ⑥保健師, ⑦公共医療事業の向上・増進, ⑧母子保健・高齢者保健, ⑨歯科保健, ⑩精神保健, ⑪難病対策, ⑫感染症対策, ⑬衛生試験・検査, ⑭その他の地域住民の健康保持増進である (表 3-1).

表 3-1　保健所業務 (14 項目)

（地域保健業務）	（衛生環境業務）
⑤　地域保健思想の普及向上	①　薬事
⑥　栄養改善	②　食品衛生と衛生試験・検査
⑦　母子保健・高齢者保健	③　公共医療事業の推進
⑧　歯科保健	④　環境衛生
⑨　保健師活動	（企画調整業務, その他）
⑩　精神保健	⑬　医事
⑪　難病・感染症対策	⑭　人口動態ほか衛生統計
⑫　地域住民の健康保持・増進	⑮　その他の業務

　市町村保健センターは, 健康相談, 保健指導および健康診査, その他地域保健に関し, 地域住民に身近な対人保健サービスを総合的に行う拠点である (地域保健法第 18-20 条).

　保健所と市区町村の常勤職員数は, 保健所 (都道府県が設置する保健所, 政令市・特別区) で管理栄養士は 1,581 人, 栄養士は 60 人, 市区町村では管理栄養士 2,403 人, 栄養士 265 人である (2020 (令和 2) 年度現在) (表 3-2).

　行政栄養士 (行政管理栄養士) とは, 国または地方公共団体において, 地域保健法や健康増進法などの法規に基づいて, 地域住民の健康増進を支援するとともに健康なまちづくりを推進する者のことである. 保健所では, 栄養指導員として, 都道府県などの職員のうちから医師または管理栄養士が, 住民の健康の増進を図るために必要な栄養指導などを行い, また特定給食施設などに対しても栄養管理の指導・助言を行うとされている (健康増進法第 18, 19 条). 市町村では, 医師, 歯科医師, 薬剤師, 保健師, 助産師, 看護師, 准看護師, 管理栄養士, 栄養士, 歯科衛生士, その他の職員が, 住民の健康増進のために, 栄養や生活習慣などの改善に関することについての相談を受けて, 必要な栄養指導などを行うとされている (健康増進法第 17 条).

　公衆栄養活動における人材育成は, 都道府県などの本庁, 保健所, 市町村別に行政栄養士の業務として, それぞれの立場で進めると示している. (第 5 章, 地域における行政栄養士による健康づくりおよび栄養・

食生活の改善の基本指針において，厚生労働省通知を参照）.

　公衆栄養活動における人材育成は，都道府県などの本庁，保健所，市町村別に行政栄養士の業務として，それぞれの立場で進めると示している.（第5章,地域における行政栄養士による健康づくりおよび栄養・食生活の改善の基本指針において，厚生労働省通知を参照）.

表 3-2　職業別にみた常勤職員の配置状況

	2020 年度（令和 2）（人）	都道府県が設置する保健所（人）	政令市・特別区 1)（人）	政令市・特別区以外の市町村（人）	2018 年度（平成 30）（人）	2019 年度（令和元）（人）
合計	58,918	13,556	23,299	22,063	55,619	57,207
医師	895	403	431	61	907	889
歯科医師	121	48	50	23	123	114
獣医師	2,462	1,230	1,230	2	2,463	2,420
薬剤師	3,245	1,716	1,524	5	3,186	3,186
理学療法士	137	20	44	73	145	146
作業療法士	92	22	30	40	101	100
歯科衛生士	708	83	318	307	699	695
診療放射線技師	448	242	190	16	471	445
診療エックス線技師	3	1	1	1	4	4
臨床検査技師	683	484	192	7	701	677
衛生検査技師	38	7	31	―	44	42
管理栄養士	3,984	701	880	2,403	3,542	3,651
栄養士	325	15	45	265	332	320
公認心理師	90	1	32	57	・	・
保健師	27,298	3,730	8,230	15,338	26,342	26,912
助産師	231	12	67	152	175	194
看護師	740	58	191	491	726	686
准看護師	72	1	6	67	89	85
その他	17,346	4,782	9,809	2,755	15,569	16,641
〈再掲〉2) 精神保健福祉士	833	302	372	159	929	804
精神保健福祉相談員	1,169	638	512	19	1,203	1,263
栄養指導員	1,153	638	512	3	1,062	1,161
食品衛生監視員	5,633	2,828	2,805	―	5,758	5,649
環境衛生監視員	4,927	2,713	2,214	―	5,104	5,019
医療監視員	9,338	6,508	2,830	―	9,076	9,286

資料：厚生労働省「令和 2 年度 地域保健・健康増進事業報告」

注　1)「政令市・特別区」には，設置する保健所を含む.

　　2)「精神保健福祉士～医療監視員」は，「医師～その他」の再掲である.

（3）栄養ケア・ステーション

　栄養ケア・ステーションは，2008（平成20）年4月に都道府県栄養士会が運営する管理栄養士，栄養士が地域における医療機関などに対して栄養・食生活支援を行なう拠点として設立された．都道府県栄養士会の栄養ケア・ステーションは，日本栄養士会と連携を取りながら，人材育成事業および支援・企画事業を行なう．実際のサービスは市町村レベルの拠点（支部）をもって，医療機関，公的機関，医療保険機関，民間機関と連携しながら，一般住民の栄養・食生活支援を行なっていくものである（図3-2）．

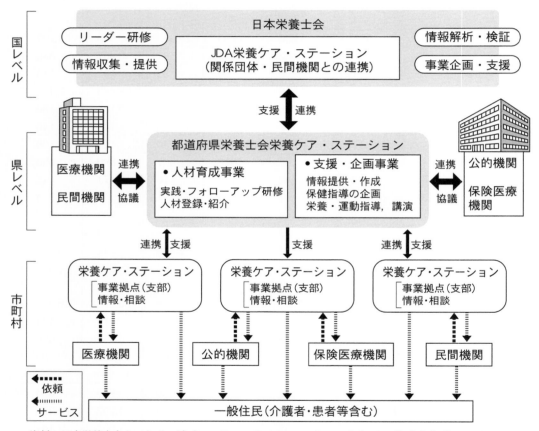

資料：日本栄養士会ホームページ（http://www.dietitian.or.jp/caring/what.html）より作成，2014.12.25

図 3-2　栄養ケア・ステーションの位置づけと役割

3.2　公衆栄養関連法規

(1)　地域保健法

　1947（昭和22）年に制定された保健所法が，1994（平成6）年に地域保健法として改正された．日本における急激な人口の高齢化や疾病構造の変化に伴う地域の人びとの保健・福祉・生活環境のニーズに的確かつ効率的な対応ができるように，関係者の責務を明確にし，地域特性を生かしながら住民に身近な保健サービスを行うことが必要とされている．この法律では，地域保健対策の基本指針，保健所の設置・事業，市町村保健センターの設置などが規定されている．

表 3-3　地域保健法

目的 （第1条）	地域保健対策の推進に関する基本指針*¹の策定，保健所の設置等の基本事項の策定，関係する法律による地域保健対策の総合的推進を確保し，地域住民の健康の保持・増進に寄与する
関係者の責務 （第3条）	・市町村（特別区を含む）：地域保健対策に必要な施設の整備，人材の確保及び資質の向上 ・都道府県：地域保健対策に必要な施設の整備，人材の確保及び資質の向上，調査研究，市町村に技術援助 ・国：地域保健活動に関する情報の収集，整理，調査研究，人材育成，資質の向上，市町村，都道府県に対する技術的・財政的援助
保健所の設置 （第5条）	・都道府県，政令で定める市または特別区において保健所を設置．医療法および介護保険法に規定する区域（二次医療圏*²）に基づいて設定．
保健所の（必須） 事業（第6条）	1）地域保健に関する思想の普及及び向上 2）地域保健に係る統計 3）栄養改善，食品衛生 4）住宅，水道，下水道，廃棄物処分，清掃等の環境衛生 5）医事，薬事 6）保健師 7）公共医療事業の向上及び増進 8）母性，乳幼児，高齢者の保健 9）歯科保健 10）精神保健 11）治療方法が確立していない疾病等の特殊疾病により長期的に療養を必要とする者の保健 12）エイズ，結核，性病，伝染病の疾病予防 13）衛生上の試験及び検査 14）地域住民の健康の保持及び増進
市町村保健センターの設置（第18条）	・市町村が市町村保健センターを設置 ・住民に対し，健康相談，保健指導及び健康診査その他の必要な事業を行う

＊1　地域保健対策の推進に関する基本指針は，高齢化や少子化社会に対応した地域保健活動計画を立案し，サービスを提供することで，住民の健康保持・増進，安心して暮らせる保健医療体制の確保を図ることが求められている．基本指針は10項目ある．①ソーシャル・キャピタルを活用した自助・共助支援の推進，②地域の特性をいかした保健と福祉の健康なまちづくりの推進，③医療，介護，福祉などの関連施策との連携強化，④地域における健康危機管理体制の確保，⑤学校保健との連携，⑥科学的根拠に基づいた地域保健の推進，⑦保健所の運営・人材確保，⑧地域衛生研究所の機能強化，⑨快適で安心できる生活環境の確保，⑩国民の健康づくり・がん対策などの推進

＊2　医療圏は，医療の整備を図るために都道府県が設置する地域的単位のことで，一次・二次・三次医療圏にわかれる．二次・三次医療圏は医療法による医療計画で規定される．二次医療圏は，高度な医療を除く入院までの一般的な医療を提供する区域，病院病床数を整備する際の地理的単位のことである．三次医療圏はさらに特殊な医療を提供する区域である．

表 3-4　保健所と市町村保健センターの役割

	保健所（472 か所）	市町村保健センター (2,456 か所)
根拠法	地域保健法	地域保健法
設置	都道府県，保健所政令市，特別区	市町村
専門職員	医師，獣医師，保健師，管理栄養士など	保健師，看護師，歯科衛生士，管理栄養士など
役割	疾病予防，健康増進など公衆衛生活動の中心機関	地域住民に身近な対人サービスを総合的に行う拠点
対人サービス	広域的・専門サービス	地域的・一般サービス
その他	情報収集・分析，統計調査の実施，市町村への技術的支援	各種市町村計画（健康増進計画など）への参画

（2）健康増進法

　1952（昭和 27）年に制定された栄養改善法にかわり，2002（平成 14）年に健康増進法が制定された．健康寿命の延伸，壮年期死亡の減少，QOL の向上を目的とする健康増進計画「健康日本 21」を推進するために，その法的基盤として位置づけられている．この法律は，関係者の責務，健康増進計画，国民健康・栄養調査の実施，栄養指導員，特定給食施設における栄養管理，特別用途表示などが規定されている（図 3-3）．

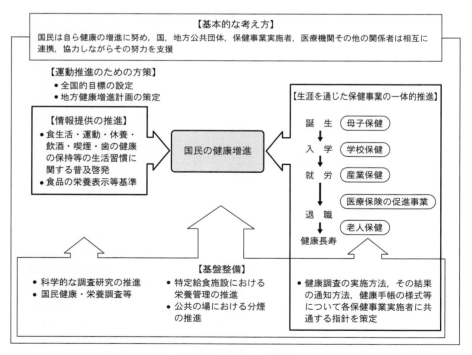

図 3-3　健康増進法の骨格

表 3-5　健康増進法

目的 （第 1 条）	・国民の健康の増進の総合的な推進に関し，基本的な事項を定める ・国民の栄養の改善，国民の健康の増進を図るための措置を講じ，国民保健の向上を図る
関係者の責務，相互 連携（第 2～5 条）	・国民：自らの健康状態を自覚し，健康増進に努める ・国及び地方公共団体：健康増進に関する正しい知識の普及，情報の収集・整理・分析・提供，研究の推進，人材養成，健康増進事業実施者等への技術的援助 ・健康増進事業実施者：健康教育，健康相談，健康増進のために必要な事業の積極的な推進 ・国，都道府県，市町村（特別区を含む），健康増進事業実施者，医療機関等の関係者は，国民の健康の増進の総合的な推進を図るため，相互連携に努める
基本方針等 （第 7～9 条）	・基本方針 　1）国民の健康の増進の推進に関する基本的な方向 　2）国民の健康の増進の目標に関する事項 　3）都道府県健康増進計画及び市町村健康増進計画の策定に関する基本的な事項 　4）国民健康・栄養調査その他の健康の増進に関する調査及び研究に関する基本的な事項 　5）健康増進事業実施者間における連携及び協力に関する基本的な事項 　6）食生活，運動，休養，飲酒，喫煙，歯の健康の保持その他の生活習慣に関する正しい知識の普及に関する事項 ・都道府県は都道府県健康増進計画を定める．市町村は市町村健康増進計画を定めるよう努める． ・健康診査の実施等に関する指針
国民健康・栄養調査等 （第 10～16 条）	国民健康・栄養調査の実施，調査世帯，国民健康・栄養調査員，国の負担，調査票の使用制限，生活習慣病の発生の状況の把握
食事摂取基準 （第 16 条の 2）	生涯にわたる国民の栄養摂取の改善に向けた自主的な努力を促進するため，国民健康・栄養調査その他の健康の保持増進に関する調査及び研究の成果を分析し，その分析の結果を踏まえ，食事による栄養摂取量の基準を定める
保健指導等 （第 17～19 条）	市町村による生活習慣相談等の実施，都道府県による専門的な栄養指導その他の保健指導の実施，栄養指導員等
特定給食施設における 栄養管理，受動喫煙の防止	・特定給食施設の届出，特定給食施設における栄養管理，指導・助言，立入検査等 ・受動喫煙の防止
特別用途表示等	特別用途表示の許可，特別用途食品の検査及び収去，特別用途表示の承認，誇大表示の禁止等

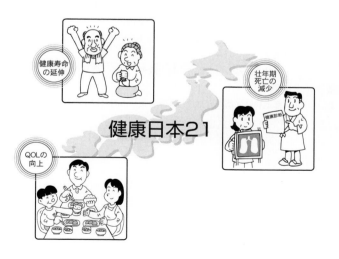

(3) 食育基本法

　近年，食生活をめぐる環境の変化（栄養の偏り，不規則な食事，肥満や生活習慣病の増加，過度の痩身志向などの問題，食の安全や海外依存の問題など）から，日本における食の現状は危機的な状況にある．これらに対する方策として，国民運動として食育（図3-4）を推進するため，2005（平成17）年に食育基本法が制定された．この法律では目的や基本理念，関係者の責務，食育推進基本計画（国，都道府県，市町村）の作成，食育を具体的に推進するための基本的施策，食育推進会議などが規定されている．

　また2012（平成24）年には子どもから高齢者にいたるまで国民1人ひとりが自ら食育に関する取り組みができるように，適切な情報提供として「食育ガイド」が作成されている．

表3-6　食育基本法

目的 （第1条）	国民が健全な心身を培い，豊かな人間性をはぐくむ食育を推進するため，施策を総合的かつ計画的に推進すること等を目的とする
関係者の責務 （第9〜13条）	・食育推進について，国，地方公共団体，教育関係者，農林漁業関係者，食品関連事業者，国民等の責務を定める ・政府は毎年，食育推進に関する施策の報告書を国会に提出する
食育推進基本計画の作成 （第16条）	食育推進会議は，以下の内容について食育推進基本計画を作成する ①食育の推進に関する施策についての基本的な方針 ②食育の推進の目標 ③国民等の行う自発的な食育推進活動等の総合的な促進 ・都道府県は都道府県食育推進計画，市町村は市町村食育計画を作成するよう努める
基本的施策 （第19〜25条）	①家庭における食育の推進 ②学校，保育所等における食育の推進 ③地域における食生活の改善のための取組の推進 ④食育推進運動の展開 ⑤生産者と消費者との交流の促進，環境と調和のとれた農林漁業の活性化等 ⑥食文化の継承のための活動への支援等 ⑦食品の安全性，栄養その他の食生活に関する調査，研究，情報の提供及び国際交流の推進
食育推進会議 （第26〜33条）	・農林水産省に食育推進会議を置き，会長（農林水産大臣）および委員25名以内で組織する ・都道府県に都道府県食育推進会議，市町村に市町村食育推進会議を置くことができる

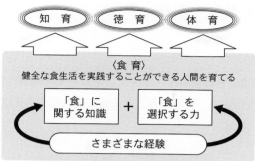

図 3-4　食育とは（食育基本法前文）

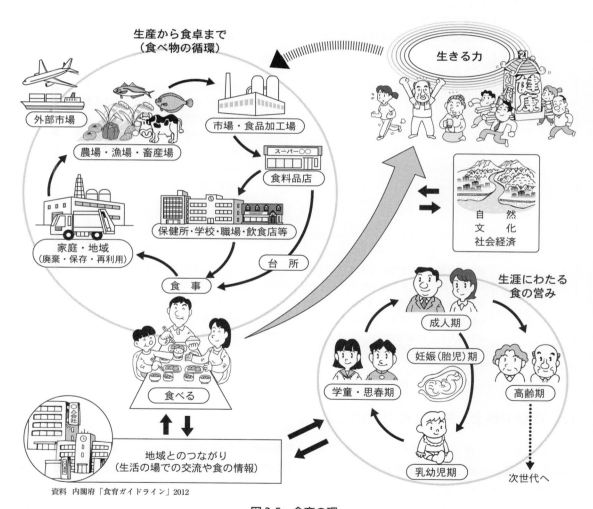

資料　内閣府「食育ガイドライン」2012

図 3-5　食育の環

3.3　わが国の管理栄養士・栄養士制度

(1) 栄養士法

　栄養士法のおもな記載事項は，管理栄養士・栄養士の定義や免許制度，管理栄養士国家試験（受験資格），主治医の指導，名称の使用制限，管理栄養士・栄養士養成施設の指定などである．

表 3-7　栄養士法

	栄養士	管理栄養士
根拠法	栄養士法	栄養士法
職種の定義	・栄養士は，都道府県知事の免許を受けて，栄養士の名称を用いて，栄養指導に従事する人	・管理栄養士は，厚生労働大臣の免許を受けて，管理栄養士の名称を用いて，次のことを行う人 ① 傷病者に対する療養のために必要な栄養の指導 ② 個人の身体の状況，栄養状態等に応じた高度の専門的知識及び技術を要する健康の保持のための栄養指導 ③ 特定多数人に対して継続的に食事を供給する施設における利用者の身体状況，栄養状態，利用者の状況に応じた特別の配慮を必要とする給食管理 ④ 上記③の施設の利用者に対する栄養改善上必要な指導など
免許の交付など	・厚生労働大臣の指定した栄養士の養成施設で2年以上栄養士として必要な知識・技能を習得した人に対して，都道府県知事が与える（第2条） ・都道府県に栄養士名簿を備え，栄養士の免許に関する事項を登録する（第3条） ・都道府県知事が栄養士名簿に登録することで免許が与えられ，栄養士免許証が交付される（第4条）	・管理栄養士国家試験に合格した人に対して，厚生労働省が与える（第2条） ・厚生労働省に管理栄養士名簿を備え，管理栄養士の免許に関する事項を登録する（第3条） ・厚生労働大臣が管理栄養士名簿に登録することで免許が与えられ，管理栄養士免許証が交付される（第4条）

(2) 管理栄養士・栄養士の社会的役割

　管理栄養士・栄養士は，「すべての人々の"自己実現をめざし健やかによりよく生きる"とのニーズに応え，保健，医療，福祉および教育などの分野において，専門職業人としての倫理と科学的かつ高度な技術に裏づけられた食と栄養の指導をとおして公衆衛生の向上に寄与することを使命とする」と社団法人日本栄養士会の管理栄養士・栄養士倫理綱領で定めている．

（3）管理栄養士・栄養士制度の沿革

　1925（大正 14）年に佐伯矩博士が私立栄養学校を設立し，栄養指導者の養成を始めたことが，栄養士養成の始まりである．1945（昭和 20）年に栄養士規則において栄養士資格を初めて制定し，その後 1947（昭和 22）年に栄養士法が成立され，栄養士の資格が法制上認められるようになった．現在の栄養士法は 2000（平成 12）年に改正され，2002（平成 14）年に施行されたものである．

① 管理栄養士・栄養士養成制度

　管理栄養士・栄養士の免許については前述したとおりである．栄養士になるためには，養成施設において必要な単位を取得すれば，資格が取得できる．管理栄養士になるためには国家試験合格が要件となるが，その受験資格は管理栄養士養成施設もしくは栄養士養成施設における修業年限の差異により，必要とされる実務経験年数が異なる（図 3-6）.

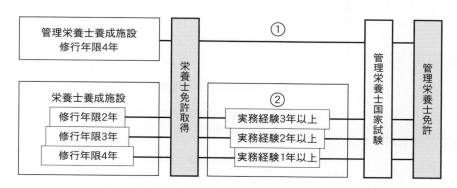

2000（平成12）年改正，2002（平成14）年施行
①管理栄養士養成施設卒業者に対する試験科目の一部免除の廃止
②受験資格としての実務経験年数を栄養士養成施設の修業年限に応じて1年から3年とする

図 3-6　管理栄養士国家試験受験資格

《コラム・こらむ・column》

栄養士の誕生

　栄養士は，栄養学を提唱した佐伯矩（ただす）博士が栄養研究所（1914 年）とともに，栄養士養成学校（1925 年）を設立したのが始まりです．その時，佐伯は次のように述べています．
「栄養問題は，私たち個人並びに社会の基礎としてまず解決しなければならない重大事である．何となれば，保健，経済並び道徳を左右する基本義であるからである．何人といえども栄養を離れて立つことはできぬ‥‥‥食糧に付帯する栄養ではなく，栄養を完成する食糧であるという考えを中心として飲食せねばならぬ．即ち栄養は空論ではなくして科学と理想に基づいた実践でなければならない．」
現在での通用する栄養に対する重要な概念です．

資料：中村丁次，管理栄養士の制度と歴史，からだの科学増刊これからの管理栄養士，日本評論社，2008

3.4　国民健康・栄養調査

（1）調査の目的

　国民健康・栄養調査の目的は，国民の健康増進の総合的な推進を図るための基礎資料として，国民の身体の状況，栄養素等摂取量および生活習慣の状況を明らかにする（健康増進法第10条）.

（2）調査の沿革

　国民栄養調査は，第二次世界大戦直後に緊急食料支援を受けるために必要な基礎資料を得ることを目的として，昭和20（1945）年12月，連合国軍最高総司令部（GHQ）の指令によって開始された.昭和27（1952）年からは栄養改善法に基づいて行われるようになり，平成15（2003）年から健康増進法によって規定されることとなり，国民健康・栄養調査と名称が変更された.

（3）調査の内容・方法

表 3-8　国民健康・栄養調査

調査対象	国民生活基礎調査等において設定された調査地区から，層化無作為抽出した300単位区内の世帯およびその世帯で，調査時に1歳以上の者
調査項目	1. 身体状況調査 　身長，体重，腹囲，血圧，血液検査，問診（服薬状況，運動） 2. 栄養摂取状況調査 　世帯状況，食事状況，食物摂取状況，1日の身体活動量（歩数） 3. 生活習慣状況調査 　食生活，身体活動・休養（睡眠），飲酒，喫煙，歯の健康等に関する生活習慣全般
調査時期	身体状況調査は11月中に，栄養摂取状況調査と生活習慣調査は11月中の日曜日と祝日を除く特定の1日を定めて行われる
調査方法	1. 身体状況調査 　調査対象者を会場に集め，調査員（医師，管理栄養士，保健師等）が調査項目の計測・問診を行う 2. 栄養摂取状況調査 　世帯ごとに調査対象者が摂取した食品を秤量記録により実施し，調査員の管理栄養士等が調査票の説明，回収・確認を行う 3. 生活習慣状況調査 　留置き法による自記式質問紙調査を行う
調査実施体制	厚生労働省，都道府県・保健所設置市（政令市，中核市）・特別区，保健所で役割が分かれている.厚生労働省は調査を企画し，都道府県・保健所設置市・特別区は調査世帯の指定や調査員の任命などの事務を行い，実際の調査は調査地区を管轄する保健所が行う.保健所では調査員に任命された医師，管理栄養士，保健師とその他の者が調査を実施する

3.5　実施に関する指針，ツール

（1）食生活指針

① 食生活指針（2016 年 改定）

表 3-9　食生活指針（2016 年 改定）

食生活指針	食生活指針の実践
食事を楽しみましょう．	・毎日の食事で，健康寿命をのばしましょう． ・おいしい食事を，味わいながらゆっくりよく噛んで食べましょう． ・家族の団らんや人との交流を大切に，また，食事づくりに参加しましょう
1 日の食事のリズムから，健やかな生活リズムを．	・朝食で，いきいきした 1 日を始めましょう． ・夜食や間食はとりすぎないようにしましょう． ・飲酒はほどほどにしましょう．
適度な運動とバランスのよい食事で，適正体重の維持を．	・普段から体重を量り，食事量に気をつけましょう． ・普段から意識して身体を動かすようにしましょう． ・無理な減量はやめましょう． ・特に若年女性のやせ，高齢者の低栄養にも気をつけましょう．
主食，主菜，副菜を基本に，食事のバランスを．	・多様な食品を組み合わせましょう． ・調理方法が偏らないようにしましょう． ・手作りと外食や加工食品・調理食品を上手に組み合わせましょう．
ごはんなどの穀類をしっかりと．	・穀類を毎食とって，糖質からのエネルギー摂取を適正に保ちましょう． ・日本の気候・風土に適している米などの穀類を利用しましょう．
野菜・果物，牛乳，乳製品，豆類，魚なども組み合わせて．	・たっぷり野菜と毎日の果物で，ビタミン，ミネラル，食物繊維をとりましょう． ・牛乳・乳製品，緑黄色野菜，豆類，小魚などで，カルシウムを十分にとりましょう．
食塩は控えめに，脂肪は質と量を考えて	・食塩の多い食品や料理を控えめにしましょう．食塩摂取量の目標値は，男性で 1 日 8 g 未満，女性で 7 g 未満とされています． ・動物，植物，魚由来の脂肪をバランスよくとりましょう． ・栄養成分表示を見て，食品や外食を選ぶ習慣を身につけましょう．
日本の食文化や地域の産物を活かし，郷土の味の継承を．	・「和食」をはじめとした日本の食文化を大切にして，日々の食生活に活かしましょう． ・地域の産物や旬の素材を使うとともに，行事食を取り入れながら，自然の恵みや四季の変化を楽しみましょう． ・食材に関する知識や調理技術を身につけましょう． ・地域や家庭で受け継がれてきた料理や作法を伝えていきましょう．
食料資源を大切に，無駄や廃棄の少ない食生活を．	・まだ食べられるのに廃棄されている食品ロスを減らしましょう． ・調理や保存を上手にして，食べ残しのない適量を心がけましょう． ・賞味期限や消費期限を考えて利用しましょう．
「食」に関する理解を深め，食生活を見直してみましょう．	・子供のころから，食生活を大切にしましょう． ・家庭や学校，地域で，食品の安全性を含めた「食」に関する知識や理解を深め，望ましい習慣を身につけましょう． ・家族や仲間と，食生活を考えたり，話し合ったりしてみましょう． ・自分たちの健康目標をつくり，よりよい食生活を目指しましょう．

文部省決定，厚生省決定，農林水産省決定（平成 28 年 6 月　一部改訂）

　食生活指針は，1985（昭和60）年に第一次国民健康づくり施策の一環として，「健康づくりのための食生活指針（厚生省（当時））」が策定された．2000（平成12）年には，文部省（現，文部科学省），厚生省（現，厚生労働省），農林水産省の3省合同で，「食生活指針」が策定された．

　その後，2005（平成17）年に食育基本法が制定され，2013（平成25）年に10年計画の国民健康づくり運動「健康日本21（第2次）」が開始するとともに，「和食：日本人の伝統的な食文化」がユネスコ無形文化遺産に登録されるなど食生活に関する幅広い分野での取り組みに進展があった．また，第3次食育推進基本計画や日本人の食事摂取基準（2015年版）の内容にも合わせて，新たに2016（平成28）年に食生活指針が改定された．

　今回の改正点は，1）適正体重の維持を図るための「適度な運動とバランスのよい食事」については，これまで順番が7番目であったものを3番目に上位変更し，若年女性のやせ，高齢者の低栄養に関する注意喚起を追加，2）脂肪摂取に関しては，量と質に配慮するように追加，3）食塩摂取量は，日本人の食事摂取基準（2015年版）を踏まえた目標値の変更，の3点である．

② 妊娠前からはじめる妊産婦のための食生活指針

　2006（平成18）年に策定された「妊産婦のための食生活指針」を基に新たなエビデンスを検証し，2021（令和3）年に改定された．妊娠前からの食生活の重要性を明確にし，妊娠前から適切な食習慣を形成することを目指して，名称を「妊娠前からはじめる妊産婦のための食生活指針」へと変更した（表3-10）．これには「日本人の食事摂取基準（2020年版）」および「妊産婦のための食事バランスガイド」，さらに妊娠中の体重増加指導の目安についても示されている．

表 3-10　妊娠前からはじめる妊産婦のための食生活指針

- 妊娠前から，バランスのよい食事をしっかりとりましょう
- 「主食」を中心に，エネルギーをしっかりと
- 不足しがちなビタミン・ミネラルを，「副菜」でたっぷりと
- 「主菜」を組み合わせてたんぱく質を十分に
- 乳製品，緑黄色野菜，豆類，小魚などでカルシウムを十分に
- 妊娠中の体重増加は，お母さんと赤ちゃんにとって望ましい量に
- 母乳育児も，バランスのよい食生活のなかで
- 無理なくからだを動かしましょう
- たばことお酒の害から赤ちゃんを守りましょう
- お母さんと赤ちゃんのからだと心のゆとりは，周囲のあたたかいサポートから

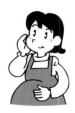

出典）厚生労働省　妊娠前からはじめる妊産婦のための食生活指針（令和3年3月）

（2）食事バランスガイド

　食事バランスガイドは，食生活指針をより具体的な行動に結びつけるための，何をどのくらい食べたらよいのかを示す視覚的ツールである．望ましい食事のとり方やその摂取量を理解しやすいようにコマの形のイラストで示している．厚生労働省と農林水産省の合同検討会（フードガイド（仮称）検討会）が作成し，2005（平成17）年に公表された．

　十分な摂取が望まれる主食，副菜，主菜を上から順に並べ，牛乳・乳製品と果物は同程度と考え並列して配置している．形状はバランスが悪くなると倒れてしまうコマをイメージし，コマの回転を運動に見立てた．水分はコマの軸として重要性を強調し，菓子・嗜好飲料は食事の楽しみとして，コマの紐として表現している．料理区分ごとに1日にとる料理の組み合わせとその量が示されており，量の単位は1サービング（SV）もしくは「つ」を用いる．基本形は，成人女性および身体活動量の低い成人男性の必要エネルギー量の2,200（2,000～2,400）kcalを想定している（図3-7 食事バランスガイドの基本形）．

　食事バランスガイドは性，年齢，身体活動レベルに応じて，6歳以上に対応している．

　食事バランスガイドを栄養教育で活用する場合は，食事バランスガイドのねらいや特徴を十分に理解し，対象者・対象集団の健康・栄養状態，食知識，食行動などを適切に把握および評価し，必要に応じて食事摂取基準や食品群などを用いて，対象の特性に対応した活用や展開を行う必要がある．

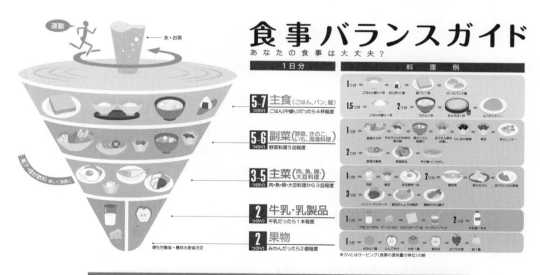

農林水産省「食育活用資料集（http://www.maff.go.jp/j/balance_guide/b_use/pdf/kaisetsu.pdf）」2012より引用

図3-7　食事バランスガイドの基本形

(3) 日本人の長寿を支える「健康な食事」

① 「健康な食事」とは

　健康な心身の維持・増進に必要とされる栄養バランスを基本とする食生活が，無理なく持続している状態を意味する．「健康な食事」の実現のためには，日本の食文化の良さを引き継ぐとともに，おいしさや楽しみを伴っていることが大切である．「健康な食事」が広く社会に定着するためには，信頼できる情報のもとで，国民が適切な食物に日常的にアクセスすることが可能な社会的・経済的・文化的な条件が整っていなければならない．社会全体での「健康な食事」は，地域の特性を生かした食料の安定供給の確保や食生活に関する教育・体験活動などの取組と，国民1人ひとりの日々の実践とが相乗的に作用することで実現し，食をめぐる地域力の維持・向上とともに，国民の健康とQOLの維持・向上に着実に貢献する（図3-8）．

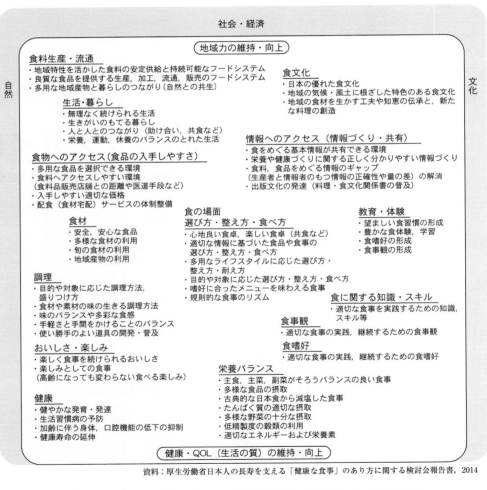

資料：厚生労働省日本人の長寿を支える「健康な食事」のあり方に関する検討会報告書，2014

図 3-8　日本人の長寿を支える「健康な食事」を構成している要因例

② 「健康な食事・食環境」認証制度

　厚生労働省の日本人の長寿を支える「健康な食事」のあり方に関する検討会報告書（平成26年）および日本人の長寿をささえる「健康な食事」の普及に関する健康局長通知（平成27年）を受け，国内13団体がコンソーシアムを形成し，外食や中食でも健康に資する食事の選択がしやすい環境を整え，同時に適切な食事を選択するための情報提供の体制整備を行うことを目的とした「健康な食事・食環境」認証制度（スマートミール認証制度）を開始した．これは、外食や中食，社員食堂等の事業所給食において，一定の基準を満たした「健康な食事（スマートミール）」を継続的に提供している施設を認証し，健康増進に資する環境を提供する施設であることを表示できるものである（表3-11）.

表 3-11　生活習慣病予防その他の健康増進を目的として提供する食事の目安

	一般女性や中高年男性で，生活習慣病の予防に取り組みたい人向け 650kcal 未満	一般男性や身体活動量の高い女性で，生活習慣病の予防に取り組みたい人向け 650～850kcal
主食（料理Ⅰ）の目安	穀類由来の炭水化物は 40～70g	穀類由来の炭水化物は 70～95g
主菜（料理Ⅱ）の目安	魚介類，肉類，卵類，大豆・大豆製品由来のたんぱく質は 10～17g	魚介類，肉類，卵類，大豆・大豆製品由来のたんぱく質は 17～28g
副菜（料理Ⅲ）の目安	緑黄色野菜を含む2種類以上の野菜（いも類，きのこ類・海藻類も含む）は 120～200g	緑黄色野菜を含む2種類以上の野菜（いも類，きのこ類・海藻類も含む）は 120～200g
牛乳・乳製品，果物の目安	牛乳・乳製品及び果物は，容器入りあるいは丸ごとで提供される場合の1回提供量を目安とする． 牛乳・乳製品：100～200g又はmL（エネルギー 150kcal 未満 *） 果物：100～200g（エネルギー 100kcal 未満 *） * これらのエネルギー量は，650kcal 未満，または 650～850kcal に含めない．	
料理全体の目安	〔エネルギー〕 ○料理Ⅰ，Ⅱ，Ⅲを組み合わせる場合のエネルギー量は 650kcal 未満 ○単品の場合は，料理Ⅰ：300kcal 未満，料理Ⅱ：250kcal 未満，料理Ⅲ：150kcal 未満 〔食塩〕 ○料理Ⅰ，Ⅱ，Ⅲを組み合わせる場合の食塩含有量（食塩相当量）は3g未満 （当面3gを超える場合は，従来品と比べ10%以上の低減） ○単品の場合は，食塩の使用を控えめにすること （当面1gを超える場合は，従来品と比べ10%以上の低減） ※1 エネルギー，食塩相当量について，見えやすいところにわかりやすく情報提供すること ※2 不足しがちな食物繊維など栄養バランスを確保する観点から，精製度の低い穀類や野菜類，いも類，きのこ類，海藻類など多様な食材を利用することが望ましい	〔エネルギー〕 ○料理Ⅰ，Ⅱ，Ⅲを組み合わせる場合のエネルギー量は 650～850kcal 未満 ○単品の場合は，料理Ⅰ：400kcal 未満，料理Ⅱ：300kcal 未満，料理Ⅲ：150kcal 未満 〔食塩〕 ○料理Ⅰ，Ⅱ，Ⅲを組み合わせる場合の食塩含有量（食塩相当量）は3.5g未満 （当面3.5gを超える場合は，従来品と比べ10%以上の低減） ○単品の場合は，食塩の使用を控えめにすること （当面1gを超える場合は，従来品と比べ10%以上の低減） ※1 エネルギー，食塩相当量について，見えやすいところにわかりやすく情報提供すること ※2 当該商品を提供する際には，「しっかりと身体を動かし，しっかり食べる」ことについて情報提供すること

出典：厚生労働省

3.6　国の健康増進基本方針と地方計画

(1) 国の基本方針策定の目的・内容

　「健康日本 21（第 2 次）」（21 世紀における国民健康づくり運動）では，すべての国民が共に支えあい，健やかで心豊かに生活できる社会を目指して，5 つの基本的な方向を示している（図 3-9）．実施期間は，2013（平成 25）年以降の 10 年とする．

　目指す社会および基本的な方向は，個人の生活習慣の改善と個人の取り巻く社会環境の改善を通じて（⑤），生活習慣病の発症予防・重症化予防（②）をするとともに社会生活機能低下の低減（③）による生活の質の向上を図る．また健康のための資源へのアクセスの改善と公平性を確保する（④）とともに，社会参加の機会の増加（③）よる社会環境の質の向上を図ることにより，健康寿命の延伸・健康格差の縮小（①）を実現する．

　ここで主に取り上げる生活習慣病は，がん，循環器疾患，糖尿病，慢性閉塞性肺疾患（COPD）の 4 つである．対象者は乳幼児期から高齢期まで，各々のライフステージに応じて取り組む．社会環境では，個人の健康は家庭，学校，地域，職場などから影響を受けることから，個人の健康を支え守る環境づくりに努める．さらに基本的な方向性の実現をするために，国民の健康増進を形成する 6 つの基本要素として，栄養・食生活，身体活動・運動，休養，飲酒，喫煙，歯・口腔の健康に関する生活習慣の改善が重要である．

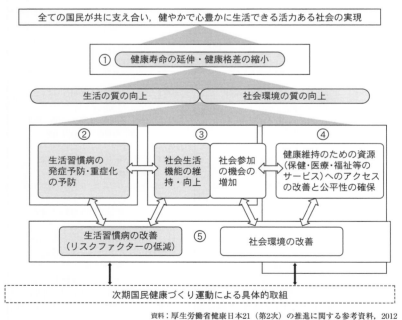

資料：厚生労働省健康日本21（第2次）の推進に関する参考資料，2012

図 3-9　健康日本 21（第 2 次）の概念図

　栄養・食生活は，多くの生活習慣予防のほか，生活の質の向上，社会機能の維持・向上との関連が大きい．健康日本 21（第 2 次）においても，生活の質の向上および社会環境の質の向上のために，食生活，食環境の双方の改善策を推進する観点から，目標設定が行われている．

表 3-12　栄養・食生活，身体活動・運動，休養，飲酒，喫煙，歯・口腔の
健康に関する生活習慣の改善および社会環境の改善に関する目標

	目標項目
栄養・食生活	① 適正体重を維持している者の増加（肥満，やせの減少） ② 適切な量と質の食事をとる者の増加 　ア 主食・主菜・副菜を組み合わせた食事が 1 日 2 回以上の日がほぼ毎日の者の割合 　イ 食塩摂取量の減少 　ウ 野菜と果物の摂取量の増加 ③ 共食の増加（食事を 1 人で食べる子どもの割合の減少） ④ 食品中の食塩や脂肪の低減に取り組む食品企業及び飲食店の登録の増加 ⑤ 利用者に応じた食事の計画，調理及び栄養の評価，改善を実施している特定給食施設の割合の増加
身体活動・運動	① 日常生活における歩数の増加 ② 運動習慣者の割合の増加 ③ 住民が運動しやすいまちづくり・環境整備に取り組む自治体数の増加
休養	① 睡眠による休養を十分とれていない者の減少 ② 週労働時間 60 時間以上の雇用者の割合の減少
飲酒	① 生活習慣病のリスクを高める量を飲酒している者（1 日当たりの純アルコールの摂取量が男性 40g 以上，女性 20g 以上の者）の割合の減少 ② 未成年者の飲酒をなくす ③ 妊娠中の飲酒をなくす
喫煙	① 成人の喫煙率の減少（喫煙をやめたい人がやめる） ② 未成年者の喫煙をなくす ③ 妊娠中の喫煙をなくす ④ 受動喫煙（家庭・職場・飲食店・行政機関・医療機関）の機会を有する者の割合の減少
歯・口腔の健康	① 口腔機能の維持・向上（60 歳代における咀嚼良好者の割合の増加） ② 歯の喪失防止 ③ 歯周病を有する者の割合の減少 ④ 乳幼児・学齢期のう蝕のない者の増加 ⑤ 歯科検診を受診した者の割合の増加

資料：厚生労働省　健康日本 21（第 2 次）の推進に関する参考資料，2012

(2) 基本方針の推進と地方健康増進計画

　基本方針を推進するために，全国において，住民，健康に関連する多様な関係機関および関係団体などの参加を得て，地域などの実情に応じた健康づくりの推進に関する地方健康増進計画が策定される必要がある．国は，地方計画策定支援のほか，全国的な推進体制の整備，マスメディア活用などの広報による普及啓発の実施などを行う．都道府県は，都道府県計画策定，市町村計画策定支援のほか，市町村，医療保険者などとの一体的な取り組みを推進するため，関係者との連携の強化について，中心的な役割を果す必要がある．市町村は，国や都道府県の計画を踏まえて，市町村計画を策定していく（表3-13）．

表 3-13　健康増進計画策定における国・都道府県・市町村の役割

国	全国レベルでの戦略的基本計画策定	・健康課題の領域選定 ・数値目標の提示
	地方計画策定の支援	・都道府県に対する地方計画の策定・推進に関する説明会の開催 ・統計資料等の提供 ・データベースの作成
都道府県	地方特性に応じた計画策定（都道府県計画）	・戦略的基本計画と行動計画 ・地域の現状評価 ・健康課題の選定 ・数値目標の設定
	市町村の計画策定支援	・都道府県計画の周知 ・市町村計画の策定検討会への参加 ・統計資料の提供，統計解析の支援 ・市町村が計画策定のために行う独自調査に対する支援 ・研修等を通じた人材育成 ・相談，支援窓口の設置
市町村	都道府県の計画を参考にした市町村独自の戦略的基本計画と行動計画	・地域の現状把握，評価 ・住民参加による地域特性に応じた計画策定 ・市町村の健康課題の明確化

資料：厚生労働省，財団法人健康・体力づくり事業財団「地域における健康日本 21 実践の手引き」2000

（3）第4次食育推進基本計画策定の目的・内容

　2005（平成17）年に食育基本法が制定され，同法に基づく食育推進基本計画（平成18年度から平成22年度まで），第2次食育推進基本計画（平成23年度から平成27年度まで），さらに第3次食育推進基本計画（平成28年度から令和2年度まで）を作成し，15年にわたり，国は都道府県，市町村，関係機関・団体などの多様な関係者とともに食育を推進してきた．これまでの食育推進の成果と食をめぐる状況や課題を踏まえて，食育に関する取り組みを総合的，計画的に推進するため，2021（令和3）年度から2025（令和7）年度までの5年間を期間とする第4次食育推進基本計画が策定された（表3-14）．

　第4次食育推進基本計画では，国民の健全な食生活の実現と，環境や食文化を意識した持続可能な社会の実現のために，関係者が連携・共同し，国民運動として食育を推進するとし，重点事項2つ，横断的な重要事項1つを定めている．また，これらをSDGsの観点から相互に連携して総合的に推進していくこととしている．

表3-14　第4次食育推進基本計画の内容（2021年度から2025年度までの5年間）

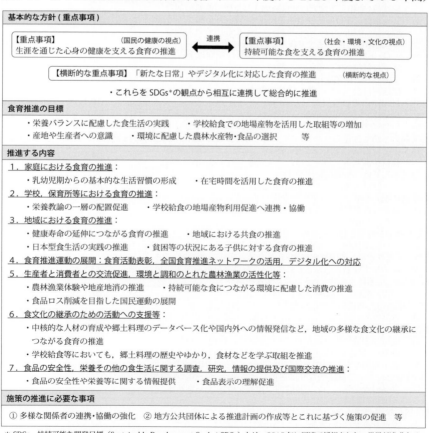

* SDGs　持続可能な開発目標（Sustainable Development Goals：SDGs）とは，2015年に国連で採択された，世界が達成すべき目標（p.70参照）

（4）食育の推進と地方食育推進計画

　第4次食育推進基本計画では，SDGsを踏まえた食育の推進および重点事項に対応した食育の推進のための目標として，新たに7つの目標が設定された（表3-15）.

表3-15　第4次食育推進基本計画の目標

目標 　　具体的な目標値		現状値（令和2年度）	目標値（令和7年度）
1　食育に関心を持っている国民を増やす			
①　食育に関心を持っている国民の割合	①	83.2％	90％以上
2　朝食又は夕食を家族と一緒に食べる「共食」の回数を増やす			
②　朝食又は夕食を家族と一緒に食べる「共食」の回数	②	週9.6回	週11回以上
3　地域等で共食したいと思う人が共食する割合を増やす			
③　地域等で共食したいと思う人が共食する割合	③	70.7％	75％以上
4　朝食を欠食する国民を減らす			
④　朝食を欠食する子供の割合	④	4.6％*	0％
⑤　朝食を欠食する若い世代の割合	⑤	21.5％	15％以下
5　学校給食における地場産物を活用した取組等を増やす			
⑥　栄養教諭による地場産物に係る食に関する指導の平均的 　　取組回数	⑥	月9.1回*	月12回以上
⑦　学校給食における地場産物を使用する割合（金額ベース）を 　　現状値（令和元年度）から維持・向上した都道府県の割合	⑦	—	90％以上
⑧　学校給食における国産食材を使用する割合（金額ベース）を 　　現状値（令和元年度）から維持・向上した都道府県の割合	⑧	—	90％以上
6　栄養バランスに配慮した食生活を実践する国民を増やす			
⑨　主食・主菜・副菜を組み合わせた食事を1日2回以上 　　ほぼ毎日食べている国民の割合	⑨	36.4％	50％以上
⑩　主食・主菜・副菜を組み合わせた食事を1日2回以上 　　ほぼ毎日食べている若い世代の割合	⑩	27.4％	40％以上
⑪　1日あたりの食塩摂取量の平均値	⑪	10.1g*	8g以下
⑫　1日あたりの野菜摂取量の平均値	⑫	280.5g*	350g以上
⑬　1日あたりの果物摂取量100g未満の者の割合	⑬	61.6％*	30％以下
7　生活習慣病の予防や改善のために，ふだんから適正体重の維持や減塩等に気をつけた食生活を実践する国民を増やす			
⑭　生活習慣病の予防や改善のために，ふだんから適正体重の 　　維持や減塩等に気をつけた食生活を実践する国民の割合	⑭	64.3％	75％以上
8　ゆっくりよく噛んで食べる国民を増やす			
⑮　ゆっくりよく噛んで食べる国民の割合	⑮	47.3％	55％以上
9　食育の推進に関わるボランティアの数を増やす			
⑯　食育の推進に関わるボランティア団体等において活動 　　している国民の数	⑯	36.2万人*	37万人以上
10　農林漁業体験を経験した国民を増やす			
⑰　農林漁業体験を経験した国民（世帯）の割合	⑰	65.7％	70％以上
11　産地や生産者を意識して農林水産物・食品を選ぶ国民を増やす			
⑱　産地や生産者を意識して農林水産物・食品を選ぶ国民の割合	⑱	73.5％	80％以上
12　環境に配慮した農林水産物・食品を選ぶ国民を増やす			
⑲　環境に配慮した農林水産物・食品を選ぶ国民の割合	⑲	67.1％	75％以上
13　食品ロス削減のために何らかの行動をしている国民を増やす			
⑳　食品ロス削減のために何らかの行動をしている国民の割合	⑳	76.5％*	80％以上
14　地域や家庭で受け継がれてきた伝統的な料理や作法等を継承し，伝えている国民を増やす			
㉑　地域や家庭で受け継がれてきた伝統的な料理や作法等を 　　継承し，伝えている国民の割合	㉑	50.4％	55％以上
㉒　郷土料理や伝統料理を月1回以上食べている国民の割合	㉒	44.6％	50％以上
15　食品の安全性について基礎的な知識を持ち，自ら判断する国民を増やす			
㉓　食品の安全性について基礎的な知識を持ち，自ら判断す 　　る国民の割合	㉓	75.2％	80％以上
16　推進計画を作成・実施している市町村を増やす			
㉔　推進計画を作成・実施している市町村の割合	㉔	87.5％*	100％

＊は令和元年度の数値

　重点事項「生涯を通じた心身の健康を支える食育の推進」では，健康日本21（第2次）の目標値を踏まえ，「⑪ 1日あたりの食塩摂取量の平均値」，「⑫ 1日あたりの野菜摂取量の平均値」，「⑬ 1日あたりの果物摂取量100 g未満の者の割合」が新たに設定された．

　重点事項「持続可能な食を支える食育の推進」では，日本の食の持続可能性を高めるため「⑱ 産地や生産者を意識して農林水産物・食品を選ぶ国民の割合」，環境への負荷を考慮して「⑲ 環境に配慮した農林水産物・食品を選ぶ国民の割合」，食文化の継承を促すために「㉒ 郷土料理や伝統料理を月1回以上食べている国民の割合」が新たに設定された．さらに，子どもたちの食に関する理解を深める指導を充実させるため「⑥ 栄養教諭による地場産物に係る食に関する指導の平均的取組回数」が設定された．

　これまで2005（平成17）年より10年間，内閣府は，食育推進会議の庶務，食育の推進を図るための基本的な施策に関する企画，立案および総合調整を担ってきた．そして食品安全員会，消費者庁，文部科学省，厚生労働省，農林水産省などの関係各省庁などとの連携を図り，政府として一体的に食育の推進に取り組んできた．2016（平成28）年4月より，これらの食育推進に関する業務は農林水産省に移管された．

　食育を国民運動として推進するために国と地方公共団体による取り組みとともに，教育関係者，農林漁業者，食品関連事業者，ボランティアなどのさまざまな立場の関係者の緊密な連携・協力がきわめて重要である（図3-10）．

　食育基本法では，地方公共団体（都道府県および市町村）に対し地方食育推進計画の作成に努めるように定めている．都道府県では，国の食育推進基本計画を基本として，都道府県食育推進計画を作成し，市町村では，国の食育推進基本計画および都道府県食育推進計画を基本として，作成するよう努めなければならない．

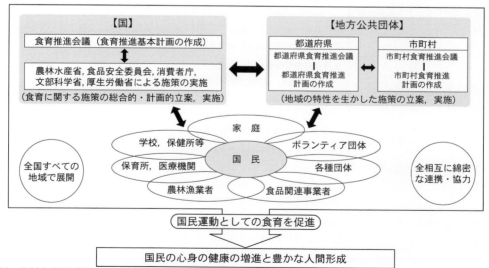

資料：農林水産省「平成27年度食育白書」2016

図 3-10　食育推進体制

3.7　諸外国の健康・栄養政策

(1)　公衆栄養活動に関係する国際的な栄養行政組織

　国際的な世界レベルでの健康・栄養政策を行っているのは，国連機関などの世界保健機関（WHO），国際連合食糧農業機関（FAO），国連児童基金（UNICEF），国際連合世界食糧計画などがあげられる．これらの国連機関などが中心となって，栄養に関する世界会議として，世界栄養会議（1992 年），世界食料サミット（1996 年および 2002 年），世界食料安全保障サミット（2009 年），第 2 回栄養国際会議（2014 年）があげられる（表 3-16）．第 2 回栄養国際会議（2014 年）では，飢餓，微量栄養素欠乏と肥満に取り組むための政治的な行動のための宣言と枠組みが採択された．

表 3-16　栄養に関する世界会議と目標

栄養国際会議 （1992 年）	世界栄養宣言 「飢餓の根絶とすべての栄養不良を軽減する」
世界食料サミット （1996 年）	ローマ宣言 「全ての人にとっての食料安全保障（food security for all）の達成，全ての国において飢餓を撲滅するための継続的努力，まず 2015 年までに栄養不足人口を半減する.」
国連総会ミレニアムサミット （2000 年）	ミレニアム開発目標 (MDGs) 　貧困を半減させるを目的に世界の優先課題の解決を共通の行動目標として 8 つのゴールを明記して，2015 年までに達成するものとしている.
世界食料サミット 5 年後会合 （2002 年）	世界食糧サミット 5 年後会合宣言 　1996 年に開催された世界食糧サミットで採択された「世界食糧安全保障に関するローマ宣言」に関して，世界の首脳が再度会合し，実施状況を振り返り，今後の確実な取り組みに向けた政治的意思を再確認する
世界食料安全保障サミット （2009 年）	世界食料安全保障サミット宣言 ・食料，経済，金融危機の世界食料安全保障への悪影響を最小化 ・食料安全保障に関するグローバルガバナンスの改革 ・気候変動への適応と緩和 ・世界の食料安全保障，農村開発，小規模農家及び貿易配慮事項の強化方策
第 2 回栄養国際会議 （2014 年）	ローマ宣言および行動のための枠組みの承認，栄養のための行動の 10 年（2016-2025 年） 2025 年までに，妊産婦や幼児の栄養改善，並び非感染性疾患における栄養関連の危険因子を減らすための目標を達成する.
持続可能な開発サミット （2015 年）	持続可能な開発目標（SDGs） MDGs に代わる新たな開発目標で，17 の分野別目標*が設定されている.

　＊　1.貧困の撲滅　2.飢餓の撲滅　3.健康と幸福度　4.教育　5.ジェンダーの平等　6.安全な水と衛生の保証　7.持続可能なエネルギーの確保　8.持続可能な経済成長と人にふさわしい仕事の推進　9.すべての人のための技術の開発と普及　10.不平等の削減　11.安全なまち・地域社会への転換　12.責任ある消費と生産の確保　13.気候変動への対応　14.海洋資源の保存　15.地球環境の保護　16.平和で誰もが受け入れられる社会の実現　17.目標（SDGs）達成のための仕組みと国際協力の強化

（2）諸外国の公衆栄養関連計画

　世界レベルで取り組む公衆栄養関連計画は，関連国連機関などから出されている．非感染性疾患とコントロールのための行動計画（WHO），乳幼児の食事に関する世界戦略（WHO，UNICEF），子どもの成長基準（WHO），食生活・身体活動と健康に関する世界戦略（WHO），ヨウ素，ビタミンA，鉄欠乏性貧血など微量栄養素対策（WHO），食物ベース食生活指針の開発と活用（FAO/WHO）などがあり，世界各国における関連政策やその計画などでの基準となるものである．

　また各国の公衆栄養関連計画として，ヘルシーピープル2020があげられる．ヘルシーピープル2020とは，米国保健省によって作成されたもので，すべての国民の健康増進と疾病予防を推進するための計画として，10年間の目標と目的が記されているものである．すべての人々が長生きする社会，健康な生活を理念として，全般的な目標は4つで，各々の目標には測定可能な評価目標項目が設定されている（表3-17）．

表3-17　ヘルシーピープル2020の全般目標と評価項目

全般目標	評価基盤カテゴリー	評価項目
1.　健康寿命の延伸	健康状態	・平均寿命 ・健康寿命 ・身体的・精神的不健康な日数 ・主観的健康感 ・活動の制限 ・慢性疾患の有病率 ・国際比較
2.　健康の公平性を達成し，保健医療格差をなくし，すべての人たちの健康増進をめざす	格差と不公平	格差と不公平を評価する ・人種 / 民族 ・ジェンダー ・社会経済状態 ・障がいの状態 ・同性愛，両性愛，性同一性障害 ・住居地域
3.　すべての人たちのための社会的および物理的に健康増進が行える環境を確保する	社会的健康の決定要素	決定要素として以下を含む ・社会経済要因 ・自然や建物の環境 ・政策やプログラム
4.　すべてのライフステージにわたり，QOL，健全な発育，健康的な行動を推進する	QOLと幸福に関連する健康	・幸福度 / 満足度 ・身体的・精神的／社会的健康に影響するQOL ・一般的な活動への参加

資料：U.S. Department of Health and Human Services：Helthy People 2020 brochure
http://www.healthypeople.gov/2020/default.aspx

(3) 食事摂取基準

　食事摂取基準とは，人間が十分に成長し，健康を保持・増進を目的として，栄養素などがどのくらい必要なのか示されたものである．国際的な栄養基準が初めて設定されたのは1935年であった．現在は，すべての国が食事摂取基準を設定することは難しいため，WHOとFAOが共同で世界中から栄養素などの必要量や基準値に関する情報を収集して検討し，世界の国々に対する支援を行っている．

(4) 食事ガイド（食生活指針，フードガイド）

　食事ガイドのはじめは1968年にスウェーデンでスタートしたもので，その後ヨーロッパ，北アメリカ，オーストラリア，ニュージーランドなどで提唱されているものである．食生活指針は，その国の人々がより望ましい食事を選択することができるように，食事摂取基準をもとに，栄養の専門家ではない一般の人々に向けた実践的なメッセージである．

　フードガイドは，食生活指針をより具体的な行動に結びつけるための，何をどのくらい食べたらよいのかを示す視覚的ツールである．そのため各国さまざま工夫をこらしたフードガイドを作成している．食生活指針およびフードガイド作成のガイドとして，食物ベース食生活指針の開発と活用（FAO/WHO，1995年）がある．

(5) 栄養士養成制度

　栄養士は，国際労働機関（ILO）作成の国際標準職業分類（ISCO-08）では，他の保健医療従事者の中の"Dieticians and nutritionists"に分類されている．各国での栄養士の定義，業務内容，養成制度などは異なっている．多くの開発途上国では栄養士制度がなく，栄養に関する業務は，医師や看護師などの保健医療従事者が栄養学を習得して行っている．

　国際的な栄養士組織である国際栄養士連盟（The International Confederation of Dietetic Associations: ICDA）は，1952年オランダのアムステルダムにて発足し，DietitianとNutritionistの組織として存在する．栄養士が国際交流を深め，専門性を向上させるために，栄養士の業務内容・養成方法などを国際的に統一する標準化を目指している．

　国際的な栄養士の定義として，「栄養士とは，栄養と食事療法の分野で国が承認した資格を有する者であり，栄養に関する科学的知識を用いて，個人や集団に対して健康と疾病に関する食事療法や教育に応用する者である．」と2004年に示された．また栄養士養成教育の最低条件として，1）学士号（大学卒業），2）監督下での専門的な実習500時間であり，この内容は2008年に確認された．

　21か国の栄養士の養成課程の年数，必須学位，臨地・校外実習の時間数，人口10万人対の栄養士数を表3-18に示す．栄養士の養成課程の年数は，各国の教育制度を背景に異なっており，必須学位は，栄養士養成教育の最低条件の学士号を必須としている国が多かったが，日本をはじめ学士号が必須ではない国もある．人口10万人対の栄養士数では，日本の管理栄養士数は56人であり，世界の中で最も多い．

表 3-18 21 か国の栄養士の養成課程の年数，必須学位，臨地・校外実習の時間数，人口 10 万人対の栄養士数

	日本（管理栄養士）	アメリカ	カナダ	オーストラリア	イギリス	フランス	ドイツ
養成課程の年数	4 年間*2	4 年間（大学院でも取得可）	4 年間（大学院でも取得可）	4 年間（大学院でも取得可）	4 年間（大学院でも取得可）	2 年間（BTS および DUT）	3 年間
必須学位	学士以外	学士（大学院でも取得可）	学士（大学院でも取得可）	学士（大学院でも取得可）	学士（大学院でも取得可）	学士以外	学士以外
臨地・校外実習の時間数*1	4 週間程度（最低 4 単位）*2 最低 180 時間	約 24-96 時間 最低 1,200 時間*3	約 40 週間 約 1,600 時間	約 20 週間 約 800 時間	約 28 週間 約 1,040 時間	BTS：20 週間 DUT：15 週間 約 1,015-1,305 時間	約 39 週間 1,400 時間
人口 10 万人対の栄養士数	56 人	16-20 人	21-25 人	16-20 人	6-10 人	6-10 人	—

	イタリア	アイルランド	スウェーデン	オーストリア	ベルギー	デンマーク	フィンランド
養成課程の年数	3 年間	4.5 年間	3-4 年間	3 年間	3 年間	3.5 年間	5 年間
必須学位	学士	学士	学士	学士	学士	学士	学士
臨地・校外実習の時間数*1	50 週間	約 34 週間 1,210-1,430 時間	約 10- 約 13 週間 約 440-520 時間	約 67 週間 >3,315 時間	約 18 週間 約 990-1,210 時間	約 17 週間 660-780 時間	約 24 週間 >845 時間
人口 10 万人対の栄養士数	2-5 人	16-20 人	clin.：6-10 人 adm.：21-25 人	11-15 人	—	>25 人 clin.：6-10 人 adm.：>25 人	>1-<2 人

	ギリシャ	ハンガリー	オランダ	ノルウェー	スペイン	トルコ	スイス
養成課程の年数	4 年間	4 年間	4 年間	clin.（学士）：5 年間 adm.（学士以外）：2 年間	学士：3 年間 学士以外：2 年間	4 年間	3 年間
必須学位	学士	学士	学士	clin.：clin. 学士以外：adm.	学士以外	学士	学士以外
臨地・校外実習の時間数*1	約 38 週間 >910 時間	約 25 週間 約 665-855 時間	約 30 週間 約 1,045- 約 1,235 時間	clin.：約 3 週間 adm.：0 週間 clin.：約 83-98 時間 adm.：0 時間	clin.：約 12 週間 学士以外；約 10 週間 学士：約 455-585 時間 学士以外：<490 時間	約 34 週間 <1,015 時間	約 69 週間 約 2,750-3,250 時間
人口 10 万人対の栄養士数	2-5 人	6-10 人	16-20 人	clin.：2-5 人 adm.：11-15 人	2-5 人	2-5 人	11-15 人

BTS：中級技術者養成課程食事療法学．DUT：技術短期大学部生物工学食事療法学選択課程．
clin.：clinical dietitian．adm.：administrative dietitian.
＊1 必須時間数または各種調査データなどからの概算値．
＊2 栄養士法施行規則（昭和 23 年 1 月 16 日厚生省令第 2 号，最終改正：平成 19 年 12 月 25 日厚生労働省令第 152 号）．
＊3 2009 年 3 月より 900 時間から引き上げ，調査時（2010 年 3 月）は移行期間．
資料：笠岡（坪山）宣代ほか「諸外国における栄養士養成のための臨地・校外実習の現状に関する調査研究」日本栄養士会雑誌，54（8），p.16-25, 2011

《コラム・こらむ・column》

世界で活躍する栄養士

世界で活動する栄養士はたくさんいますが，その 1 つにボランティアの青年海外協力隊の栄養士派遣があります．派遣地域は，アジア，アフリカ，中南米，大洋州，中近東とさまざまです．青年海外協力隊は要請があがった国で栄養活動のニーズのある組織や機関に配属されます．派遣された日本人栄養士は要請背景に基づいて所属先の人たちとともに，活動内容を検討し決定していきます．

配属先は，病院や栄養障害を持つ人のための施設，保健所・保健センター，小学校・低栄養障害児のための給食センターなどです．派遣先の最も多い病院や栄養障害を持つ人のための施設では，栄養ケアマネジメントのシステムづくり，栄養アセスメントの充実，栄養管理の改善，栄養教育の充実，栄養教育に必要な教材・環境づくり，栄養スタッフの発掘と育成などあります．

資料：青年海外協力協会 海を渡った栄養士たち 青年海外協力隊栄養士 40 年の活動記録，2008

第4章　栄養疫学

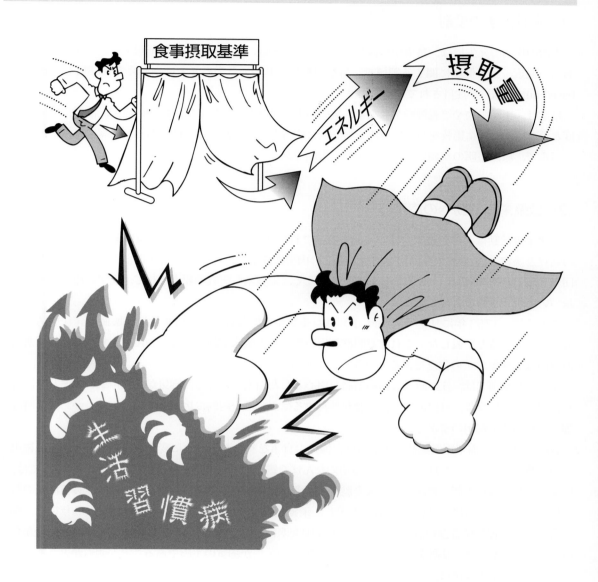

　集団が抱える栄養問題はどのように把握されるのでしょうか．また，発見された問題を解決する
ためには，何をどのように進めていけばよいのでしょうか．対象集団の実情に合わせて取り組み方
はさまざまでも，大切なことは科学的根拠に基づく対策を進めるということです．この章では，栄
養疫学の概要，食事摂取量の測定方法，食事摂取量の評価方法を学び，どのような手法を用いると
科学的根拠のしっかりしたデータが収集でき，かつ正しい評価が可能となるかを理解します．

4.1　栄養疫学の概要

(1)　栄養疫学の役割

　人間の疾病の発生には，食事が影響していることが多い．これを科学的に証明することが栄養疫学である．最近，食と健康に関する領域で，科学的根拠に基づいた栄養学という考え方（EBM：evidence-based nutrition）が注目されている．

　疫学は，実験動物や培養細胞ではなく，実際の人間集団を対象にして，疾病の原因，治療，健康の頻度と分布，それらに影響を与える要因を科学的に明らかにするための学問である．簡潔に言うと，集団レベルで，原因不明の疾病の原因を追求する学問である．

(2)　公衆栄養活動への応用

　公衆栄養活動は，栄養疫学診断から始まる．これには，① 集団における健康問題あるいは栄養問題の発見と決定，② 当該栄養問題と健康問題との因果関係追求，この 2 段階が含まれる．いずれも，集団レベルで食物を研究の主要素とし，これに加えて，栄養素も研究の要素として，疫学の原理と方法に基づいて研究されるものである．

　たとえば，1753 年にリンド（Lind. J）はレモンや新鮮な野菜を摂取すれば，壊血病発症を防止することができると発表した．これは対照群を用いた最初の臨床試験であるといえる．すなわち，壊血病の原因はビタミン C の欠乏であるということが解明された．

　また，わが国では，江戸時代に富裕階層を中心とした白米化とともに脚気が「江戸患い」として流行し，明治時代になり，庶民の間に白米食が普及するにつれ，全国的に広まっていった．しかし，当時は脚気の原因は未解明のままであった．

　1884 年頃に，海軍軍医総監高木兼寛は，海兵の食事を和食から洋食に変更したことで，脚気の罹患率が急激に減少した．このことより，食事中のたんぱく質で脚気が予防できると発表した．1886 年には，陸軍軍医総監森林太郎（森鴎外）は米麦混合の主食が脚気予防に効果があることを認め，脚気問題の解決に努力した．さらに，「日本兵食論」を著し，栄養改善の必要性を強調した．また，1909 年には，森を会長とした脚気調査会が設立され，脚気の原因究明に推進した．1910 年に鈴木梅太郎が，米糠から抗脚気成分であるアベリ酸を発見し，ビタミンの B_1 の欠乏が脚気の主因であることが明らかとなった．

　このように欠乏症には，必須栄養素の摂取量が問題となっていた．しかし，現代の基本的問題は，虚血性心疾患やがんである．今までのような栄養素欠乏症とは違ってこれらの疾患には多くの原因を持っているというのは，食事だけではなく，遺伝，職業的，心理的，社会的要因，感染性要因，身体活動レベル，喫煙などの要因が含まれていることが考えられる．これらの複数因子は単独で作用する場合もあれば，いくつかの要因が組み合わさって作用する場合も考えられる．そのため，栄養疫学はこのような特徴をよく理解した上で，これらの疾患の成因を明らかにするための研究を企画していかなければならないと思われる．

4.2　曝露情報としての食事摂取量

　曝露 (Expose) とは，明るみに出す，またはむき出しにするという意味である．栄養疫学で扱う曝露情報とは，文字通り「栄養」である．この中の情報は「栄養素」「食品」「食行動」に分類される．

（1）食物と栄養素

　われわれが毎日摂取している食事と疾病との関連をみる場合，まず，食事に含まれる栄養素と疾病との関連を考える．しかし，栄養素量だけでは疾病との関連を真の意味でみることはできない．毎年実施されている国民健康・栄養調査は，栄養素摂取量に加えて，食品群摂取量の結果についてが報告されている．疫学研究では食事を栄養素だけではなく食品群を含めた両方からとらえ，疾病との関連を考察することが理想とされている．

（2）食事摂取量の個人内変動と個人間変動

　食事調査の目的は，その人が摂取している平均的な食事摂取量を求めることである．しかし，実際は個人の食事摂取量や栄養素摂取量は曜日や季節などのさまざまな要因によって日々変動することが知られている．特に，生活習慣病と栄養とに関する疫学調査を行う場合には習慣的栄養素摂取量[*1]を求めることになり，これらの要因の変動を無視することはできない．

　個人内変動とは，個人の食事の摂取量の揺れである．食事の日差（日による差）が食事を調査する際に最も問題となる．すなわち個人において，今日の食事と次の日の食事との間の差があまりにも大きいため，1 日間の調査では，その人の長時間の栄養素摂取を基盤としている健康・栄養状態に食事がどのように寄与しているかを判断することはできない．しかし，ある程度以上の日数を調査すると，その人の習慣的摂取量が判明する．そのために必要な調査日数は，調査目的とする栄養素によって異なり，栄養素エネルギーに関しての調査日数は短期間でよく，微量栄養素，特にビタミンＡは数ヶ月強の長期間を要すると言われている．

　個人間変動とは，ある集団における食事摂取量の分布を意味している．食事評価をする上で主たる変動要因として個人内変動と個人間変動があり，個人内変動のほうが個人間変動よりも大きいことが知られている．

[*1]　習慣的栄養素摂取量
　習慣的な摂取の期間を具体的に示すのは困難であるが，エネルギー・栄養素摂取量の日間変動を観察した研究結果に基づくと，1 ヶ月間程度と考えられる．

(3) 日常的（平均的）な食事摂取量

　食事には個人内変動があり，短期間の食事調査で把握できる栄養素は限られてしまう．長期にわたる個人の平均的摂取量の推定に必要な食事調査の日数は，エネルギー，たんぱく質，糖質は3～5日に対してレチノール，カロテンなどのビタミン類は50日以上，食品群の穀類は9～15日に対して，他の食品群は30日以上という報告もあり，日常的・平均的な食事摂取量を把握するためには変動要因を考慮することが必要である．

4.3　食事摂取量の測定方法

　管理栄養士・栄養士に求められる技術・能力の1つが食事調査である．対象者が摂取した内容を測定（推定）し評価できなければ，適切な公衆栄養活動も，個人に対する栄養指導も誤った方向へと導くことになる．また重要なのは測定する技術のみを追うのではなく，対象集団（地域）や個人の背景を，得られた結果から適切に評価することができなければならないという点である．食事を単なる数値として捉えるのではなく，食事内容や食習慣をといったものを総合的に評価することが重要である．

　対象者の食事摂取量を測定（推定），評価するための方法として，対象者が実際に食べたものに基づくものと，質問票に基づくものとがある．前者には，食事記録法（秤量法と目安量法），24時間思い出し法，陰膳法（化学分析法）などがあり，後者には食物摂取頻度調査法などがある．いずれの方法にも長所や短所があるため，それらを十分に考慮したうえで目的に合った適切な方法を選択することが重要である．

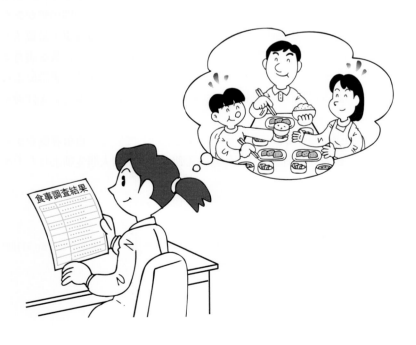

（1）食事記録法（秤量法と目安法）と 24 時間食事思い出し法

①　食事記録法（秤量法と目安法）

　対象者が 1 日またはそれ以上の，一定の期間に摂取したすべての食物を記録する方法で，食品名，摂取重量，調理法などの情報を詳細に記録する.

　食事記録法のうち，食品重量をはかりや計量コップ，計量スプーンなどを用いて正確に計量し記録する方法を秤量記録法という．また，食品重量を計量せず，目安量（例えばご飯をお茶碗 1 杯，豆腐 1/4 丁など）にて記録する方法を目安記録法という.

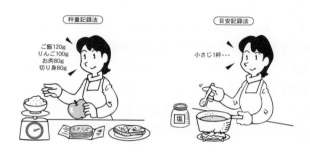

　食事記録法は，食事調査の方法として精度の高い調査が可能で，真の摂取量に最も近い値が得られると考えられる．そのため，食物摂取頻度調査法などの食事調査法の精度（妥当性）を検討する際の基準（ゴールドスタンダード）として使用される.

　また，この方法は対象者の負担が大きいうえ，食事の際に記録を行うため記録の際に食事が変化する可能性（記録が面倒だから簡単な料理や，見栄を張った食事など）が高いといった問題点がある.

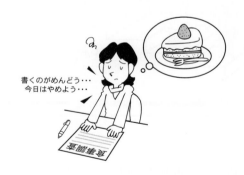

②　24 時間思い出し法

　対象者が摂取した食物を，訓練を受けた調査者が面接し聞き取る方法で，通常は調査前日の 24 時間の間に対象者が食べたり飲んだりしたものすべての内容を聞き取る.

　この方法では，聞き取る内容が過去の食事内容なので調査の影響を受けないといった長所がある．その一方で，食品名，量などの聞き取る内容が対象者の記憶に依存するするため，幼児や高齢者への調査には用いることができず，また調査者の聞き取り技術の訓練と標準化が重要となる.

(2) 食物摂取頻度調査法とその妥当性・再現性および精度

食事記録法や24時間食事思い出し法が実際に摂取した内容に基づいた調査方法であるのに対し，食物摂取頻度調査法は1週間や1ヵ月間，1年間といった，ある一定の期間に食品（または食品群）や料理をどの程度摂取したかを質問し，習慣的な摂取量を推定する方法である．この調査法は，① リスト化された食品または食品群を，② 1週間（または1ヵ月間など）に摂取した頻度と，③ 摂取目安量（一回量またはポーションサイズ）から，習慣的な食品摂取量を推定し栄養素等摂取量を算出する方法である．摂取目安量を固定せず，対象者に選択させる場合（例えば，ごはんの量を「小茶碗」「中茶碗」「大茶碗」「どんぶり」など）を，特に半定量的食物摂取頻度調査法という．

調査票に用いる食品のリストアップおよび摂取目安量は，調査目的や研究内容に合わせて決定することが必要なうえ，それを処理するためのプログラム作成も必要なため開発に時間と費用を要する．ただ，一度開発されれば調査票を用いて回答するため，調査員やデータ入力・処理，調査に要する時間などが食事記録法や24時間食事思い出し法と比較して少なくて済む．一方で，この方法は，個人の絶対量を推定するというより集団における個人のランク付けを行うため，疫学研究における栄養素等摂取量や食品摂取量と疾病との関連を検討する場合に用いられることが多い．

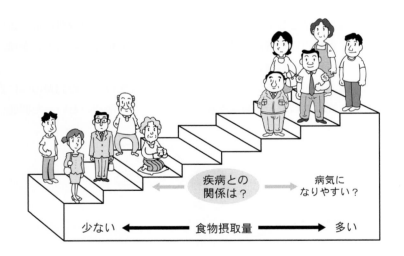

① 妥当性および再現性

妥当性とは，推定された摂取量が真の摂取量と比較し，どの程度の正確さかということで，ゴールドスタンダードである食事記録法と比較される場合が多い．

再現性とは，質問票で得られた回答や推定された摂取量が再現可能なものであるかどうかを評価することで，信頼性とも呼ばれる．食物摂取頻度調査法を開発する場合には，調査する地域や集団において妥当性と再現性を十分に検討する必要がある．

②　各種食事調査法の妥当性および精度

　栄養疫学に用いられる食事調査法には，他にも食事歴法や簡易食物摂取調査法などがあり，研究の目的に応じて使用されている．

　近年は，食事調査に携帯電話やデジタルカメラの写真を使い，その妥当性などについても検討が行われている．

表 4-1　食事調査法一覧

食事調査法	メリット	デメリット
食事記録法 （秤量法と目安量法）	・対象者の記憶に依存しない	・対象者の負担が大きい ・調査期間中の食事が，通常と異なる可能性がある
24 時間 食事思い出し法	・対象者の負担が小さい	・聞き取りを行う調査員の技量に影響を受ける ・対象者の記憶に依存する
陰膳法 （化学分析法）	・対象者の記憶に依存しない ・食品成分表の精度に依存しない	・対象者の負担が大きい ・調査期間中の食事が，通常と異なる可能性がある ・手間と費用がかかる
食物摂取頻度調査法	・簡単に調査を行える ・データ処理に要する時間と労力が少ない	・得られる結果は質問項目や選択肢にあるものに限る

（3）食事摂取量を反映する身体計測値・生化学的指標

　食事によって摂取されたさまざまな栄養素は消化・吸収され，体内を循環し代謝される．栄養素の摂取状態を反映する指標にはいくつかあり，対象者の栄養アセスメントに用いられるだけでなく食事調査法の妥当性の検討に用いられることもある．

①　身体計測値

　身長・体重，BMI，周囲径（ウエスト，ヒップ），皮下脂肪厚，体脂肪率などは，主にエネルギーや三大栄養素の指標となる．対象者のエネルギー摂取の過不足の評価には BMI や体重変化量を用いることによって評価し，食事改善計画・実施へと繋げていく．

②　生化学的指標

　血液，尿などの生化学的指標は，評価する指標によって反映している栄養素が異なる（表 4-3）．また，血清アルブミンは半減期が 17 〜 23 日，血清プレアルブミンは 2 〜 4 日と，同じ「たんぱく質」の評価でも，どの時期の食事摂取量を反映しているかが異なるため，栄養アセスメントや食事調査法の妥当性研究の際には，食事調査と生化学的指標の反映している時期を適切に評価することが重要である．

表 4-2　食事摂取量を反映する身体計測指標

測定項目	身体計測指標	反映される主たる栄養素
身長と体重	体格指数*1, 標準体重	エネルギー
体重	体重変化量, 体重変化率 標準体重比, 通常体重比	エネルギー
体組織	体脂肪率 除脂肪率（LBM）*2	エネルギー, 脂肪 エネルギー, 脂肪, たんぱく質
上腕囲	上腕筋囲*3, 上腕筋面積*3	たんぱく質
皮下脂肪厚	上腕三頭筋部および 肩甲骨下部の皮下脂肪厚	エネルギー

注）＊1　体格指数には以下のものがある.
　　BMI（body mass index）：（体重 kg）/（身長 m）^{2}
　　カウプ（Kaup）指数：[（体重 kg）/（身長 m）^{2}]×10^4
　　ローレル（Rohrer）指数：[（体重 kg）/（身長 cm）^{3}]×10^7
　　ブローカ（Broca）指数：（体重 kg）×100/（身長 cm−100）
　＊2　Lean Body Mass
　＊3　上腕筋囲（cm）=（上腕周囲長 cm^2）−3.14×（皮下脂肪厚 cm）
　　上腕筋面積=[（上腕周囲長 cm）−（3.14× 皮下脂肪厚 cm）]^2/（4×3.14）
資料：日本日本医師会編「食事指導の ABC　改訂第 2 版」p.94, 2002, 日本医事新報社
　　　井上浩一「サクセス管理栄養士講座 公衆栄養学」第一出版

表 4-3　食事摂取量を反映する生化学的指標

試料	生化学的指標	反映される主たる栄養素
血液	血清総たんぱく質	たんぱく質
血液	血清アルブミン*1	たんぱく質
血液	血清トランスフェリン*1	たんぱく質
血液	血清プレアルブミン*1	たんぱく質
血液	血清レチノール結合たんぱく質*1	たんぱく質
尿	尿中クレアチニン	たんぱく質
尿	尿中 3- メチルヒスチジン	たんぱく質
血液	血清中性脂肪	脂質, 炭水化物, エネルギー
血液	血清コレステロール	脂質, たんぱく質
血液	遊離脂肪	脂質, エネルギー
血液	血糖	炭水化物
血液	ヘモグロビン A_{1c}	炭水化物, エネルギー
食事と尿	窒素出納試験*2	たんぱく質

注）＊1　半減期は, アルブミン 17〜23 日, トランスフェリン 7〜10 日, プレアルブミン 2〜74 日,
　　　レチノール結合たんぱく質 12〜16 時間.
　＊2　窒素バランス=たんぱく質摂取量 ÷6.35=（尿中尿素窒素 ÷4）.
資料：　日本医師会編「食事指導の ABC 改訂第 2 版」p.94, 2002, 日本医事新報社
　　　　井上浩一「サクセス管理栄養士講座 公衆栄養学」第一出版

表 4-4　習慣的な栄養素摂取量を反映する生化学的指標

ある栄養素の血中あるいは組織中の濃度は，遺伝的要因や喫煙，飲酒，身体活動などのライフスタイルや，他の栄養素摂取量の影響を受けているので，栄養状態のひとつの規定因子にすぎない．Willet W は，習慣的な摂取量を比較的よく反映していると考えられる生化学的指標をまとめている．食事調査による栄養素摂取量を補完するという意味で有用である．

（ただし，妥当性が確認されており，疫学研究で用いられているもの）

栄養素	分析方法[1]	生物学的組織	再現性（期間）[1]	妥当性
レチノール	HPLC	血漿	0.58（6 か月）	0.17
β-カロテン	HPLC	血漿	0.45（6 年）	0.51
		脂肪組織	0.50（4 か月）	0.20
α-カロテン	HPLC	血漿	—	0.58
β-クリプトキサンチン	HPLC	血漿	—	0.49
ルテイン/ゼアキサンチン	HPLC	血漿	—	0.31
リコペン	HPLC	血漿	—	0.50
ビタミン E	HPLC	血漿	0.65（6 年）	0.35（−）[2]
		血漿	—	0.53（＋）[3]
		脂肪組織	0.78（4 か月）	0.24
ビタミン D	HPLC	血漿	—	0.25（−）[2]
		血漿	—	0.35（＋）[3]
ビタミン C	HPLC	血漿	0.28（6 年）	0.38（−）[2]
		血漿	—	0.43（＋）[3]
ビタミン B_6	PLP 定量	血漿	—	0.37
フォラシン	微生物学的測定	血清	—	0.56
		赤血球	—	0.51
セレン	中性子放射化分析	血清	0.76（1 年）	0.63
	AAS	足のつめ	0.48（6 年）	0.59
	グルタチオンペルオキシダーゼ活性	全血	—	100ng/日の摂取量で横ばい状態
鉄	フェリチン	血清	—	0.16
ナトリウム	AAS	尿（24 時間）	—	0.41
カルシウム	AAS	尿（24 時間）	—	0.16
カリウム	AAS	尿（24 時間）	—	0.53
マグネシウム	AAS	尿（24 時間）	—	0.34
コレステロール	超遠心法	全血	0.60（1 年）	0.46（低摂取量） 0.08（高摂取量）
パルミチン酸	HPLC	血漿	>0.65（1 年）	0.23
		脂肪組織		0.27
オレイン酸	HPLC	血漿	>0.65（1 年）	0.03
		脂肪組織	—	0.13
リノール酸	HPLC	血漿	>0.65（1 年）	0.28
		脂肪組織		0.48
トランス型脂肪酸	HPLC	脂肪組織		0.40
エイコサペンタエン酸	HPLC	脂肪組織	0.68（8 か月）	0.40
ドコサヘキサエン酸	HPLC	脂肪組織	0.93（8 か月）	0.66
窒素	ケルダール法	24 時間尿：6 回	—	0.69
ナトリウム	炎光原子吸光分光側光法	24 時間尿：6 回	—	0.30
カリウム	炎光原子吸光分光側光法	24 時間尿：6 回	—	0.73
マグネシウム	炎光原子吸光分光側光法	24 時間尿：2 回	—	0.34
食物繊維	ヘミセルロース法	糞便	—	0.54

注　1)　AAS，原子吸光分光測光法；HPLC，高速液化クロマトグラフィー；PLP，5′-リン酸ピリドキサール.
　　2)　サプリメントを除く.
　　3)　サプリメントを含む

資料：田中平三「臨床栄養別冊　日本人の食事摂取基準（2010 年版）完全ガイド」医歯薬出版より作成

4.4　食事摂取量の評価方法

(1)　食事調査と食事摂取基準

　健康な個人または集団を対象として，健康の保持・増進，生活習慣病の発症予防および重症化予防のための食事改善に，食事摂取基準を活用する場合は，PDCA サイクルに基づく活用を基本とする．その概要を図 4-1 に示す．

　食事摂取状況のアセスメントにより，エネルギー・栄養素の摂取量が適切かどうかを評価する．次に食事評価に基づき，食事改善計画の立案，食事改善を実施する．実施後それの検証を行う．検証を行う際には，食事評価を行う．

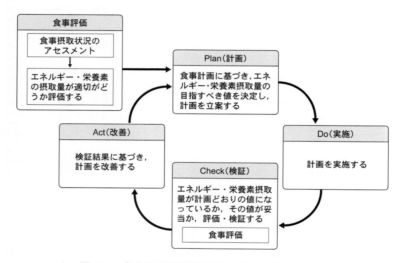

図 4-1　食事摂取基準の活用と PDCA サイクル

出典）厚生労働省　日本人の食事摂取基準 2020 年版

(2)　食事摂取状況のアセスメントの概要

　エネルギーや栄養素の摂取量が適切かどうかの評価は，生活環境や生活習慣等を踏まえ，対象者の状況に応じて臨床症状や臨床検査値も含め，総合的に評価する必要がある．

臨床症状や臨床検査値については，対象とする栄養素の摂取状況以外の影響も受けた結果であることに留意する．図 4-2 に食事摂取基準を用いた食事摂取状況のアセスメントの概要を示す．

図 4-2 は，「食事調査によって得られる習慣的な摂取量」と「食事摂取基準の各指標で示されている値」を比較することが「エネルギーや栄養素の摂取量が適切かどうかを評価する」ことに当たる．評価をする際には，生活習慣や生活習慣，臨床症状・臨床検査値や留意する必要がある．

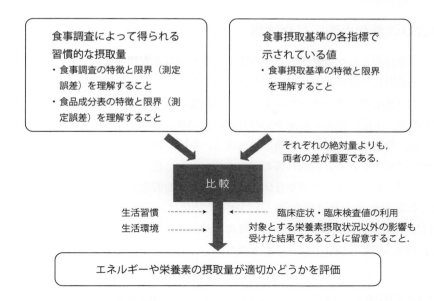

図 4-2　食事摂取基準を用いた食事摂取状況のアセスメントの概要

出典）厚生労働省　日本人の食事摂取基準 2020 年版

（3）活用上の留意点

　食事摂取基準は，習慣的な摂取量の基準を示したものであることから，その活用における調査では，習慣的な摂取量の推定が可能な食事調査法を選択する必要がある．

　食事摂取基準は，エネルギーや各種栄養素の摂取量についての基準を示すものである．しかし，指標の特性や示された数値の信頼度，栄養素の特性，更には対象者や対象集団の健康状態や食事摂取状況などによって，活用においてどの栄養素を優先的に考慮するかが異なるため，これらの特性や状況を総合的に把握し，判断することになる．

食事摂取基準の活用のねらいとは，エネルギー摂取の過不足を防ぐこと，栄養素の摂取不足を防ぐことを基本とし，生活習慣病の発症・重症化予防を目指すことになる．

通常の食品以外の食品等特定の成分を高濃度に含有する食品を摂取している場合には，過剰摂取による健康障害を防ぐことにも配慮する．

　栄養素の摂取不足の回避については，十分な科学的根拠が得られる場合には推定平均必要量と推奨量が設定され，得られない場合にはその代替指標として目安量が設定されていることから，設定された指標によって，数値の信頼度が異なることに留意する．

（4）集団の食事改善を目的にした活用

　集団の食事改善を目的とした食事摂取基準の活用の基本的概念を図 4-3 に示した．

　食事摂取基準を適用し，食事摂取状況のアセスメントを行い，集団の摂取量の分布から，摂取不足や過剰摂取の可能性がある者の割合等を推定する．その結果に基づいて，食事摂取基準を適用し，摂取不足や過剰摂取を防ぎ，生活習慣病の発症予防のための適切なエネルギーや栄養素の摂取量について目標とする値を提案し，食事改善の計画，実施につなげる．集団の摂取量の分布と食事摂取基準から，摂取不足や摂取過剰の可能性がある人の割合等を推定する．摂取不足や摂取過剰の可能性のある人が食事摂取基準の適切な範囲に入るよう，食事や身体活動の改善目標を設定し，公衆栄養活動計画を作成する．

　また，目標とする BMI や栄養素摂取量に近づけるためには，そのための食行動・食生活や身体活動に関する改善目標の設定やそのモニタリング，改善のための効果的な各種事業の企画・実施等，公衆栄養計画の企画や実施，検証も併せて行うこととなる．

〔食事摂取状況のアセスメント〕　　　　　　　　　　　〔食事改善の計画と実施〕

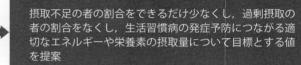

公衆栄養計画の企画と実施，検証
　（目標とする値に近づけるための食行動・食生活に関する
　改善目標の設定やそのモニタリング，改善のための効果
　的な各種事業の企画・実施等）

図 4-3　集団の食事改善を目的とした食事摂取基準の活用と基本的概念

出典）厚生労働省　日本人の食事摂取基準 2020 年版

（5）食事摂取状況のアセスメント

　集団の食事改善を目的として食事摂取基準を適用した食事摂取状況のアセスメントの概要を図 4-4 に示す.

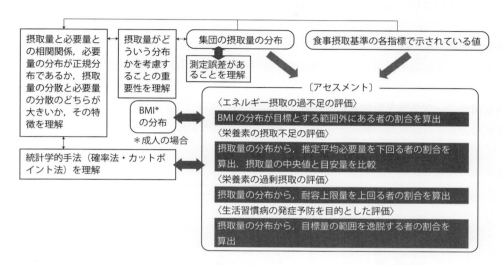

図 4-4　食事改善（集団）を目的とした食事摂取基準の活用による食事摂取状況のアセスメント

出典）厚生労働省　日本人の食事摂取基準 2020 年版

　アセスメントの方法について記載する.

＜エネルギー摂取の過不足の評価＞

　エネルギーの摂取の過不足の評価は，BMI の分布表を用いる.

　エネルギーは，目標とする範囲外にある者の割合を算出する.

　BMI については，表 4-5 の範囲とする.

表 4-5　目標とする BMI の範囲（18 歳以上）[1,2]

年齢（歳）	目標とする BMI（kg/m²）
18 〜 49	18.5 〜 24.9
50 〜 64	20.0 〜 24.9
65 〜 74[3]	21.5 〜 24.9
75 以上 [3]	21.5 〜 24.9

1　男女共通．あくまでも参考として使用すべきである.
2　観察疫学研究において報告された総死亡率が最も低かった BMI を基に，疾患別の発症率と BMI の関連，死因と BMI との関連，喫煙や疾患の合併による BMI や死亡リスクへの影響，日本人の BMI の実態に配慮し，総合的に判断し目標とする範囲を設定.
3　高齢者では，フレイルの予防及び生活習慣病の発症予防の両者に配慮する必要があることも踏まえ，当面目標とする BMI の範囲を 21.5 〜 24.9 kg/m² とした.

出典）厚生労働省　日本人の食事摂取基準 2020 年版

＜栄養素の摂取不足の評価＞

　摂取量の分布から推定平均必要量を下回る者の割合を算出する．正しい割合を求めるためには確率法を用いるが，簡便法としてカットポイント法を用いることが多い．確率法とカットポイント法の概念をそれぞれ図 4-5 と図 4-6 に示す．

　摂取量の中央値と目安量を比較し，中央値が目安量を下回っている場合は評価できない．

＜栄養素の過剰摂取の評価＞

　摂取量の分布と耐容上限量から過剰摂取の可能性を有する者の割合を算出する．

＜生活習慣病の一次予防を目的とした評価＞

　測定値の分布より目標量の範囲を逸脱する者の割合を算出する．

① 　確率法の概念

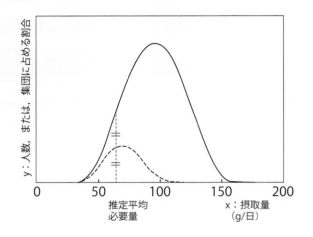

図 4-5　集団における食事摂取状況の評価を行うための方法（確率法）の概念

　実線は対象集団における摂取量の分布，点線はこの中で摂取量が不足している者によって構成される集団における摂取量の分布を示す．不足者の割合は，（点線と x 軸で囲まれた部分の面積）÷（実線と x 軸で囲まれた部分の面積）で与えられる．それぞれの摂取量において，ある確率で不足者が存在する．その確率は摂取量が推定平均必要量の場合に 50％であり，それより摂取量が少ないところでは 50％より高く，それより摂取量が多いところでは 50％より低い．そして，推奨量付近で 2 〜 3％となる．この図は，摂取量の分布は正規分布に従うと仮定し，平均値を 96g/ 日に，推定平均必要量を 65g/ 日に，推奨量を 101g/ 日に設定した場合である．
出典）厚生労働省　日本人の食事摂取基準 2020 年版

② カットポイント法の概念

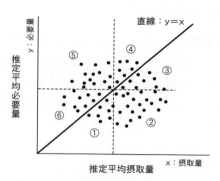

図 4-6　集団における食事摂取状況の評価を行うための方法（カットポイント法）の概念

　個人が自分の必要量を知り得ないと仮定すると，集団における摂取量と必要量の関連はない．この仮定はエネルギーを除いて成り立つものと考えられる．次に，摂取量と必要量のそれぞれの分布がともに正規分布に従うと仮定し，摂取量の平均値が推定平均必要量付近にあると仮定すると，不足している者は直線 y ＝ x と y 軸で囲まれた部分に存在し，不足していない（充足している）者は直線 y ＝ x と x 軸で囲まれた部分に存在することになる．さらに，x ＝推定平均必要量と y ＝推定平均必要量という直線を加えると，全ての領域は六つの者（①〜⑥）に分かれる．すなわち，不足している者は領域④＋⑤＋⑥に存在する．ところで，領域①と領域④に存在する人数はほぼ同じになると考えられるため，不足している人数は領域①＋⑤＋⑥に等しい．これは，摂取量が推定平均必要量に満たない者の人数に他ならない．

　なお，カットポイント法では，集団における特定の誰が必要量を満たしているのか，あるいは，満たしていないのかを判定できないことに留意しておく必要がある．

出典）厚生労働省　日本人の食事摂取基準 2020 年版総論より引用

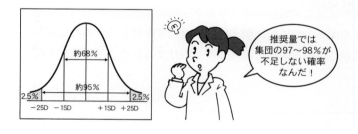

(6) 総エネルギー調整栄養素摂取量

　疫学研究において地域集団の食事摂取量と生活習慣病などの疾病との関連を検討する場合，総エネルギー摂取量が多い者は栄養素摂取量も多くなることが予想される．したがってある栄養素と疾病との関連を検討する際には，その疾病がある栄養素によるものなのか，総エネルギー摂取量による影響なのかを分けて考える必要がある．これをエネルギー調整といい，調整された栄養素を総エネルギー調整栄養素摂取量という．

① 密度法

　栄養素摂取量を総エネルギー摂取量で割ったもので，総エネルギー当たりの密度で表したものである．一般的には，1kcal 当たりではなく 1,000kcal 当たりの摂取量で示されることが多い．また，特にエネルギーを産生する栄養素（たんぱく質，脂質，炭水化物，アルコール）については，1,000kcal 当たりの摂取量として検討することとは別にエネルギー寄与の割合（エネルギー比率）との考え方で検討する場合もある．

② 残差法

　調査の対象集団において，総エネルギー摂取量を独立変数（説明変数），各栄養素摂取量を従属変数（目的変数）とした一次回帰式をそれぞれ作成し，計算された残差を用いてエネルギー調整する方法である．この方法では計算されたエネルギー調整後の栄養素摂取量は総エネルギーと無相関の状態で，集団内における相対的な個人の栄養素摂取量を総エネルギー摂取量の影響を調整して検討することができる．しかし，密度法がエネルギー調整の際に個人のデータ内で帰結しているのに対し，残差法では調査対象集団ごとに一次回帰式から残差を計算しエネルギー調整するため，他の集団で解析した場合に同じ摂取量でも結果が異なる．

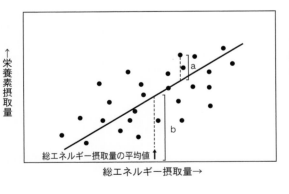

ある栄養素摂取量を目的変数（従属変数），総エネルギー摂取量を説明変数（独立変数）とする 1 次回帰式を作成する．a は，その栄養素摂取量の実測値と 1 次回帰式から求められた期待値との残差である．b は，その被調査者が総エネルギー摂取量の平均値を摂取していると仮定した場合の栄養素摂取量の期待値である．

資料：Willett W「食事調査のすべて－栄養疫学－（第 2 版）/ 田中平三監訳」第一出版より作成

図 4-4　エネルギー調整栄養素摂取量＝ a+b

（7）データの処理と解析

　食事調査によって集められた個人の調査票は，どの調査法でも，まず記入漏れがないか確認する．回収の際に面接を行う場合や，特に食物摂取頻度調査法を自記式で行った場合には，対象者に内容を確認し調査の精度を上げる必要がある．確認できない場合の調査票については，そのままでは疫学データとして解析に用いることができないので取り扱いには注意を要する．記入漏れがなくても調査票の入力の際にミスも考えられるため，栄養価計算後に異常値がないかチェックし，必要に応じて調査票を見直し確認する．

　欠点のない食事調査法はないため，場合によっては調査票に誤りがなくても異常に高い値や低い値がみられることがある．そのため疫学研究においてデータを解析する際は，まず集団の平均値や分散，最小値や最大値などの基本統計量の算出や，ヒストグラムなどでデータの分布状況をみておくことが大切である．その上で，対数変換などのデータの加工や一定の基準に沿ったデータの除外が必要となる．

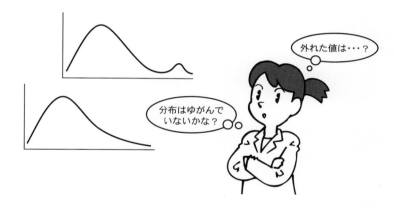

第5章　公衆栄養マネジメント

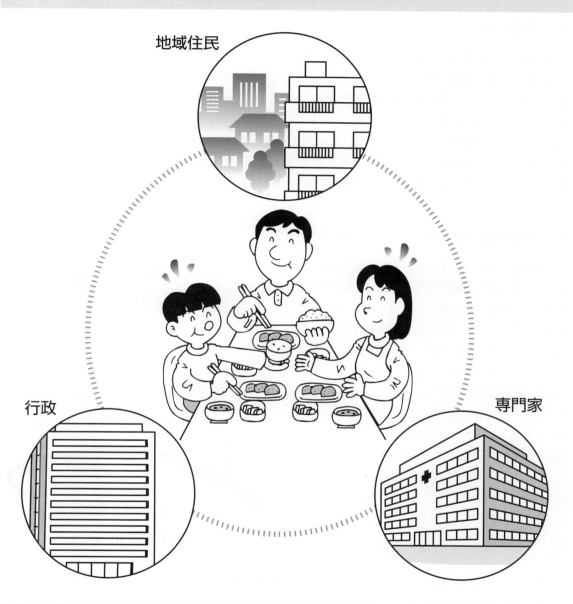

地域住民

行政

専門家

　対象集団がもつ栄養課題を発見し，その解決を図る公衆栄養活動は，どのように実施すれば目標が達成しやすくなるのでしょうか．この章では，課題発見から計画立案，実施，評価，フィードバックといった一連の流れを公衆栄養マネジメントとして学習するとともに，マネジメントの中身を項目ごとに詳細に学習します．これらの学習をとおして，活動を科学的かつ効率的に推進できる力を身につけます．

5.1　公衆栄養マネジメント

(1) 地域診断

　今，私たちの環境は，急速に多様な世界へと変化している．少子高齢化社会は急速に進み，異常気象ともいえる温暖化現象，感染症のパンデミックなど，これまででは考えられないような事象が起きている．その中で，私たち個人の健康・栄養問題は，自分だけでは解決できず，社会や環境を含めた公衆衛生学的観点での展開が必要となってくる．

　地域における健康・栄養問題に対して，栄養的な側面だけを把握していても解決はできない．地域の生活環境すべてにかかわるさまざまな情報を総合的に把握・分析しなければならない．そのために量的および質的調査を用いて，地域の実態を把握するための地域診断が必須である．

(2) 公衆栄養マネジメントの考え方・重要性

　公衆栄養マネジメントとは，個人から地域住民の適正な栄養管理と健康実現を目指し，疾病の予防（一次予防），疾病の早期発見・早期治療（二次予防），再発防止やリハビリテーション（三次予防）のために，個人および地域住民が公衆栄養活動を，目標（目的）に向かって達成させていくことである．

　また，公衆栄養マネジメントは，「基礎的な栄養学」や「技術的な公衆栄養学」の原理を根幹とし，目標・目的を達成させるために，環境・自然・経済・文化および社会的背景の必要な要素を分析し，計画を立て，実行し，地域住民の健康生活や QOL の向上が成り立つように導くことでもある（図 5-1）．

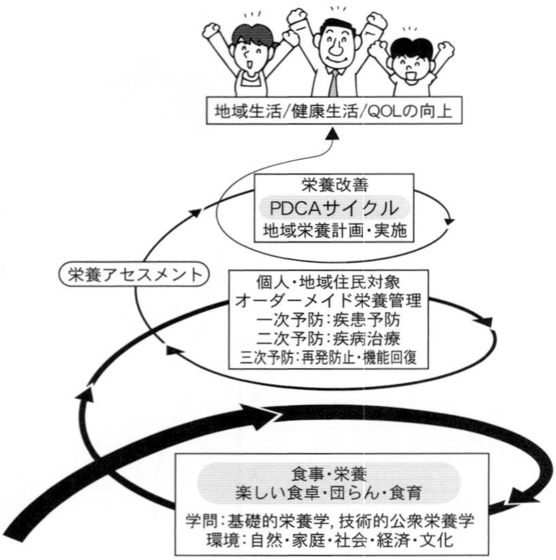

図 5-1　公衆栄養マネジメントとは

(3) 公衆栄養マネジメントの過程

　公衆栄養マネジメントは，計画（Plan）→実施（Do）→評価（Check）→改善（Act）PDCA サイクルといったマネジメントサイクルに従って実施される．PDCA を繰り返し目標・目的の達成へと導いていく．そして，これらのマネジメントを円滑に行うために，個人や地域住民，生活を行う環境の実態把握と問題点の抽出，問題点の整理と診断といったアセスメントを行い，PDCA サイクルへとつなげる．

5.2　公衆栄養アセスメント

（1）公衆栄養アセスメントの目的と方法

　アセスメントとは，一般的な用法としてある事象を事前に客観的に評価することを意味する．公衆栄養アセスメントとは，対象となる個人や地域住民の保健・医療・福祉・介護などのシステムを考慮し，健康・栄養にかかわる課題を抽出するために，健康・栄養状態を正しく判定し，客観的に評価することを目的とする．そのためには，対象となる個人や地域住民および地域の健康・栄養に関する情報を収集し，個人や地域住民の目標を設定するためのニーズと地域の特性を把握しなければならない．そして，その結果は，PDCA サイクルにつなげるため，住民を含んだ組織的な体制で取り組むことが効果的であり，最終的に目標である QOL の向上を達成させるために利用される．

　公衆栄養アセスメントの方法は，地域診断をするために，対象集団の健康・栄養状態を把握するために，身体状況調査，食事調査，生活習慣状況調査，既存の資料・調査研究結果などを反映した結果を用い，実際に調査や測定を行い，客観的な判断基準を定め，分析する（表 5-1）．

表 5-1　アセスメントの方法

	評価項目	項目内容例
静的（主観的）アセスメント	代謝回転が遅い長期的な判定をする項目 対象者が長期にわたりどのような栄養状態であるかを主観的にみる項目	栄養指標：身体計測，免疫能，臨床診査，臨床検査，生物学的半減期などで評価・判定していく． ①臨床診査健康障害因子（主訴・現病・既往・家族・食生活・喫煙・飲酒・運動歴など）． 身体計測（身体観察：体格，頭髪，顔色，顔貌，皮膚，爪などからの栄養状態，身長・体重：罹患前中後・理想体重）・体格指数（BMI）体脂肪率，上腕皮脂厚，上腕囲 AC，上腕筋囲 AMC 食事状況調査（食物摂取状況：習慣，偏食，欠食，食事量など） 病歴調査（アレルギー・各種疾病の有無） 職歴調査（食習慣，食物摂取頻度，食事記録） 呼吸機能検査　生物学的半減期など ②臨床検査血液性状調査（血液や尿，尿糖，尿たんぱくなど，赤血球 RBC，白血球 WBC，血小板 PLT，赤血球容積 Ht，血色素量 Hb） 血液生化学所見（総たんぱく，アルブミン Alb，中性脂肪 TG，総コレステロール TC，HDL-Cl，AST，ALT，BUN，Cr など）心電図検査，呼吸機能検査生物学的半減期など
動的（客観的）アセスメント	代謝回転が短い短期的な判定をする項目	急速代謝回転たんぱく質：RTP（Rapid Turnover Protein）・食事摂取量・窒素平衡・エネルギー消費量・呼吸商などのエネルギー代謝・筋力などの指標，食習慣調査（食事時間，回数，食事量，食品の摂取頻度，嗜好性などを把握）や，食物摂取状況調査，栄養状態観察（視診，問診，触診），1 日のタイムスタディ調査などから対象者の食生活，食習慣（摂取食品やその頻度，調理法，摂取栄養）
その他の評価項目	生活習慣	喫煙，飲酒，嗜好品，服薬，身体活動，労働など，毎日繰り返される生活行動
	生活・社会・経済・文化的環境，自然環境	個人のそれぞれの生活環境，社会・経済・文化的環境，自然環境要因の根拠を調査する．その上で，対象者の「食」に対する知識や価値観，嗜好，食行動や食態度調理技術・技能などを十分に把握する．
	QOL（生活の質，人生の質）	個人の価値観，社会の価値観，人の価値観は，個人の権利意識の高揚，QOL の充実，アメニティ（Amenity：快適さ），環境の整備，何を優先するか．

（2）食事摂取基準の地域集団への活用

　日本人の食事摂取基準（Dietary reference intake :DRIs）は，健康な個人または集団を対象として，国民の健康の維持・増進，生活習慣病の予防を目的に，エネルギーおよび各栄養素の摂取量の基準を示すものである．栄養素の摂取不足によって生じるエネルギーおよび栄養素欠乏症の予防に留まらず，過剰摂取による健康障害の予防，生活習慣病の一次予防も目的としている．厚生労働省から 5 年ごとに改定され，2015 年版からは健康日本 21（第 2 次）を背景に，主要な生活習慣病発症予防と重症化予防の徹底を図るとともに，社会生活を営むために必要な機能の維持および向上を図ることなどが基本的な方針として掲げられている．その上で 2020 年版では，栄養に関連した身体・代謝機能の低下回避の観点から，高齢者の低栄養予防やフレイル予防も視野に入れられている（図 5-2）．

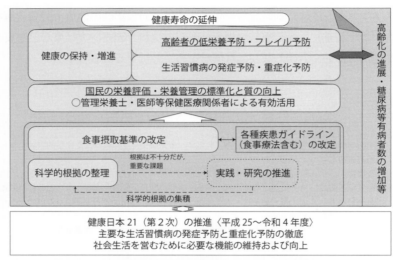

図 5-2　日本人の食事摂取基準（2020 年版）策定の方向性

①　エネルギーのおける指標

　エネルギーの摂取量および消費量のバランス（エネルギー収支バランス）の維持を示す指標として BMI が採用された（2015 年版〜）．参考資料として，エネルギー必要量の基本的事項や測定方法，推定方法を記述するとともに，あわせて推定エネルギー必要量を参考表として示している．

②　栄養素における指標

　栄養素の指標は，3 つの目的から構成されている．摂取不足からの回避，過剰摂取による健康障害からの回避，生活習慣病の一次予防という目的によって，それぞれ指標が設定されている．

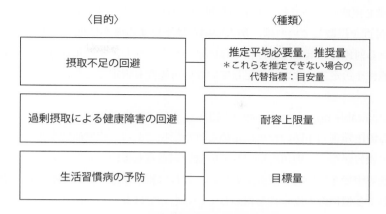

図 5-3 栄養素の指標の目的と種類

*十分な科学的根拠がある栄養素については，上記の指標とは別に，生活習慣病の重症化およびフレイル予防
を目的とした量を設定

1) 推定平均必要量（Estimated average requirement：EAR）

　摂取不足からの回避を目的とした指標で，人を対象とした実験によって値が策定されている．この時
用いられる試験方法は，出納試験と要因加算法に大きく分けることができる．
EAR は，個人では不足の確率 50％，集団では半数の対象者で不足が生じると推定される摂取量である．
したがって，この値を下回って摂取している場合や，この値を下回っている対象者が多くいる場合は問
題が大きく，緊急の対応が望まれる．ただし，食事摂取基準の活用の目的と栄養素の種類によって活用
方法は異なるため，活用目的，指標の定義，栄養素の特性を十分に理解することが大切である．

2) 推奨量（recommended dietary allowance：RDA）

　摂取不足の回避を目的とした指標である．EAR から計算で求められ，EAR に個人間変動としての安
全率を考慮したものである．また，必要量が正規分布していると考えられる場合には，EAR の平均値
＋ 2 × EAR の標準偏差が RDA となり，理論的には 97％〜 98％は不足しないという量になる．
RDA は，個人の場合は不足の確率がほとんどなく，集団の場合は不足が生じていると推定される対象
者がほとんど存在しない摂取量であることから，この値の付近かそれ以上を摂取していれば不足のリス
クはほとんどないものと考えられる．ただし，食事摂取基準の活用の目的と栄養素の種類によって活用
方法は異なるため，活用目的，指標の定義，栄養素の特性を十分に理解して活用することが大切である．

3) 目安量（adequate intake：AI）

　EAR が算定できない場合に設定される．摂取不足の回避を目的とした指標であり，国民健康・栄養
調査の結果や，その他の疫学的な結果を用いて推定される．AI 以上を摂取していれば不足しているリ
スクは非常に低く，その意味からは推奨量に近い性格を有する指標である．特定の集団における，ある
一定の栄養状態を維持するのに十分な量とした定義から，推奨量よりも理論的に高値を示すと考えられ

る．一方，AI未満を摂取していても，不足の有無やそのリスクを示すことはできない．

したがって，AI付近を摂取していれば，個人の場合は不足する確率は低く，集団の場合は不足が生じていると推定される対象者はほとんど存在しないといえる．なお，摂取量がAIを下回っている場合は，不足している可能性を否定できない（不足していない可能性も否定できない）．

4）耐容上限量（tolerable upper intake level：UL）

　過剰摂取による健康障害の予防のために定められた指標である．症例研究を中心に値が算定されているが，これまでに報告がなく，数値を算定していない栄養素も多い．また，栄養素の中でも特定の年齢区分でしか数値を算定できていない栄養素も多い．これは報告がなく，数値を算定できていないということであり，決して多量摂取の安全性を保障しているものではないことに注意が必要である．

　ULとは，この値を超えて摂取した場合，過剰摂取による健康障害が発生するリスクが0（ゼロ）より大きいことを示す値である．しかしながら，通常の食品を摂取している限り，ULを超えて摂取することはほとんどあり得ない．また，ULの算定は理論的にも実験的にも極めて難しく，多くは少数の発生事故事例を根拠としている．これは，ULの科学的根拠の不十分さを示すものである．そのため，ULは"これを超えて摂取してはならない量"というよりもむしろ，"できるだけ接近することを回避する量"と理解できる．また，ULは過剰摂取による健康障害に対する指標であり，健康の維持・増進，生活習慣病の一次予防を目的として設定された指標ではない．ULの活用にあたっては，このことを十分に注意することが必要である．

5）目標量（tentative dietary goal for preventing life-style related diseases：DG）

　生活習慣病の発症予防を目的とし，特定の集団において，その疾患のリスクや，その代謝指標となる生体指標の値が低くなると考えられた栄養状態が達成できる量として算定し，現在の日本人が当面の目標とすべき摂取量である．しかし，栄養素摂取量と生活習慣病のリスクとの関連は連続的であり，かつ，閾値が存在しない場合が多い（図5-4）．

　その場合，好ましい摂取量を提唱することは難しい．そこで，諸外国の食事摂取基準や疾病予防ガイドライン，現在の日本人の摂取量・食品構成・嗜好などを考慮し，実行可能性を重視し設定されている．また，生活習慣病予防の重症化予防及びフレイル予防を目的とした量を設定できる場合は，発症予防を目的とした量（目標量）とは区別してある．

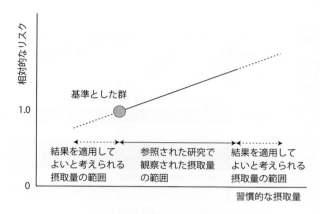

図 5-4 目標量を理解するための概念図

③ 活用の基本的な考え方

　健康の保持・増進，生活習慣病の予防のための食事改善に，食事摂取基準を活用する場合は，PDCA
サイクルに基づく活用が基本となる（図 5-5）.

　食事改善：食事摂取状態の評価，それに基づく食事改善計画の立案と実施，それらの検証

　給食管理：特定の集団に対する栄養計画とそれに基づく適切な品質管理による継続的な食事の提供お
　　　　　　　よび摂取状況などの評価

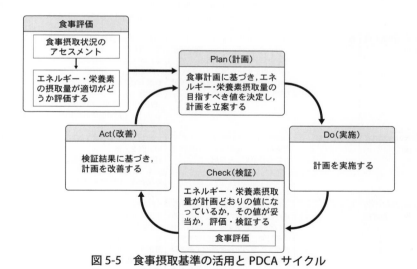

図 5-5 食事摂取基準の活用と PDCA サイクル

④ 食事摂取状況のアセスメント方法（集団）

　エネルギー摂取の過不足を評価する場合には BMI の分布を用いる．エネルギーについては，BMI が
目標とする範囲内にある者（または目標とする範囲外にある者）の割合を算出する．BMI については，
今回提示した目標とする BMI の範囲を目安とする．

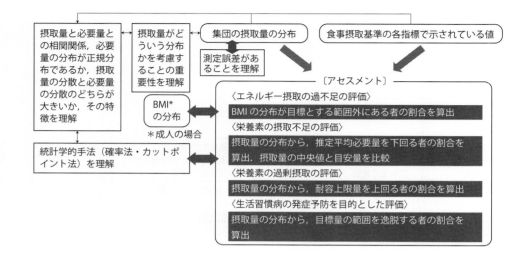

図5-6　食事改善（集団）を目的とした食事摂取基準の活用による食事摂取状況のアセスメント

表5-2　地域集団の食事改善を目的とした食事摂取基準の活用

目的	用いる指標	食事摂取状況のアセスメント	食事改善の計画と実施
エネルギー摂取の過不足の評価	体重変化量 BMI	・体重変化量を測定 ・測定されたBMIの分布から，BMIが目標とするBMIの範囲を下回っている，あるいは上回っている者の割合を算出	・BMIが目標とする範囲内に留まっている者の割合を増やすことを目的として計画を立案 （留意点）一定期間をおいて2回以上の評価を行い，その結果に基づいて計画を変更し，実施
栄養素の摂取不足の評価	推定平均必要量 目安量	・測定された摂取量の分布と推定平均必要量から，推定平均必要量を下回る者の割合を算出 ・目安量を用いる場合は，摂取量の中央値と目安量を比較し，不足していないことを確認	・推定平均必要量では，推定平均必要量を下回って摂取している者の集団内における割合をできるだけ少なくするための計画を立案 ・目安量では，摂取量の中央値が目安量付近かそれ以上であれば，その量を維持するための計画を立案 （留意点）摂取量の中央値が目安量を下回っている場合，不足状態にあるかどうかは判断できない
栄養素の過剰摂取の評価	耐容上限量	・測定された摂取量の分布と耐容上限量から，過剰摂取の可能性を有する者の割合を算出	・集団全員の摂取量が耐容上限量未満になるための計画を立案 （留意点）耐容上限量を超えた摂取は避けるべきであり，超えて摂取している者が明らかになった場合は，問題を解決するために速やかに計画を修正，実施
生活習慣病の予防を目的とした評価	目標量	・測定された摂取量の分布と目標量から，目標量の範囲を逸脱する者の割合を算出する．ただし，予防を目的としている生活習慣病が関連する他の栄養関連因子および非栄養性の関連因子の存在と程度も測定し，これらを総合的に考慮した上で評価	・摂取量が目標量の範囲に入る者または近づく者の割合を増やすことを目的とした計画を立案 （留意点）予防を目的としている生活習慣病が関連する他の栄養関連因子ならびに非栄養性の関連因子の存在とその程度を明らかにし，これらを総合的に考慮した上で，対象とする栄養素の摂取量の改善の程度を判断．また，生活習慣病の特徴から考え，長い年月にわたって実施可能な改善計画の立案と実施が望ましい

資料：「日本人の食事摂取基準（2020年版）」

(3) 量的調査と質的調査

① 量的調査

　量的調査とは，数値化できるデータを収集し，統計処理をすることで集団の特性を調査する方法である．集団に対する複雑な事象を効率的に観察することができる．調査方法には，悉皆調査（暴露集団全員を調査）や系統的層別無作為抽出標本調査（性・年齢階級別暴露集団に対して一定の比率で無作為的に対象を選んだ調査）がある．

標本調査では集団を標本（Sampling）として，その標本が検討すべき地域を代表しているかを確認し，その地域と他の地域や全国との横断的比較，経年などの縦断的比較，性，年齢階級，職種などの集団内比較などにより，集団間における「差異もしくは類似」や同一集団における「変化」を測定することで地域の特徴と将来の動向を診断する．

② 質的調査

　質的調査とは，対象者へインタビューや行動観察をすることで言語的なデータを収集し，その特性を調査する方法である．対象者の環境や背景を調査し，態度，信念，価値観やその変化を分析する．対象者の実際の声を聞くことで，量的調査では得られない情報を得ることができる．

　公衆栄養活動においては，たとえばフォーカスグループインタビューなどの方法を用いて，地域住民やプログラムの関係者などを対象に，現在ある健康・栄養問題の理解を深めたり，解決するための方策がうまく進まない原因を探ったりなど，起きている現象をありのままに捉えて，地域の理解を深め，今後取り組むべき活動へのヒントが得られる．

③ 量的調査と質的調査の意義

地域診断を行う際，すべてを量的結果のみから全てを判断することは難しい．質的調査を行うことによって，量的調査では見えなかった部分が見えてくることもある．量的調査，質的調査のどちらにもメリット・デメリットがあるため，両方の側面から地域診断をすることで，それぞれの不十分な部分を補うことができる．

(4) 観察法と活用

　観察法とは，集団の観察を行う際，視覚や聴覚など五感を用いて直接調査対象者を観察し記録・分析する方法である．この観察法には，3つの方法があり，①非参与的単純観察法，②参与観察法，③統制的（組織的）観察法である．これらの方法は，主に過程評価で使用される．

表 5-3　地域観察の方法と活用

非参与的単純観察法	調査者が第三者として，調査対象をありのままに直接観察する方法である．全体的な雰囲気や外観などをとらえるには適しているが，調査しようとする現象が起こっている現場に居合わせなければ調査ができない．また，調査者の主観や立場により偏りが生じやすく，同一の条件で客観的な観察や比較が難しく，観察するという行為や記録するという行為が調査対象者に影響を及ぼす可能性がある．
参与観察法	調査者が調査対象者を含む集団に生活者として入り込み，人々と生活を共にしながら，時間をかけて内側からありのままの姿を観察する方法である．この方法は，非参与的単純観察法よりも正確に詳しく観察でき，奥深いことをとらえることが可能である．
統制的観察法	調査対象者や観察方法に統制を加え，正確で客観的な観察を行おうとする方法である．社会現象や人々の行動の観察のために，実際にさまざまな条件を統制することは困難であることが多いため，この方法は主に小集団や実験室で用いられる．

（5）質問調査法と活用（質問紙法，インタビュー法）

　質問調査法とは，調査対象者に文章や口頭で質問して調査する方法である．質問調査法には質問紙法とインタビュー法がある．

①　質問紙法

　留置調査法（自記式），郵送調査法（自記式），集団調査法（自記式），インターネット調査（自記式）などがある．集団調査法以外は回収を行う必要があり，回収率が低い場合や本人が記述しているかどうか不明な場合がある．インターネット調査では，機器利用率の問題や母集団を特定することが難しい場合がある．

②　インタビュー法

　対象者に直接インタビューする方法である．その調査技法は4つに分類される．目的に合わせてあらかじめ用意した質問を対象者にし，回答を回収する構造化インタビュー，大まかな質問を用意しておき，それに対する対象者の回答によって質問内容を変化させていく半構造化インタビュー，質問は用意せずテーマのみを決めておき，対象者との対話を通して記録する非構造化インタビュー（対話と観察式），調査者が進行役となり，集団を相手に特定のトピックについて語り合う座談会形式のフォーカス・グループインタビュー（談話式）である．

(6) 既存資料活用の方法と留意点

　地域・集団の栄養アセスメントのための基礎資料として，新たに計画・調査されるものだけでなく，地域に関連したデータなどの既存の各種関係統計資料を効果的に利用する(表5-4). 統計資料としては，次のものがよく用いられる.

表5-4　統計資料

省庁	資料種類	内容
総務省統計局	人口推計 国勢調査報告 労働力調査 家計調査報告 小売物価統計調査	年齢・性別人口，将来推計人口，都道府県別人口 総人口，配偶関係別人口の年齢構成 労働力人口 世帯における家計の収支から国民生活の実態把握 小売価格
厚生労働省	生命表 人口動態調査 人口動態職業産業別統計 国民健康・栄養調査 国民生活基礎調査 定期健康診断結果 患者調査 受療行動調査 糖尿病実態調査 循環器疾患基礎調査 感染症発生動向調査 歯科疾患実態調査 食中毒統計調査 国民医療費 薬事工業生産動態統計 乳幼児栄養調査	平均余命，平均寿命，健康寿命 出生数，出生率，出生児の体重・身長，死亡数，死亡率，死因別死亡率，都道府県別死亡率，産業別死亡率，妊産婦死亡，死産，周産期死亡，乳児死亡，婚姻と離婚 職業別人口動態事象（出生・死亡・死産・婚姻・離婚） 栄養素等摂取状況，欠食・外食等の食事状況，身体状況，食生活状況，年次別成績 世帯，有訴者率，通院者率，健康状態，人間ドック受診状況 業種別定期健康診断実施結果 推計患者数，受療率，在院期間 受療状況，医療に対する満足度 糖尿病罹患者数，肥満と糖尿病，健診および治療の動向 循環器疾患罹患数，検診および治療の傾向 一類〜五類感染症，新型インフルエンザ等感染症及び指定感染症 喪失歯のある者，平均う歯数，処置状況 食中毒事件数・患者数・死者数，原因食品・物質別事件数 年齢階級別一般診療医療費，精度区分別国民医療費 医薬品生産金額，用途別生産金額，薬効別生産金額 母乳育児に関する認識や指導の状況，授乳や離乳食の状況，子どもの食物アレルギー，健康状態や生活習慣の状況など
文科省	学校保健統計調査 体力・運動能力調査 学校給食等実施状況調査	児童の発育状態，健康状態 小学生から高齢者までの国民の体力・運動能力の現状 実施状況，給食費，米飯給食実施状況，食堂・食器具使用状況
農水省	食料需給表 水産物流通統計 食肉流通統計 牛乳・乳製品統計	国民1人あたりの供給純食料，栄養素供給量 魚種別水揚量・価格，主要消費地市場への入荷量・価格，水産加工品の生産量など 食肉製品生産量 生乳生産量
内閣府	国民経済計算(GDP統計) 景気統計	四半期別GDP速報，国民経済計算年次推計 景気動向指数，消費動向調査など

① 国民健康・栄養調査

　国民健康・栄養調査は，世界でも類を見ない，長期間行われた，日本全体を反映された大規模調査である．1945年，GHQ（連合国軍最高司令官総司令部）の指示により，諸外国からの食糧援助を受けるために実施された．最初は東京都民だけであったが，1948年から全国調査となった．法律に基づき実施され，栄養摂取状況と身長・体重が測定され，それ以外の項目は時代に沿った調査項目が追加されてきた．当初は，食料の入手方法，栄養素の欠乏や発育不全の状況を把握するものであったが，1971年栄養素の欠乏に関する項目は除外された．1989年から血液生化学検査と運動量調査が加わり，栄養素と疾患の関連性が考慮され始めた．食事調査は，1994年までは3日間の秤量記録法で世帯単位であったが，1995年から個人単位の摂取量を推定する「比例案分法」による1日分の調査となった．

　国民健康・栄養調査は，健康増進法（旧栄養改善法）に基づく調査として，国民の健康状態や栄養素等摂取量を把握する役割を担うものである．2015（平成27）年の国民健康・栄養調査は，国民生活基礎調査より設定された単位区から無作為抽出した300単位区内の世帯および当該世帯員を調査対象とする．以下の調査項目で，11月中の任意による1日に実施される．2016（平成28）年の国民健康・栄養調査は，2012（平成24）年から2度目の拡大調査が実施された．2018（平成30）年の調査では，高齢者の健康・生活習慣の状況を重点項目とし，高齢者の筋肉量や生活の様子が初めて明らかになった．2019（平成31）年には，重点項目として所得等社会経済状況について調査された．

表 5-5　国民健康・栄養調査の概要

目的	国民の健康増進の総合的な推進を図るための基礎資料として，国民の身体状況，栄養摂取量および生活習慣の状況を明らかにする．
対象	国民生活基礎調査において設定された単位区から層化無作為抽出した300単位区内の世帯（約6,000世帯）および世帯員（約18,000人）．
調査時期	毎年11月
調査事項	身体状況調査（身長，体重，腹囲，血圧，血液検査，歩行数，問診） 栄養摂取状況調査 生活習慣調査（生活習慣全般，調査年ごとの重点項目）
調査系統	厚生労働省—都道府県・政令市・特別区—保健所—国民健康・栄養調査員
その他	集計：独立行政法人国立健康・栄養研究所が実施 国民健康・栄養調査員：医師，管理栄養士，保健師その他の者から都道府県知事が任命する．

1）身体状況調査

　ⅰ）身長，体重（1歳以上）

　ⅱ）腹囲（20歳以上）

　ⅲ）血圧：収縮期（最高）血圧，拡張期（最低）血圧（20歳以上）［2回測定］（20歳以上）

　ⅳ）血液検査（20歳以上）

　ⅴ）問診

2）栄養摂取状況調査（満1歳以上）

世帯状況，食事状況，食物摂取状況，1日の身体活動量〈歩数〉（20歳以上）

3）生活習慣調査（満20歳以上）

食生活，身体活動・運動，休養〈睡眠〉，飲酒，喫煙，歯の健康等に関する食生活全般を把握

② 食料需給表（食料バランスシート）

食料需給表は，食料需給の全体的動向，栄養量の水準とその構成，食料消費構造の変化などを把握するため，日本で供給される食料の生産から最終消費に至るまでの総量を明らかにするとともに，国民1人あたりの供給純食料および栄養量を示しており，食料自給率算出の基礎として活用される．農林水産省が毎年，FAO（Food and Agriculture Organization：国際連合食糧農業機関）の食料需給表の手引きに準拠して作成している．結果は，FAOならびにOECD（Organization for Economic Cooperation and Development：経済協力開発機構）に報告されている．世界約175カ国でも同様に作成されているので，国際間の食料供給や栄養水準の比較も可能である．食物の生産および消費量をベースとしマクロの視点で計算されている．

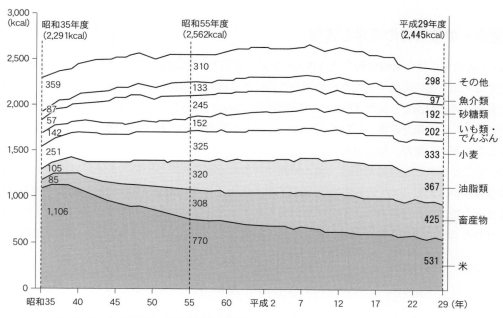

＊1人当たりの食料供給量＝純食料/総人口（年度中央10月1日）/日数（365日）
（食品標準成分表を用い供給栄養量が算出される）
（資料：農林水産省）

図 5-7　わが国の食生活の変化

③　生命表

　生命表は，出生した10万人が観察年次の年齢別死亡率に従って一生を経過すると仮定して，それぞれの年齢における生存，死亡の様相をみたものである．0歳児平均余命を平均寿命（Expectation of Life at Birth）という．

　保健活動や公衆衛生行政の指針を得るための保健統計は，出生や死亡，健康にかかわる事象の数を集計，解析したものである．保健統計は直接に栄養状態を反映するものではないが，国民健康・栄養調査や食料需給表などと照らし合わせることで，集団の健康問題とそれに影響を及ぼしている諸条件の評価を行うことができる基礎資料として，貴重な情報源となる．

④　人口動態

　人口現象のうち，出生，死亡，結婚，離婚，移動などを人口動態という．その内，出生と死亡による変化を自然増減，人口移動を社会増減という．

⑤　疾病統計

　疾病の発生を数える罹患率と疾病の存在量を数える有病率が代表的なものである．平均在院日数も集団の疾病量の指標となる．

（7）　健康・栄養情報の収集と管理

　健康・栄養情報には，量的情報と質的情報がある．健康・栄養情報の収集方法には，既存資料，健診，対象とする地域や集団に属する人々の観察や質問による調査，関係機関や住民の把握している情報を提供してもらう方法がある．また，ITなどの情報発信手段の多様化により，健康・栄養情報が氾濫している．その中で，正しい情報を収集し，EBN（Evidence-based Nutrition，科学的根拠に基づく栄養学）に従って判断した情報の収集が大切である．

　実際の健診や調査における情報は，個人情報が含まれる場合もあるため，厳重な管理の下で管理しなければならない．また，健康・栄養情報は，研究の進歩とともに変化をしていく．常に新しい情報をキャッチするよう心掛けることであり，自分の専門性を磨き，さらに他分野の専門性の追求も大切である．そして，自分の言動に責任を持ち，他人任せや責任転換をしないことも情報を管理する上で重要である．

5.3　公衆栄養プログラムの目標設定

(1) 公衆栄養アセスメント結果からの状況把握

　アセスメントは，計画，実施，評価，改善の PDCA マネジメントサイクルを実施するために行う．公衆栄養アセスメントの結果から，これから計画をする公衆栄養プログラムの課題を抽出する．その結果は，実態が正確に把握されていなければならず，課題も明確化させなければならない．目的によって，アセスメントの対象，指標，計画も異なるため，何を明らかにするためにアセスメントを行うのか明確にしなければならない．アセスメントの妥当性の高い評価を行おうとすれば，それにふさわしいアセスメント計画を立てなければならない．アセスメントの妥当性を高めるためには，第三者的立場の人が加わることが望ましい．

　公衆栄養マネジメントの計画実施の主体となる内部からはアセスメントの意義とアセスメント方法の概要を理解している人に，外部からは研究所・大学などで評価にかかわっている人に依頼することが望ましい．そして，アセスメント結果を公表する場合の方法も計画することが大切である．アセスメント結果は，公衆栄養プログラムの状況を把握する上でとても重要である．

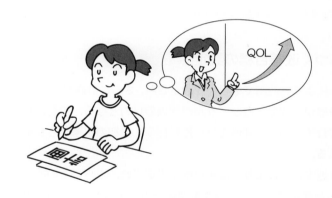

(2) 改善課題の抽出

　公衆栄養プログラムの改善の課題を抽出するために，アセスメント結果および関連データを収集し，解析，報告書の作成を行う．その過程を行うことで，改善しなければならない課題が浮き彫りになる．数量的なデータ解析には，記述統計である単純集計やクロス集計などを行う．意識や態度，関心や意欲，理解度など数値化しにくい質的なデータは客観性に乏しいが，課題を抽出するためにはとても大事な役割をする．できるだけ数値化をし，客観的に評価をし，課題を抽出して改善策を考えていかなければならない．そして，改善のための課題の抽出には，5 年または 10 年という節目に実態調査を行って評価することもできるが，できるだけ情報を毎年収集し評価することが望ましい．

(3) 課題設定の目的と相互の関連

　課題設定の目的は，公衆栄養マネジメント計画における短期・中期・長期目標を決めるためのものである．表に示したように，長期目標から中期目標に行くに従って，政策レベルの計画から，地域（コミュニティー）あるいは都道府県での計画のための目標となり，短期目標になると市町村における住民のためのプログラム計画へと移行する．期間に応じて適切なものを設定しなければならない（表5-6）．

表5-6　短期・中期・長期計画の目標の目的と評価の目標

計画	目標期間		目標の目的	評価の目標	評価指標の例
政策プログラム	長期	10年～20年	最終結果を目的とする．	結果評価の目標	健康寿命，罹患率，有病率，死亡率，QOL
	中期	3年～10年	日常習慣として定着することを目的とする．	影響評価の目標	検診受診率，受療行動，健康・栄養状態
	短期	1年～2年	達成しやすい改善を目的とする．	経過評価の目標	身体状況，行動意識，知識

資料：田中平三他「公衆栄養学」南江堂，2006より作成

(4) 改善課題に基づく改善目標の設定

　公衆栄養プログラムによる各段階でも目標が設定され，さらに計画が実施された後，評価することで，課題が抽出される．目標が達成できるかどうかが評価の目的となる．最初に目標を設定した時の基準から長期目標の達成へ移行する間に，評価を繰り返し行う．最初の水準から長期目標の水準へ移行する間の差が，改善目標となる．

　つまり，評価を繰り返すことにより，改善目標が設定され，さらにその改善目標を改善することにより，長期目標の達成へと進んでいく．その改善課題を設定するときに，RUMBA（ルンバ）に従って設定することもできる．RUMBAとは，① Real（実際的，具体的である）② Understandable（住民，対象者に理解できる）③ Measurable（達成目標をできるだけ数値で測定できる）④ Behavioral（生活や習慣などの行動の変容に結びつく）⑤ Achievable（努力すれば達成できる）である．

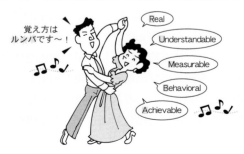

（5）目標設定の優先順位

　目標を設定する時，その目標がどれくらい実態に合ったものであるかを考え，優先順位をつけることが必要となる．優先順位をつける時の基準は，改善課題の必要性または重要性を考慮し，実施可能性があるかどうかを確認する．そして，優先順位のためのマトリックス因子を参考に，重要度が高く，改善可能性が高い目標設定を考えていかなければならない（図5-8）.

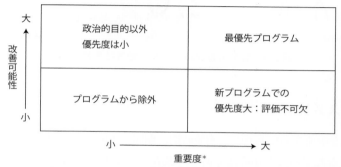

＊　重要度は，上位目標（QOLや健康目標）との関連性の強さと，働きかけを必要とする対象者の頻度を掛け合わせたもの.

ローレンス・W・グリーン，マーシャル・W・クロイター「ヘルスプロモーション-PRECEDE-PROCEED モデルによる活動の展開」神馬征峰ほか訳, 医学書院 ,1997, を改変

図 5-8　目標設定の優先順位

5.4　公衆栄養プログラムの計画，実施，評価

（1）地域社会資源の把握と管理

　公衆栄養プログラムにおける地域社会資源とは，QOL の向上を目的とした健康増進（ヘルスプロモーション）に視点をおき，その活動を遂行するために協力し，連携を取り合う人々，組織および設備・施設のことをいう．私たちが生活する社会環境は，個人があり，家族があり，地域があり，社会があり，そして最終的には生態系に囲まれている（図5-9）.家族が住む地域には市町村の保健センターや,医療・保健・福祉に関係する団体や，教育・文化に関係する団体および組織が存在する．その地域の中で公衆栄養プログラムを行うためには，地域や職域などに存在する人的資源を発掘して，専門家のみではなく社会を構成するさまざまな人との連携・協力が必要である.

　公衆栄養プログラムを展開するには，日常から地域や職域に存在する社会資源を把握して，事業を行うための話し合いができるように関係機関との連絡会や協議会などを組織し，事業連携がとれる仕組みを作ることが大切である．また，組織作りおよび事業を速やかに行う上で人的資源，物的資源，予算源，活動方法，実施方法を考慮する必要がある（表5-7）.つまり，健康増進へ結びつく行動変容を行うための公衆栄養プログラムは，専門家 1 人の力ではなしえない.

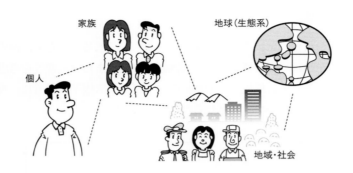

図 5-9　公衆栄養プログラムと地域社会資源

（2）運営面のアセスメント

　公衆栄養プログラムを実施するにあたり，実施時期，期間，人的資源，物的資源，予算，活動方法や実施方法を検討し計画をたてることが必要である（表 5-7）．これらの資源を，ただ組み合わせるのではなく，目的に沿った組織づくりを考慮するとともに，住民への動機づけにつながる計画をたてる必要がある．そのために，各資源について運営できるかどうか評価し，適切な計画が行われるように遂行することが大切である．

表 5-7　事業実施に要求される事柄

人的資源	チームリーダー，教育スタッフ，検診スタッフ，管理スタッフ，地域のリーダー，ボランティア（食生活改善推進員など）のマンパワーの確保
物的資源	施設，教育教材，検診機材，検診期間など
予算源	人件費，会場費，備品などの購入費・施設使用量，交通費，公共予算，教育活動費による援助，財団ファンド，その他私的資源など
活動方法	調査活動，指導活動，教育活動
実施方法	役割分担，活動の手順，時間配分，実施内容の確認など

（3）政策面のアセスメント

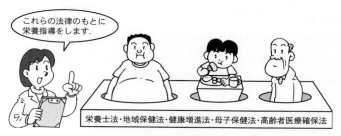

これらの法律のもとに
栄養指導をします.

栄養士法・地域保健法・健康増進法・母子保健法・高齢者医療確保法

図 5-10　関係法規

①　行政における公衆栄養活動

　公衆衛生の一環として，公衆栄養行政は実施されている．栄養行政は，国（厚生労働省），地方公共団体，市町村レベルで所轄されており，保健福祉・衛生・健康増進などの各部局が担当している．

1）厚生労働省での公衆栄養活動

　健康増進法[*1] を含む関連法規，健康政策の制定，国民の健康増進，保健衛生，栄養士・調理師，国民健康・栄養調査の調整などが行われている．

2）保健所での公衆栄養活動

　地域保健法[*2] に基づく公衆衛生行政の中心的役割を果たしている．市町村との連携により，栄養改善計画，栄養調査関係，地区組織・栄養関係団体の育成事業，市町村栄養改善業務の調整，給食施設への栄養管理指導，栄養士・調理師免許事務，その他健康づくり事業の企画運営など，広域的，専門的技術を必要とする栄養指導ならびに給食施設の指導を実施している．

> ＊1　健康増進法
> 　「健康日本 21」を中核とする国民の健康づくり，疾病予防をさらに積極的に推進するため，医療制度改革の一環として 2002（平成 14）年 8 月 2 日に健康増進法が公布された．
>
> ＊2　地域保健法
> 　1937（昭和 12）年に保健所法として制定→ 1994（平成 6）年に地域保健法として改正された．地域住民の健康保持・増進を目的とした地域保健対策を趣旨としている．

②　法規

　法規とは，日本国憲法の規定を受けて定められたもので，法律，政令（施行令），省令（施行規則），告示，条例，規則を総称したものである．

　社会生活を送るうえで，必ず守らなければならない国の定める代表的な法規は，日本国憲法である．日本国憲法第 25 条には，「すべての国民は健康で文化的な最低限度の生活を営む権利を有する」と明

記されており，また，公衆衛生に関して，「すべての生活場面について，社会福祉保障および公衆衛生の向上および増進に努めなければならない」と定められている．このように国民が健康に関して受ける権利と義務を明確に示されている．

　公衆栄養活動に関する栄養行政関係法規を栄養関係法規といい，栄養士法，地域保健法，健康増進法，母子保健法，次世代育成支援対策推進法，高齢者の医療の確保に関する法律，介護保険法，健康保険法，調理師法，食品表示法などがある．その他，病院給食関係では医療法が，学校関係では学校給食法などが含まれる．

表 5-8　法規の種別

日本国憲法：日本の基本法．他の法律で変更できない
法律：国会での議決を経て制定されるもの（栄養士法など）
政令：憲法や法律の実施をするための内閣が制定する命令（施行令など）
省令：法律や政令の実施をするための各省大臣が発令する命令（施行規則など）
告示：各行政機関で決定したことを知らせること
条例：都道府県・市町村などの議会が制定する命令
規則：地方公共団体の長が制定する命令

（4）計画策定

　生活環境の変化により，人々の生活や健康観に変化が見られるようになってきている．公衆衛生活動の一環として，人々の栄養ならびに食を基盤とした健康の維持・増進のために，個人ならびに集団や社会全体をも含めた栄養政策の実践活動である公衆栄養活動の必要性がますます高まり，国民の栄養・食生活，生活環境，経済的・文化的要因など，さまざまな健康問題を踏まえた公衆栄養計画が期待され，実施されている．

　地域における公衆栄養活動計画は，個人ならびに地域住民の健康状態を，いかに向上，継続させていくかが大切となるため，地域での現状を把握し，地域住民のニーズに沿った計画（Plan）を立て，地区住民が気軽に実践できる方法を選び（Do），活動の実施中または実施後における評価（Check）と改善（Act）を導入するという，マネジメントサイクルに沿った，目標と計画の樹立をすることが望ましい．

①　公衆栄養プログラムの目標設定と計画

　地区での診断結果などから，それぞれ地区の現状に見合った活動のテーマと目標を設定し，目標達成のための具体的な実施計画案を立案する．そのために必要な注意事項と手段を述べる．

1）コミュニティと住民参加

　公衆栄養活動における組織活動については，行政主導型にならない自主的な地区組織活動が望ましい．さらに，それぞれの活動内容が，地域住民の共通問題意識を共有するものでなくてはならない．最近の例としては，地区組織活動として，自主的な活動グループとして発足したスポーツグループ，消費者グループ（食品の安全性など），団地内のスポーツを通じてのグループ活動の活躍が注目される．地域や校区単位の健康づくりやアスリートなど，運動を通しての組織づくりが活発に行われている．

2）活動の優先性

公衆栄養活動計画時には，地域における住民の栄養状態，食生活，食料の生産・流通機構，経済状況など一連の情報収集を行い，地域の実態について的確に把握する．実態把握で得た問題点については，栄養・食生活と健康とのかかわりについて科学的に評価することが必要である．

3）地域の実態把握

新たに計画・調査されるものだけでなく，地域に関連した既存のデータも活用することが望ましい．地域での問題点の現状を把握し，栄養の改善や健康づくり活動の弊害となっている実態を把握する．その上で，この活動が，地区住民のニーズに沿ったものであるか，地域として緊急を要するものであるか，また，効果が期待できるものであるか，予算面の確保なども含めて考慮する．

（5）住民参加

公衆栄養活動における組織活動については，行政主導型にならない自主的な地区組織活動，つまり住民参加が望ましい．住民参加の形には，コミュニティオーガニゼーションとコミュニティビルディングの2つの形がある．コミュニティオーガニゼーションは，1986年世界保健機関（WHO）が，健康を決定する要因の制御，住民参加，組織間の協力といったコミュニティオーガニゼーションの概念をヘルスプロモーションの中に応用したことから進んできた．一方，コミュニティビルディングは，黒人女性の健康プロジェクトに反映されるように，社会変革のための自助と意識高揚によるエンパワーメントを強調しつつ，コミュニティが変容するプロセスに自分たち自身が参加していると認識して行動することが重要とされた（図5-11）．

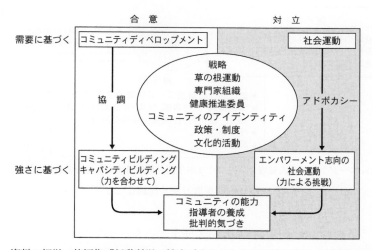

資料：畑栄一他編集「行動科学 健康づくりのための理論と応用」南江堂，2006

図5-11 コミュニティオーガニゼーションとコミュニティビルディング

(6) プログラムに関連する関係者・機関の役割

　健康増進法に基づく，地域での健康政策は，QOL の向上を最終目標とし，各地域での優先的な目標が選定され，その後地域の様々な関係者，関係機関の連携により，健康政策が進められている（図5-12）.

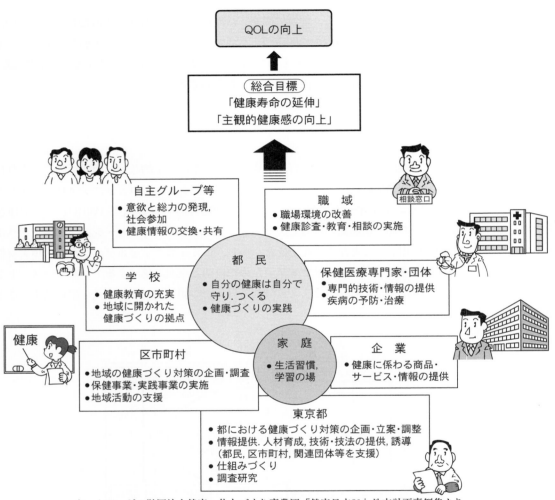

ホームページ：財団法人健康・体力づくり事業団「健康日本21」地方計画事例集より

図 5-12　住民を取り巻く組織について

　公衆栄養プログラムを実施する際，個人から集団までさまざまな角度で健康増進へ結びつく行動変容へ向けた働きかけが行われている. これまでも，国民の健康は国レベルで主導され，1994（平成6）年地域保健法の成立により，保健所と市町村の役割が見直され，住民1人ひとりに細かい対応を行う方向へ重点が置かれた地域保健政策へと転換されている.

① 行政栄養士について

表 5-9　地域における行政栄養士業務の基本指針

都道府県（保健所を含む）	保健所設置市・特別区 （保健所を含む）	市町村
1．組織体制の整備 ① 関係部局との体制整備・人材確保 ② 地域集団データの活用 ③ 市町村との協同体制確保	1．組織体制の整備 ① 配置関係部局との情報集約・共有体制の確保 ② 未配置関係部局との施策情報の共有体制の確保	1．組織体制の整備 ① 配置関係部局との情報集約・共有体制の確保 ② 未配置関係部局との施策情報の共有体制の確保
2．健康・栄養課題の明確化 （1）PDCA サイクルに基づく施策・推進 ① 市町村健診結果の収集・整理 ② 各種調査結果の収集・整理・分析 ③ 計画策定・目標設定・評価 ④ 市町村への支援 ⑤ ネットワーク活用による専門的栄養指導の推進	2．健康・栄養課題の明確化 （1）PDCA サイクルに基づく施策・推進 ① 健診結果の分析 ② 各種調査結果の分析 ③ 分析結果に基づく計画策定・目標設定・評価 ④ ⑤ ネットワーク活用による専門的栄養指導の推進	2．健康・栄養課題の明確化 （1）PDCA サイクルに基づく施策・推進 ① 健診結果の分析 ② 各種調査結果の分析 ③ 分析結果に基づく計画策定・目標設定・評価 ④ 都道府県等に情報提供を求めながらの事業展開
3．生活習慣病の発症予防 （1）重症化予防の徹底のための施策 ① 市町村や保険者等の連携による特定健診・保険指導結果の共有化・収集・整理・情報の還元 ② 地域特性の明確化・周知・共有化	3．生活習慣病の発症予防 （1）重症化予防の徹底のための施策の推進 ① 特定健診・保健指導結果に基づく分析・課題の明確化・計画化・目標設定・栄養指導の実施 ② 行動変容につなげる栄養指導の実施・評価・改善 ③ 設定目標に対する評価・検証，戦略的取り組みの検討	3．生活習慣病の発症予防 （1）重症化予防の徹底のための施策の推進 ① 特定健診・保健指導結果に基づく分析・課題の明確化・計画化・目標設定・栄養指導の実施 ② 行動変容につなげる栄養指導の実施・評価・改善 ③ 設定目標に対する評価・検証，戦略的取り組みの検討
4．自立化に向けた機能の維持・向上のための施策の推進 ① 乳幼児・高齢者の栄養状態の実態の集約・整理・栄養情報の還元 ② 児童生徒の課題解決のため教育委員会との調整 ③ 栄養・食生活支援の取り組み事例の収集・整理・情報の還元	4．自立化に向けた機能の維持・向上のための施策の推進 ① 次世代の健康 ・健やか親子21 と連動した目標設定・取り組み ・乳幼児健診データの集計・解析評価・個別支援 ・他職種，教育委員会等との連携による課題解決・観察・分析 ② 高齢者の健康 ・他職種連携による栄養・食生活支援体制の確保 ・低栄養高齢者の実態把握・分析・計画・取り組み	4．自立化に向けた機能の維持・向上のための施策の推進 ① 次世代の健康 ・健やか親子21 と連動した目標設定・取り組み ・乳幼児健診データの集計・解析評価・個別支援 ・他職種，教育委員会等との連携による課題解決・観察・分析 ② 高齢者の健康 ・他職種連携による栄養・食生活支援体制の確保 ・低栄養高齢者の実態把握・分析・計画・取り組み
5．社会環境の整備の充実 （1）特定給食施設への指導・支援・評価 ① 特定給食施設への栄養士等配置指導 （2）飲食店によるヘルシーメニューの提供等の促進 ① ヘルシーメニュー実践の効果検証 ② 栄養表示の活用・普及 ③ 栄養表示販売食品の検査・収去 ④ 消費者庁との連携 （3）地域の栄養ケア等の拠点の整備 ① 在宅療養者の栄養・食生活の実態把握 ② 地域の関係団体との連携による整備促進 ③ 大学等との連携による栄養情報拠点の整備 （4）保健・医療・福祉・介護領域における管理栄養士・栄養士の養成 （5）食に関する多領域の施策の推進 ① 教育・福祉・農政・産業振興等の多岐領域との食育推進の計画策定・実施・評価 ② 科学的根拠に基づく施策推進 （6）健康危機管理への対応 ① 発生防止等対応のためのネットワークの構築 ② 災害時の栄養・食生活支援体制の整備	5．社会観教の整備の充実 （1）特定給食施設への指導・支援・評価 ① 特定給食施設への栄養士等配置指導 （2）飲食店によるヘルシーメニューの提供等の促進 ① ヘルシーメニュー実践の効果検証 ② 栄養表示の活用・普及 ③ 栄養表示販売食品の検査・収去 ④ 消費者庁との連携 （4）保健・医療・福祉・介護領域における管理栄養士・栄養士の養成 （5）食育推進のネットワークの構築 ① 教育・福祉・農政・産業振興等の多岐領域との食育推進の計画策定・実施・評価 ② ボランティア組織の育成とネットワークの構築 （6）健康危機管理への対応 ① 発生防止等対応のためのネットワークの構築 ② 災害時の栄養・食生活支援体制の整備	5．社会環境の整備の充実 （4）保健・医療・福祉・介護領域における管理栄養士・栄養士の養成 （5）食育推進のネットワークの構築 ① 教育・福祉・農政・産業振興等の多岐領域との食育推進の計画策定・実施・評価 ② ボランティア組織の育成とネットワークの構築 （6）健康危機管理への対応 ① 発生防止等対応のためのネットワークの構築 ② 災害時の栄養・食生活支援体制の整備

資料）平成 25 年 3 月 29 日　健が発 0329 第 4 号通知「地域における行政栄養士による健康づくり及び栄養・食生活の改善の基本指針について」のまとめ（一部改変）
出典：「五訂 公衆栄養学」建帛社

② 関連職種・組織の役割

　関連職種・組織との連携は常に公衆栄養プログラムの実施に必要不可欠である．保健所や市町村保健センターが中心となり，それらの施設には保健師などの保健医療従事者や行政スタッフが在勤している．保健医療従事者とは，保健医療サービスを提供する高度な専門技術を有する者であり，法的な資格，業務が定まっており，栄養士会，医師会，歯科医師会，薬剤師会，看護協会などの専門職能団体を組織している．

　また，地域の栄養・食生活改善に大きな実績をあげている食生活改善推進員（ヘルスメイト）といった人々が，行政の指導や助言を求めつつ，自主的に組織・運営しボランティアとして協力している．

③ 住民・民間組織の役割

　「自分の健康は自分でつくっていくもの」という考え方が「健康日本21」の基本スタイルであり，1人ひとりが健康づくりに励むことを意味する．地域住民1人ひとりが意識し，向上することを望み，自らが積極的に参加できるように，国は支援体制をつくることを推進している．

　民間組織としては，外食や惣菜や加工食品など食に関わる民間企業がある．民間企業の協力なくして食環境づくりを整備することはできない．また，行政機関ではないが，社会的課題の解決に活発に活動している非営利団体（NPO）などの組織が，公衆栄養プログラムの実施に協働することで，社会の多様性が高まる原動力として期待されている．

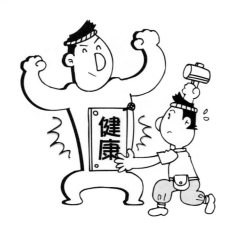

（7）評価の意義と方法

　公衆栄養プログラムにおいて，評価はプログラムの適正を評価するものであり，その評価結果はフィードバックしなければならない．プログラムは，最終目標を達成することができれば終了となるが，その目標達成までは常に螺旋階段のように実施されていく．人と時間と財政といった制約の下，できる限りの成果が求められる．プログラムにより期待した結果が得られなかった場合，次への改善のために評価結果が必要となる．

　評価をデザインする上では，疫学の手法で求められる5つの構成要素の組み合わせがある（表5-10）．

①　評価研究の構成要素について

　評価研究を行う上で大切なことは，偶然，バイアス*¹，交絡*²の影響をコントロールした上で，プログラムの実施（＝暴露）と疾病との因果関係を正しく検証することである．表5-10の5つの構成要素を組み合わせることにより，研究デザインができあがる．

> ＊1　バイアス　暴露要因と疾病との実際の関連を過大もしくは過小評価により誤った研究結果を導いてしまう現象．
>
> ＊2　交絡　暴露要因と疾病の実際の関連性が第3の要因の影響によって過大もしくは過小評価されてしまう現象．

表5-10　評価研究の構成要素について

① 無作為割り付け	研究対象者すべてを同じ確率で指導群と比較群に組み入れる．計画段階で選択バイアスをコントロールする方法の1つで最も強力な手段．事業の効果とは無関係の要因による変化分を分離して観察するために2群（指導群または介入群と比較群）を設定．2群とも同じ方法で評価指標を測定することが必要．	
② 比較群の設定	比較群の設置方法	
	無作為割り付け	同じ確率で組み入れる．
	マッチング	最初に指導群を選び，交絡の可能性のある要因を指導群の対象者とマッチさせた（例えば年齢，体重など）個人または集団を比較群として選ぶ．
	「異なる空間」による設定	1つの地域の集団を指導群とし，別の地域の集団を対照群とする．
	「異なる時間」による設定	研究対象者の検査や指導を受ける時期の差を利用する．例えば昨年の検診で異常値を示した人を比較群，今年度の検診で以上を示した人を指導群．4～6月までに健康教育を実施する群を比較群，7～9月に健康教育を実施する群を指導群．
	対象者自身による設定	研究者が対象者をふり分けることが不可能な状況の時，事業に参加する人を指導群，参加しない人を比較群．参加する人の方が明らかに意識が高い選択バイアスが大きくかかるが，1群で行うよりはより良い情報を得ることができる．
③ 評価指標の事前測定	事業を実施する前に，評価指標を測定すること．事前測定は1回のみとは限らず，2回以上行うこともある．	
④ 介入	事業の内容を，指導群の対象者にのみ実施すること．	
⑤ 評価指標の事後測定	事業を実施した後，評価指標を測定すること．事後測定は1回だけとは限らず，2回以上行うこともある．	

注）疫学分野においては，「指導群」が「介入群」といわれ，「比較群」が「対照群」といわれる．

資料：赤羽正之編「エキスパート管理栄養士養成シリーズ　公衆栄養学」化学同人，2005より改変

(8) 評価の実際

　公衆栄養プログラムにおける評価指標は，大きく，インプット（企画評価・ストラクチャ評価），アウトプット（実施評価・経過評価），アウトカム（結果評価）の3部構成で考えられる．プログラム実施後には経済評価，総合評価を行う．

① 結果評価

　地域診断結果から導き出された問題に対して，改善させることができたか，またはどれだけ近づけることができたかを表現する指標である．健康状態への効果，栄養状態やQOLの改善状況，目標への達成度など，そのプログラムの有効性を評価する．結果評価の指標には，罹患率，有病率，死亡率，客観的・主観的健康度，知識の普及，健康行動，QOL関連指標，および保健医療サービス満足度などがあり，量的に測定できる内容に関する指標が多い．なお，これらの評価項目は，計画の段階であらかじめ選択しておくことが重要である．

② 実施・経過評価

　実施・経過評価は，計画された公衆栄養プログラムが目的に対して適切に実施されているかなどの過程を評価するものである．プログラムの実施量（アウトプット）[*1]に関する評価を含み，プログラムの進行状況，保健医療従事者の活動（情報収集，問題分析，目標設定，事業の実施状況），対象者の活動（サービス，事業に対する満足度，継続率，完遂など），社会資源の活用状況，地域社会の反応などに対する評価も含まれる．経過評価には，1回のプログラム実施状況に対する評価から，実施回数すべてを含めたその計画が終了するまでの過程の評価まである．

> **＊1　事業実施量（アウトプット）**
> 実施回数，参加人数，参加率，従事者ののべ人数，参加者など

③ 経済評価

　経済評価には，費用効果，費用便益，費用効用がある．費用効果では一定量の効果を得るために要した費用を算出する．たとえば，体重を1kg減少させるのにどれくらいの費用を要したかを分析する．費用効果の評価には，"実際の費用効果＝（有益な結果―有害な結果）/費用"の計算が必要である．費用効果分析は異なるプログラムを比較分析することができる．費用便益は，効果を金額に換算して評価を行う．たとえば，プログラムにより医療費がどれくらい削減されたかを評価する．費用効用は，効果を生活の質（QOL）に置き換えて評価を行う．プログラムの効果の指標として，質調整生存年（QALY：Quality-adjusted life year）を用いる．

④　評価結果のフィードバック

　最終目標である「QOL の向上」にどの程度近づいたかを評価しなければならない．同時に，その評価による結果は，マネジメントサイクルの各過程にフィードバックさせ，公衆栄養プログラムの見直しを行い，より効果的なプログラムの推進へつなげていく必要がある．標準化された方法により各種公衆栄養プログラムについて報告することは，以後の公衆栄養活動を効率的なものにするためにも役立つ．地域，職場などに広く報告書として公表することで，実施した公衆栄養プログラムを地域社会で評価してもらうことができる．そして，その重要性が周知されるとともに，周囲の理解が進むことにつながる．さらに，公衆栄養プログラムに携わるスタッフの技術力向上にも役立つこととなる．

(9) 影響・結果評価

　影響評価は，公衆栄養プログラムを実施している段階で，目標に対しての活動や行動の変容などが観察される中での影響を評価するものである．影響評価の指標には，対象者自身の行動変容に関係する知識，態度，信念，技能，行動などの変化，対象者に影響を及ぼす対象者の所属する組織の反応の変化，周囲の理解度への変化，社会的資源の利用度に関する変化などがある．

　結果評価は，公衆栄養プログラムを実施した結果であり，健康状態への効果，栄養状態や QOL の改善状況，目標への達成度など，そのプログラムの有効性を評価する．結果評価の指標は，罹患率，有病率，死亡率，客観的・主観的健康度，知識の普及，健康行動，QOL 関連指標，および保健医療サービス満足度などがある．量的内容に関する指標が関係してくる．なお，これらの評価項目は，計画の段階であらかじめ選択しておくことが重要である．

(10) 評価結果のフィードバック

　公衆栄養プログラムの実施には，常にマネジメントサイクルが働いている．どの段階においても，最終目標である「QOL の向上」に地域や職域を構成する人々の協働により，どの程度近づいたかを評価しなければならない．同時に，その評価による結果は，マネジメントサイクルの各過程にフィードバックさせ，公衆栄養プログラムの見直しを行い，より効果的なプログラムの推進へつなげていく必要がある．また，標準化された方法により各種公衆栄養プログラムについて報告することは，以後の公衆栄養活動を効率的なものにするためにも役立つ．地域，職場などに広く報告書として公表することも，実施した公衆栄養プログラムを地域社会で評価してもらうことができる．そして，その重要性が周知されるとともに，周囲の理解が進むことにつながる．また，公衆栄養プログラムに携わるスタッフの技術力向上にも役立つこととなる．

5.5　プリシード・プロシードモデルを用いた公衆栄養プログラム

(1) プリシード・プロシードモデルの概要

　プリシード・プロシード（PRECEDE-PROCEED[*1][*2]）モデルは，グリーン（L.W. Green）らによって開発された，ヘルスプロモーション活動展開のための手法のひとつである（図5-13）．ヘルスプロモーション戦略は「健康に資する諸行為や生活状態に対する教育的支援と環境的支援との組合せである」ことが前提として構成されている．

[*1]　**PRECEDE**
　Predisposing, Reinforcing, and Enabling Constructs in Educational / ecological Diagnosis and Evaluation（教育／エコロジカル・アセスメントと評価のための準備・強化・実現要因）の略である．また，本来は英語で「実施に先立って行われる」という意味がある．

[*2]　**PROCEED**
　Policy, Regulatory, and Organizational Constructs in Educational and Environmental Development（教育・環境開発における政策的，法規的，組織的要因）の略である．また，本来は英語で「続いて行われる」という意味がある．

　プリシード・プロシードモデルは「MIDORI」モデルとも呼ばれている．これはこのモデルの開発者であるL.W.Greenに由来する．「みんなで，どんな場面でも，利用できるモデルである」との願いが込められている．また，Mutually Involved Development & Organization of Research for Intervention「相互の参画による展開と組織化を可能にする介入方法」といった意味を持たせて，MIDORIというローマ字表記をしている．

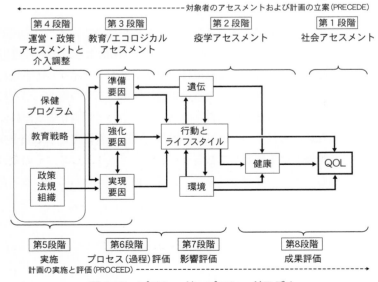

図5-13　プリシード・プロシードモデル

　プリシード・プロシードモデルは，アセスメントと計画に関わる「プリシード」の部分と，実施および評価に関わる「プロシード」の2つの部分から構成されている．プリシード・プロシードモデルは全8段階からなり，第1〜4段階で設定された目標の指標は，そのまま第6〜8段階の事後評価の指標となる．QOLの向上から対策・事業まで構造的に各因子間を把握し，その関係を整理することにより，計画策定のための体系的なアセスメントが可能となっている．このモデルの概念は，近年の日本の栄養政策や各都道府県および市町村の公衆栄養活動に頻繁に利用されている（図5-14）.

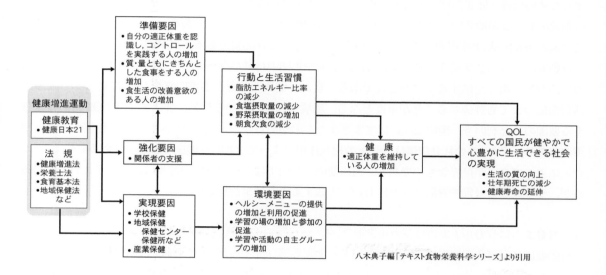

図 5-14　健康日本 21 とプリシード・プロシードモデル

(2)　プリシードについて

①　社会アセスメント

　第1段階である社会アセスメントでは，対象とする集団のQOL（生活の質）あるいは社会目標やニーズの把握を行うことである．そのためには，対象集団を明確にし，対象集団にとって最終的な目標であるQOLの向上とは何かを，対象集団の価値観に基づいてアセスメントを行う．社会アセスメントでは，グループインタビュー，ワークショップおよびデルファイ法[*1]などによるヒアリングを通して，最重要項目を特定する.

> ＊1　デルファイ法
> 　アンケート調査などにより同じ人に何回か質問し，結果をつみ重ね，必要な情報を取りまとめる方法.

② 疫学アセスメント

　第 2 段階の疫学アセスメントでは，社会アセスメントで考えた社会目的や目標に影響を与える具体的な健康問題や課題を確定し，健康問題に対して直接関係している具体的な行動要因と環境要因を決定する．また，それぞれにおいて抽出された課題には，優先順位をつけ達成すべき目標を立案することが重要である．

　第 1 段階で設定された QOL に影響を及ぼしている健康問題を把握し，その健康問題を定量的に評価するための指標（健康指標）を設定する．第 2 段階の次の課題は，健康問題に影響を与える遺伝的要因，行動要因および環境要因を特定し，達成すべき目標値を設定することである．さらには，行動要因と環境要因の各要因間の因果関係についても明らかにすることが必要である．

　行動要因（行動とライフスタイル）とは，個人や集団の行動パターンをいう．対象となる個人や集団の生活習慣を明らかにすることが必要である．また，健康問題を介さずに直接 QOL に影響を与える生活習慣についても評価することが重要となる．環境要因とは外から行動，健康および QOL に影響を与える要因のことをいう．環境要因にはさまざまなものがあるが，主に社会環境について注目することが重要である．また，この社会環境は行動との相互作用によって，QOL や健康に影響を与えるものであり，介入によって変更が可能なものである．遺伝要因については，その分野の進歩には目覚ましいものがあるが，その成果を公衆栄養活動などにおいて実践することはまだ難しい．

③ 教育エコロジカル / エコロジカルアセスメント

　行動要因や環境要因に影響を及ぼす要因を，準備要因（predisposing factor），強化要因（reinforcing factors），実現要因（enabling factor）に分類してアセスメントを行う．準備要因は，おもに行動への動機づけに関連する要因で，対象となる集団や個人の持つ，知識，態度，行動，信念，価値，認識および自己効力感などが含まれる．強化要因は保健行動ののちに他者から受けるフィードバックのことであり，行動を持続することを支援する因子である．また，強化要因にはソーシャル・サポートも含まれる．実現要因は行動変容や環境変化を可能にする技術や資源が全て含まれる．たとえば，地域医療資源や地域資源の利便性，アクセスの良さおよび料金の安さなどである．

④ 運営・政策アセスメントと介入調整

　立案した計画が実現可能となるように，政策，資源および組織内のさまざまな状況についてアセスメントする．運営アセスメントでは，プログラムの運営に必要な予算，人的資源および社会資源についての検討を行い，プログラムを実施する際に解決しなければならない問題について検討を行う．政策アセスメントでは，既存の政策，法規，組織の方針ついての検討を行い，立案した計画を取り組むうえでの促進要因あるいは阻害要因を考慮する．

（3）プロシード部分について

①　実　施

　社会アセスメントから運営・政策アセスメントまでのアセスメントの結果に基づき立案したプログラムを展開する．さらには，実施にかかり必要な人的資源（専門職や関係機関・団体，地域住民の役割），器材，予算を明らかにすることである．

②　経過評価

　立案したプログラムの進行状況を評価する．過程評価では，プログラム従事者の活動，地域住民のプログラムへの参加状況，社会資源の活用状況および地域社会の反応などを評価する．経過評価により，問題がある場合には早期に軌道修正をすることが可能となる．このような評価は，1回のプログラムの実施状況から，実施回数すべてを含めたプログラムが終了するまでの評価も含む．

③　影響評価

　立案したプログラムを実施したことによって，目標とした準備要因・強化要因・実現要因がどのように変化したのか，さらには，生活習慣や保健行動および環境要因がどのように変化したかについて評価する．行動・環境アセスメントで設定した行動目標や環境目標，あるいは準備要因・強化要因・実現要因でそれぞれ設定した学習目標や社会資源に関連する目標などの目標値が達成されているかを評価する．

④　成果評価

　立案したプログラムを実施した結果，対象集団の健康指標は改善されたのか，QOLは改善されたのかを評価することが成果評価となる．疫学アセスメントおよび社会アセスメントで明らかとされた目標値が達成されたのかどうかによって評価される．

第6章　公衆栄養プログラムの展開

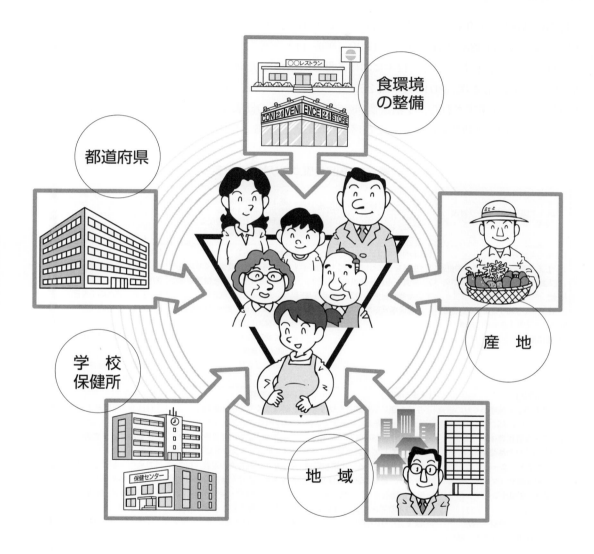

　　わが国では，地域特性や集団が持つ特性に応じて，それぞれが抱える健康問題，栄養問題を解決するために多くの対策が推進されています。この章では，わが国における地域特性に対応したプログラム，食環境づくりのためのプログラム，地域集団の特性別プログラムを学びます。これらの学習をとおして，わが国の公衆栄養プログラム推進の考え方，具体的実施方法を理解します。

6.1　地域特性に対応したプログラムの展開

(1) 健康づくり

　1978（昭和53）年に始まった国民健康づくり運動は第1次〔1978（昭和53）〜 1987（昭和62）年度〕，第2次〔1988（昭和63）〜 1999（平成11）年度〕，第3次〔2000（平成12）〜 2012（平成24）年度〕と推移している．日本における健康対策の現状や健康日本21最終評価で提起された課題等を踏まえて，第4次〔2013（平成25）〜 2022（平成34）年度〕国民健康づくり運動（健康日本21（第2次））が策定された．生活習慣病の予防やこころの健康など5分野53項目の目標が設定され，健康寿命の延伸と健康格差の縮小などが盛り込まれた．表6-1に国民健康づくり対策の概要を示す．

表6-1　国民健康づくり対策の概要

第1次国民健康づくり対策 1978（昭和53）年〜	第2次国民健康づくり対策 1988（昭和63）年〜 アクティブ80ヘルスプラン	第3次国民健康づくり対策 2000（平成12）年〜 21世紀における国民健康づくり運動（健康日本21）	第4次国民健康づくり対策 2013（平成25）年〜 21世紀における第2次国民健康づくり運動 （健康日本21（第2次））
【基本的考え方】 1. 生涯を通じる健康づくりの推進（成人病予防のための1次予防の推進） 2. 健康づくりの3要素（栄養・運動・休養）の健康増進事業の推進（栄養に重点）	【基本的考え方】 1. 生涯を通じる健康づくりの推進 2. 栄養・運動・休養のうち遅れていた運動習慣の普及に重点を置いた健康増進事業の推進	【基本的考え方】 1. 生涯を通じた健康づくりの推進｛「一次予防」の重視と健康寿命の延伸，生活の質の向上｝ 2. 国民の保健医療水準の指標となる具体的目標の設定及び評価に基づく健康増進事業の推進 3. 個人の健康づくりを支援する社会環境づくり	【基本的考え方】 1. 生活習慣病の発症予防・重症化予防を図る 2. 生活の質の向上を図る 3. 健康のための資源へのアクセスの改善と公平性の確保を図る 4. 社会参加の機会の増加による社会環境の質の向上を図る 5. 健康寿命の延伸・健康格差の縮小を実現する
【施策の概要】 ①生涯を通じる健康づくりの推進 ・乳幼児から老人に至るまでの健康診査・保健指導体制の確立 ②健康づくりの基盤整備等 ・健康増進センター ・市町村保健センター等の整備 ・保健婦，栄養士等のマンパワーの確保 ③健康づくりの啓発・普及 ・市町村健康づくり推進協議会の設置 ・栄養所要量の普及 ・加工食品の栄養成分表示 ・健康づくりに関する研究の実施等	【施策の概要】 ①生涯を通じる健康づくりの推進 ・乳幼児から老人に至るまでの健康診査・保健指導体制の充実 ②健康づくりの基盤整備等 ・健康科学センター，市町村保健センター，健康増進施設等の整備 ・健康運動指導者，管理栄養士，保健婦等のマンパワーの確保 ③健康づくりの啓発・普及 ・栄養所要量の普及・改定 ・運動所要量の普及 ・健康増進施設認定制度の普及 ・たばこ行動計画の普及 ・外食栄養成分表示の普及 ・健康文化都市及び健康保養地の推進 ・健康づくりに関する研究の実施等	【施策の概要】 ①健康づくりの国民運動化 ・効果的なプログラムやツールの普及啓発，定期的な見直し ・メタボリックシンドロームに着目した，運動習慣の定着，食生活の改善等に向けた普及啓発の徹底 ②効果的な健診・保健指導の実施 ・医療保険者による40歳以上の被保険者・被扶養者に対する健診・保健指導の着実な実施（2008年度より） ③産業界との連携 ④人材育成（医療関係者の資質向上） ・国，都道府県，医療関係者団体，医療保険者団体等が連携した人材育成のための研修等の充実 ⑤エビデンスに基づいた施策の展開	【施策の概要】 ①健康寿命の延伸と健康格差の縮小 ②主要な生活習慣病の発症予防と重症化予防 ③社会生活を営むために必要な機能の維持及び向上 ④健康を支え，守るための社会環境の整備 ⑤栄養・食生活，身体活動・運動，休養，飲酒，喫煙及び歯・口腔の健康に関する生活習慣及び社会環境の改善

資料：健康日本21（第2次）の推進に関する参考資料より一部改変

① 標準的な健診・保健指導プログラム（平成 30 年版）

　厚生労働省は，平成 25 年度の改正につづき，生活習慣病有病者・予備群の減少と，中長期的な医療費の伸びの適正化を図る政策を推し進めるため，第 3 期として「標準的な健診・保健指導プログラム【平成 30 年版】」を作成し公表した．

　このプログラムは，高齢者の医療の確保に関する法律に基づく特定健診・特定保健指導と，健康増進法に基づく生活習慣病対策を推進するための効果的な健診・保健指導を実施するにあたり，事務担当者を含む健診・保健指導に関わる者（医師，保健師，管理栄養士等）が理解しておくべき 8 項目の基本的な考え方や，実施する際の留意点等を示した．主な改正のポイントを図 6-1 に示す．

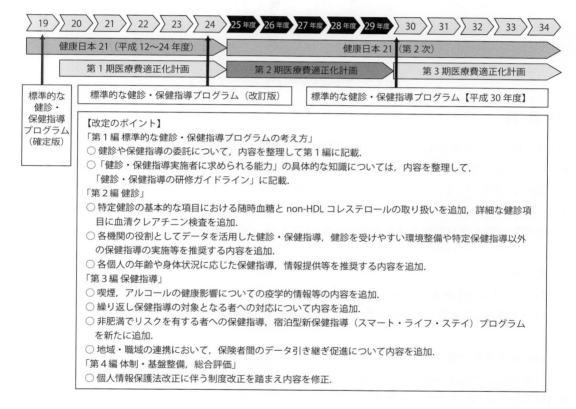

図 6-1　標準的な健診・保健指導プログラム【平成 30 年度】改正のポイントについて

② 「スマート・ライフ・プロジェクト（Smart Life Project）」

　厚生労働省は，健康寿命の延伸に向け，幅広い企業連携を主体とした取組として，2011（平成 23）年 2 月に，「スマート・ライフ・プロジェクト（Smart Life Project）」を開始した．スマートライフプロジェクトは，「健康寿命をのばしましょう」をスローガンに，国民全体が人生の最後まで元気に健康で楽しく毎日が送れることを目標とした国民運動である．運動，食生活，禁煙の 3 分野を中心に，具体的なアクションの呼びかけを行い，2014（平成 26）年度からは，これらのアクションの他，健診・検診の受

診を新たなテーマに加え，更なる健康寿命の延伸を，プロジェクトに参画する企業・団体・自治体と協力・連携しながら推進している.

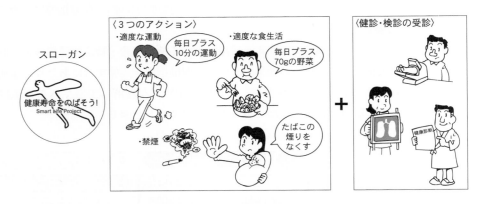

図 6-2　スマート・ライフ・プロジェクト

（2）食 育

　国は，食育に関する施策を全国的規模で総合的・計画的に推進するため，2005（平成 17）年に食育基本法を施行，2006（平成 18）年に食育推進基本計画が策定された．さらに 2011（平成 23）年度から 2015（平成 27）年度までの 5 年間で第 2 次食育推進基本計画，2016（平成 28）年度から 2020（令和 2）年度までの 5 年間で第 3 次食育推進基本計画，2021（令和 3）年度から 2025（令和 7）年度までの 5 年間で第 4 次食育推進基本計画が実施されている（第 3 章および資料 4 参照）.

①　食育基本法
　「食育に関する施策を総合的かつ計画的に推進し，現在および将来にわたる健康で文化的な国民の生活と豊かで活力ある社会の実現に寄与すること（第 1 条）」を目的としている.

②　食育推進基本計画
　食育推進基本計画は，食育の推進に関する施策を総合的に実施するために策定される基本的な計画で，食育基本法に基づいて食育推進会議が農林水産省に設置されて作成される.
　第 4 次食育推進基本計画における重点事項や目標については，第 3 章に示した．食育を国民運動として推進していくためには，全国各地での取り組みが必要であり，食育基本法においては，都道府県とともに市町村に対しても推進計画を作成するよう努めることを求めている．このため，食育推進基本計画の目標では，「食育推進計画を作成，実施している都道府県及び市町村の割合」を 2025（令和 7）年までに 100 ％を目指している．2020（令和 2）年 3 月現在の都道府県における食育推進基本計画作成状況は 100 ％，市町村においては 89.3 ％（1741 市町村のうち 1554 市町村）であった．全国の多くの地域では，都道府県などの自治体が地域の特性を生かした独自の食育推進計画を策定するなど，地域全体での取り組みが行われている.

（3）在宅療養，介護支援

　介護保険法は 2000（平成 12）年に施行され，3 年に 1 度改正が行われている．2021（令和 3）年の介護保険法改正は，「地域包括支援システムの構築及び支援体制の強化」，「認知症対策・介護サービス提供体制の強化」，「医療・介護レセプト情報を管理するデータベースの強化」，「介護業界の人材確保・業務効率化支援」，「社会福祉連携推進法人制度の新設」の 5 つをポイントとしている．

　「地域包括支援システムの構築及び支援体制の強化」では，市町村における相談支援サービスを活かしながら地域住民の課題解決のための包括的な支援体制の整備を行う．新たに社会福祉法において「相談支援」・「参加支援」・「地域づくり支援」事業を創設する．

　「認知症対策・介護サービス提供体制の強化」では，市町村の地域支援事業における関連データの活用や高齢者人口の調査，地域間の介護情報連携の強化を通じて，高齢者 1 人 1 人に適切な介護サービスを提供できる体制を整備する．

　「医療・介護レセプト情報を管理するデータベースの強化」では，要介護認定や介護レセプト情報に加えて，介護サービスの利用情報や地域支援サービスを利用している方の基本情報の開示要求が可能となった．

　さらに「介護業界の人材確保・業務効率化支援」では，介護人材確保や業務効率化に関する体制を整備する．また，社会福祉事業に取り組むほか，社会福祉全般の支援強化を行う「社会福祉連携推進法人制度」の新設など，さらなる介護支援強化を図っている．

　介護保険は介護が必要な方に，その費用を給付する保険制度であり，被保険者が保険料を負担すると同時に給付を受けるには手続きや審査を受ける必要がある．制度の運営主体（保険者）は，全国の市町村と東京 23 区（以下市区町村）であり，被保険者は 40 歳以上の者である．サービスを受けるには原則 1 割の自己負担が必要であるが，所得に応じて，自己負担率が 2 割あるいは 3 割となる．

① 　介護給付および予防給付におけるサービスの利用者

　介護保険の給付は 1）65 歳以上で要介護または要支援状態と判断された者，2）40 〜 65 歳未満で老化に起因する疾病に罹患し，要介護または要支援状態にあると判断された者である．利用するサービスは，利用者自身が選択・決定できる．

② 　サービス利用のしくみ

　利用までの流れを図 6-3 に示す．介護サービスを受けるには，市区町村の窓口で要介護認定（要支援認定を含む）の申請を行う必要がある．その後，認定調査結果や主治医意見書に基づく介護認定審査会を経て，市区町村が要介護度を決定する．要介護度に応じて受けられるサービスが決まっており，介護（介護予防）サービス計画書（ケアプラン）の作成が必要となる．「要支援 1」「要支援 2」のケアプランは地域包括支援センターに相談し，「要介護 1」以上のケアプランは都道府県知事の指定を受けた介護支援専門員（ケアマネジャー）が在籍する居宅介護支援事業者（ケアプラン作成事業者）に依頼する．

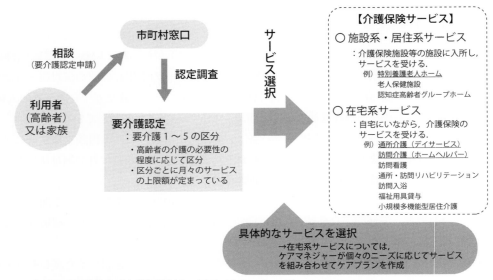

資料：厚生労働省「介護保険制度の概要（令和 3 年 5 月）」

図 6-3　介護保険制度利用の流れ

③　介護報酬（栄養関連の加算等）

　介護報酬とは，業者が利用者（要介護者又は要支援者）に介護サービスを提供した場合に，その対価として事業者に支払われるサービス費用をいう．介護報酬は各サービスごとに設定されており，提供体制や利用状況等に応じて加算・減算される．

　図 6-4 に介護報酬における栄養関連の加算について示したが，例えば，要介護認定を受けると居宅サービスとして，在宅の利用者であって通院又は通所が困難なものに対して，指定居宅療養管理指導事業所の管理栄養士が，計画的な医学的管理を行っている医師の指示に基づき，当該利用者を訪問し，栄養管理に係る情報提供及び指導又は助言を行った場合に算定することができる．

④　地域支援事業

　要支援・要介護状態になる前からの介護予防を推進するとともに，地域における包括的・継続的なマネジメント機能を強化する観点から市町村に「地域支援事業」が 2005（平成 17）年の改正で創設された．2011（平成 23）年の改正では，各市町村の判断によって行う介護予防・日常生活支援総合事業が加わった．地域支援事業には，全市町村が行う必須事業（介護予防事業または介護予防・日常生活支援総合事業のいずれかおよび包括支援事業）と各市町村の判断で行う任意事業がある．さらに 2014（平成 26）年度の制度改正により 2014（平成 26）年度からは地域支援事業の全面的な見直しが行われた．2014（平成 26）年度現在の事業内容を図 6-5 に示す．介護保険制度の地域支援事業の枠組みの中で，介護予防・日常生活支援総合事業（総合事業）を発展的に見直し 2017（平成 29）年 4 月までに全ての市町村で実施することとなった．訪問型・通所型サービスでは，運動・口腔・栄養改善事業等が実施され，生活支援サービスでは，栄養改善を目的として配食等が行われている．

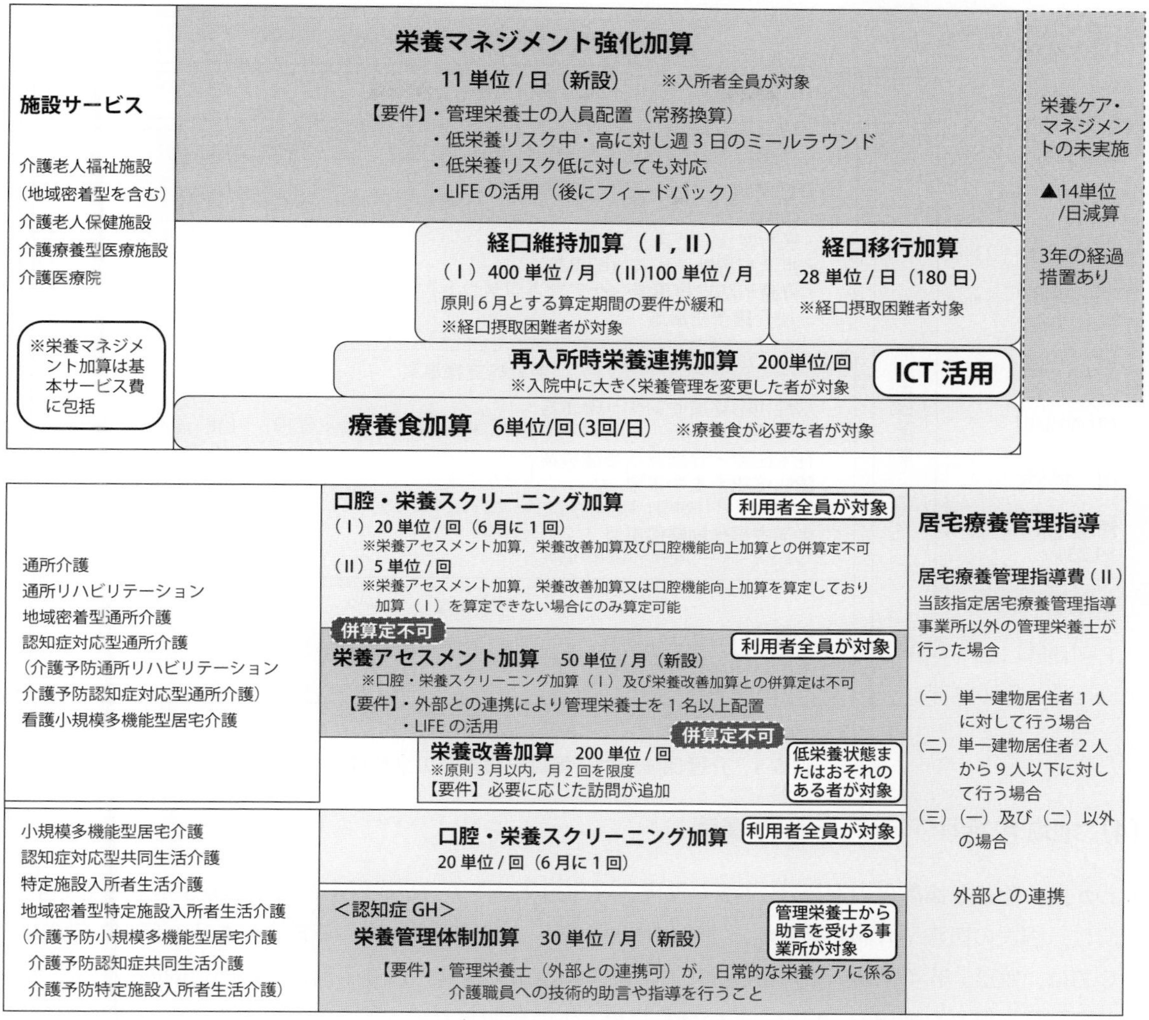

施設サービス	栄養マネジメント強化加算		栄養ケア・マネジメントの未実施
介護老人福祉施設（地域密着型を含む）介護老人保健施設介護療養型医療施設介護医療院	**11 単位 / 日（新設）** ※入所者全員が対象【要件】・管理栄養士の人員配置（常務換算）・低栄養リスク中・高に対し週 3 日のミールラウンド・低栄養リスク低に対しても対応・LIFE の活用（後にフィードバック）		**▲14単位/日減算**3年の経過措置あり
※栄養マネジメント加算は基本サービス費に包括	**経口維持加算（Ⅰ，Ⅱ）**（Ⅰ）400 単位 / 月　（Ⅱ）100 単位 / 月原則 6 月とする算定期間の要件が緩和※経口摂取困難者が対象	**経口移行加算**28 単位 / 日（180 日）※経口摂取困難者対象	
	再入所時栄養連携加算　200単位/回※入院中に大きく栄養管理を変更した者が対象	**ICT 活用**	
	療養食加算　6単位/回（3回/日）※療養食が必要な者が対象		

	口腔・栄養スクリーニング加算　利用者全員が対象		居宅療養管理指導
通所介護通所リハビリテーション地域密着型通所介護認知症対応型通所介護（介護予防通所リハビリテーション介護予防認知症対応型通所介護）	（Ⅰ）20 単位 / 回（6月に1回）※栄養アセスメント加算，栄養改善加算及び口腔機能向上加算との併算定不可（Ⅱ）5 単位 / 回※栄養アセスメント加算，栄養改善加算又は口腔機能向上加算を算定しており加算（Ⅰ）を算定できない場合にのみ算定可能		**居宅療養管理指導費（Ⅱ）**当該指定居宅療養管理指導事業所以外の管理栄養士が行った場合
看護小規模多機能型居宅介護	併算定不可**栄養アセスメント加算**　50 単位 / 月（新設）　利用者全員が対象※口腔・栄養スクリーニング加算（Ⅰ）及び栄養改善加算との併算定は不可【要件】・外部との連携により管理栄養士を 1 名以上配置・LIFE の活用		（一）単一建物居住者 1 人に対して行う場合（二）単一建物居住者 2 人から 9 人以下に対して行う場合（三）（一）及び（二）以外の場合
	併算定不可**栄養改善加算**　200 単位 / 月※原則 3 月以内，月 2 回を限度【要件】必要に応じた訪問が追加	低栄養状態またはおそれのある者が対象	外部との連携
小規模多機能型居宅介護認知症対応型共同生活介護特定施設入所者生活介護地域密着型特定施設入所者生活介護（介護予防小規模多機能型居宅介護介護予防認知症共同生活介護介護予防特定施設入所者生活介護）	**口腔・栄養スクリーニング加算**　利用者全員が対象20 単位 / 回（6 月に 1 回）		
	＜認知症 GH＞**栄養管理体制加算**　30 単位 / 月（新設）【要件】・管理栄養士（外部との連携可）が，日常的な栄養ケアに係る介護職員への技術的助言や指導を行うこと	管理栄養士から助言を受ける事業所が対象	

資料：公益社団法人日本栄養士会 HP 参照

図 6-4　介護報酬における栄養関連の加算等

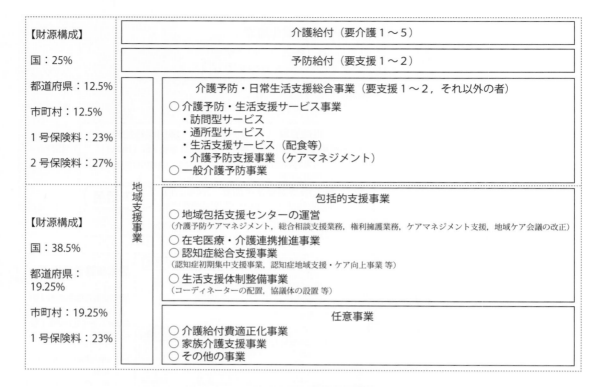

図6-5　介護保険給付・地域支援事業の全体像

（4）地域包括ケアシステムの構築

　わが国の急速な高齢化の進行は，団塊の世代（約800万人）が75歳以上となる2025年（令和7年）以降は，国民の医療や介護の需要が，さらに増加することが見込まれている．このため，厚生労働省においては，2025年（令和7年）を目途に，高齢者の尊厳の保持と自立生活の支援の目的のもとで，可能な限り住み慣れた地域で，自分らしい暮らしを人生の最期まで続けることができるよう，地域の包括的な支援・サービス提供体制（地域包括ケアシステム）の構築を推進している．今後，認知症高齢者の増加や高齢化の進展状況には大きな地域差が生じることから，地域包括ケアシステムは，保険者である市町村や都道府県が，地域の自主性や主体性に基づき，地域の特性に応じて作り上げていくことが必要である．

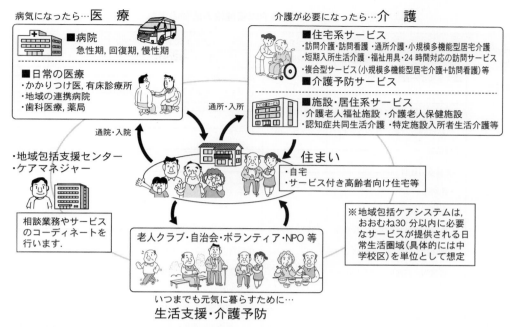

病気になったら…**医　療**

■**病院**
急性期, 回復期, 慢性期

■**日常の医療**
・かかりつけ医, 有床診療所
・地域の連携病院
・歯科医療, 薬局

介護が必要になったら…**介　護**

■**住宅系サービス**
・訪問介護・訪問看護・通所介護・小規模多機能型居宅介護
・短期入所生活介護・福祉用具・24 時間対応の訪問サービス
・複合型サービス(小規模多機能型居宅介護＋訪問看護)等
■**介護予防サービス**

■**施設・居住系サービス**
・介護老人福祉施設　・介護老人保健施設
・認知症共同生活介護　・特定施設入所者生活介護等

通所・入所

通院・入院

・地域包括支援センター
・ケアマネジャー

相談業務やサービス
のコーディネートを
行います.

住まい
・自宅
・サービス付き高齢者向け住宅等

※地域包括ケアシステムは,
おおむね30 分以内に必要
なサービスが提供される日
常生活圏域(具体的には中
学校区)を単位として想定

老人クラブ・自治会・ボランティア・NPO 等

いつまでも元気に暮らすために…
生活支援・介護予防

資料:厚生労働省　平成 28 年 3 月　地域包括ケア研究会報告書より

図 6-6　地域包括ケアシステムの姿

(5) 健康・食生活の危機管理と食支援

　健康食生活の危機管理には災害, 食中毒や感染症の集団発生 (以下災害など) への備え, 発生時の対応が含まれる. 災害には暴風, 洪水, 高潮, 地震, 大火その他の異常な現象により生ずる自然災害および交通災害や化学爆発などの社会的影響が大きな人的災害がある.

　災害対策基本法により国, 地方公共団体およびその他の公共機関を通じて必要な体制を確立し, 責任の所在を明確にするとともに, 防災計画の作成, 災害予防, 災害応急対策, 災害復旧および防災に関する財政金融措置, その他必要な災害対策の基本を定め, 総合的かつ計画的な防災行政の整備および推進を図ることとされている.

　災害発生時には, ①避難所での食支援, ②在宅での食支援, ③アレルギー, 糖尿病, 腎臓病, 嚥下困難など, 特別な対応を必要とする人への食支援が必要である.

①　地域住民への食支援

　被災地における救援活動で最も重要なことは, 被災者のサポートである. 災害の状況や時間的な経過に合わせた対応が必要となる. 表 6-2 に食支援を行う管理栄養士, 栄養士の業務を示した. 災害が発生して迅速な食支援を行うために平常時から地方自治体をはじめとして, 各都道府県栄養士会, 食品企業, 各特定給食施設などが連携をとりながら災害時の危機管理体制を確立させておくことが必要である.

表6-2　災害時の食事や栄養補給の活動の流れ

フェイズ		フェイズ0 災害発生から24時間以内	フェイズ1 72時間以内	フェイズ2 4日目～1か月	フェイズ3 1か月以降
栄養補給		高エネルギー食品の提供 ────	────→	たんぱく質不足への対応 ──── ビタミン, ミネラルの不足への対応	──→ ──→
被災者への対応		主食（パン類, おにぎり）を中心 水分補給 ──── ※代替食の検討 ──── ・乳幼児 ・高齢者（嚥下困難など） ・食事制限のある慢性疾患患者 　糖尿病, 肝臓病, 心臓病 　肝臓病, 高血圧, アレルギー	炊き出し ──── 巡回栄養相談 ────	弁当支給 ──── 栄養教育（食事づくりの指導など） 仮設住宅入居前・入居後 被災住宅入居者	──→ ──→ ──→ ──→
場所	炊き出し			避難所, 給食施設	避難所, 給食施設
	栄養相談			避難所, 被災住宅	避難所, 被災住宅, 仮設住宅

②　給食施設の食支援

　災害が発生した場合，被災地の状況を表6-3の被災地状況把握シートなどを用いて把握する．学校，事業所給食など1食提供の施設は給食提供を停止することは可能である．しかし，病院，福祉施設など毎食提供している施設は給食を提供し続けることが必要である．そのためには次のような災害時の危機管理体制の整備が必要となる．

　1）災害時対応マニュアルの作成とマニュアルに基づくシミュレーション

　2）非常食の備蓄リストの作成と食料の確保，運用のための献立作成

　3）外部との連絡体制の明確化（市町村，保健所，ライフライン事業者，給食施設などの相互支援体制の整備）

表 6-3 被災地状況把握シート（例）

避難所名（○○○避難所）記入者氏名（○○○○）　　　　　記入日 ○○年 ○○月 ○○年

避難所の状況	
ライフライン	水道　　　　　　（　使用可　・（使用不可）)→ 給水車 （ 有 ・ 無 ） ガス　　　　　　（　使用可　・（使用不可）） 電気　　　　　　（　使用可　・（使用不可）） 暖房器具　　　　（（使用可）・　使用不可　） トイレ　　　　　（（使用可）→ 施設のトイレ（　　）個, 仮設トイレ（　　）個 　　　　　　　　　　使用不可
支援スタッフ	医師　　　　常駐（ 1 ）, 巡回（ 無 ・ 有 ）→ 週（ 　 ）回 保健師　　　常駐（ 1 ）, 巡回（ 無 ・ 有 ）→ 週（ 　 ）回 看護師　　　常駐（ 0 ）, 巡回（ 無 ・（有））→ 週（ 1 ）回 栄養士　　　常駐（ 1 ）, 巡回（ 無 ・ 有 ）→ 週（ 　 ）回 その他　　　その他（ 0 ）名
支援物資	水　　　　　　　　　　　　（ 無 ・（有））→ （ 十分 ・ 不十分 ） 水以外の飲料　　　　　　　（ 無 ・（有））→ （ 十分 ・ 不十分 ） 弁当　　　　　　　　　　　（（無）・ 有 ）→ （ 十分 ・ 不十分 ） 食品　　　　　　　　　　　（ 無 ・（有））→ （ 十分 ・ 不十分 ） これまでに届いた食品　　　（ 　　　　　　　　　　　　　　　　　） 栄養機能食品・特別用途食品 （（無）・ 有 ）→ （ 十分 ・ 不十分 ） 医薬品　　　　　　　　　　（ 無 ・（有））→ （ 十分 ・ 不十分 ） 毛布　　　　　　　　　　　（ 無 ・（有））→ （ 十分 ・ 不十分 ） 提供主体　　　　　　　　　（（行政）・（自衛隊）・ ボランティア ）
炊き出し	（ 行っていない ・（行っている））→ （ 開始日 平成 ○年 ○月 ○日） 調理者　　　　　　　（ 行政 ・ ボランティア ・（避難住民））
食事内容	（（主食）・ たんぱく質を多く含む食品（ 肉, 魚, 卵, 乳類など）・（野菜）・果物 ） ※ 記入日またはここ 2～3 日の状況をご記入ください.
避難住民の状況	
避難所住民数	収容人数（ 300 ）名 男女比（ 男 2：女 3 ） 年齢層
特別な配慮が 必要な方	乳幼児　　　　　　　　　　　　　（（いる）いない ）（ 5 ）名 妊産婦　　　　　　　　　　　　　（ いる・（いない））（ 　 ）名 高齢者等嚥下困難な方　　　　　　（（いる）いない ）（ 1 ）名 慢性疾患等で食事制限が必要な方　（（いる）いない ）（ 10 ）名 食物アレルギーがある方　　　　　（ いる・（いない））（ 　 ）名 対応状況　　　（ おおむね対応できている ・（対応できていない）） 理由　（嚥下困難者への特別用途食品が入手困難であり, 対応できていない）
自由記載欄 （困っていることなど）	

資料：国立健康・栄養研究所　日本栄養士会「災害時の栄養・食生活マニュアル」2011 より作成

　東日本大震災後の避難所の食事の課題として，おにぎりやパンなどの主食が中心で肉，魚，野菜などの副食の摂取が少なかったことがあげられた．そこで，厚生労働省は，2011（平成23）年に避難所における食事提供の評価・計画のための栄養の参照量を示した（表6-4）．

表6-4　避難所における食事提供の評価・計画のための栄養の参照量

－エネルギーおよび主な栄養素について－

目　的	エネルギー・栄養素	1歳以上，1人1日当たり
エネルギー摂取の 過不足の回避	エネルギー	1,800 ～ 2,200kcal
	たんぱく質	55g 以上
栄養素の摂取不足の回避	ビタミンB$_1$	0.9 mg 以上
	ビタミンB$_2$	1.0 mg 以上
	ビタミンC	80 mg 以上

－対象特性に応じて配慮が必要な栄養素について－

目　的	栄養素	配慮事項
栄養素の摂取不足の回避	カルシウム	骨量が最も蓄積される思春期に十分な摂取量を確保する観点から，特に 6 ～ 14 歳においては，600mg/ 日を目安とし，牛乳・乳製品，豆類，緑黄色 野菜，小魚など多様な食品の摂取に留意すること
	ビタミン A	欠乏による成長阻害や骨および神経系の発達抑制を回避する観点から，成長期の子ども，特に 1 ～ 5 歳においては，300 μg RE/ 日を下回らないよう主菜や副菜（緑黄色野菜）の摂取に留意すること
生活習慣病の一次予防	鉄	月経がある場合には，十分な摂取に留意するとともに，特に貧血の既往があるなど個別の配慮を要する場合は，医師・管理栄養士などによる専門的評価を受けること
	ナトリウム（食塩）	高血圧の予防の観点から，成人においては，目標量（食塩相当量として，男性 9.0 g 未満 / 日，女性 7.5 g 未満 / 日）を参考に，過剰摂取を避けること

③　「日本栄養士会災害支援チーム（JDA-DAT）」創設

　日本栄養士会では，災害が発生した際，迅速に支援活動を行う機動性 の高い管理栄養士・栄養士チームを備えることを検討し，「日本栄養士会災害 支援チーム（JDA-DAT）」を創設した．日本国内外で大規模な地震，台風等の自然災害が発生した場合に，迅速に被災地内の 医療・福祉・行政栄養部門等と協力して緊急栄養補給物資等の支援を行うことを目的 とする．

　JDA-DAT の活動内容は，①被災地の医療・福祉・行政栄養部門と連携して情報の収集・伝達・共有化を行い，緊急栄養補給物資の支援などを行う，②被災施設及び避難所等の責任者の許可のもと，被災者への栄養補給などの支援を行う，③個人の被災者に対して，直接栄養補給などの支援を行う，④対応の困難な被災者がいる場合は，医療機関に連絡を行う，⑤移動・搬送手段，調製粉乳，栄養製品等の栄養補給食品の調達手段などについて自ら確保して継続した活動を行うとされている．

④　行政栄養士業務指針における健康危機管理への対応

　地域における行政栄養士による健康づくり及び 栄養・食生活の改善の基本指針（平成 25 年度）では，災害，食中毒，感染症，飲料水汚染等の飲食に関する健康危機に対して，発生の未然防止，発生時に備

えた準備，発生時における対応，被害回復の対応等について，市町村や関係機関等と調整を行い，必要なネットワークの整備を図ることとした．特に，災害の発生に備え，都道府県の地域防災計画に栄養・食生活支援の具体的な内容を位置づけるよう，関係部局との調整を行うとともに，保健医療職種としての災害発生時の被災地への派遣の仕組みや支援体制の整備に関わること．また，地域防災計画に基づく的確な対応を確保するため，市町村の地域防災計画における栄養・食生活の支援内容と連動するよう調整を行うとともに，関係機関や関係者等との支援体制の整備を行うこととした．

表 6-5　地域における行政栄養士による健康づくり及び栄養・食生活の改善の基本指針（平成 25 年度）

健が発 0329 第 4 号

1. 都道府県 平成 25 年 3 月 29 日

（1）組織体制の整備

（2）健康・栄養課題の明確化と PDCA サイクルに基づく施策の推進

（3）生活習慣病の発症予防と重症化予防の徹底のための施策の推進

（4）社会生活を自立的に営むために必要な機能の維持及び向上のための施策の推進

（5）食を通じた社会環境の整備の促進

① 特定給食施設における栄養管理状況の把握及び評価に基づく指導・支援

② 飲食店によるヘルシーメニューの提供等の促進

③ 地域の栄養ケア等の拠点の整備

④ 保健，医療，福祉及び介護領域における管理栄養士・栄養士の育成

⑤ 健康増進に資する食に関する多領域の施策の推進

⑥ 健康危機管理への対応

2. 市町村

（1）組織体制の整備

（2）健康・栄養課題の明確化と PDCA サイクルに基づく施策の推進

（3）生活習慣病の発症予防と重症化予防の徹底のための施策の推進

（4）社会生活を自立的に営むために必要な機能の維持及び向上のための施策の推進

① 次世代の健康

・健やか親子 21 との連動

・乳幼児検診での支援・連携

・低出生体重児の減少に向けた対策

・児童生徒のやせ・肥満

② 高齢者の健康

・健康増進，介護予防及び介護保険等での栄養・食生活支援を効果的に行う体制整備

・低栄養傾向や低栄養の高齢者の実態把握

・地域包括ケア体制

（5）食を通じた社会環境の整備の促進

① 保健，医療，福祉及び介護領域における管理栄養士・栄養士の育成

② 食育推進のネットワークの構築

・食生活改善推進員等に係るボランティア組織の育成や活動の活性化

③ 健康危機管理への対応

6.2　食環境づくりのためのプログラムの展開

　個人にとって，そして社会全体にとってのより良い選択のために，適切な情報とより健康的な食物が私たちの身近に利用可能であるような環境づくり（このような環境を担保するための法的・制度的基盤の整備を含む）を目指すことは，ヘルスプロモーションという観点から極めて重要なことである．

　栄養状態や食物摂取状況を改善するためには，個人や集団が適切な知識とスキルを得て，望ましい態度を形成し，具体的な食行動として実践することが必要なこと，そうした個人や集団の行動変容には，環境づくり，とりわけ食環境の改善が重要である．

　ここでは，食環境づくりの概念と健康日本 21（第 2 次）における食環境づくりとしての目標設定や栄養成分の表示，特別用途食品制度，外食料理の栄養成分表示ガイドライン策定による食環境整備について学ぶ．

(1)　食物・食情報へのアクセスと食環境整備

　「健康日本 21」では，栄養・食生活分野の環境レベルは，周囲の人々の支援，食物へのアクセス，情報へのアクセス，社会環境として整理されている．このうち，食環境とは，図 6-7 に示すように，食物へのアクセスと情報へのアクセス並びに両者の統合を意味する．

　食物へのアクセスとは，食物が，どこで生産され，どのように加工され，流通され，食卓に至るかという食物生産・提供のシステム（フードシステム）を意味する．すなわち，農業・漁業から，食品製造業・食品卸売業，食品小売業・外食産業等と消費者の食料消費までをつなげ，その全体を 1 つのシステムとしてとらえる考え方である．したがって，食物へのアクセス面の整備とは，生産から消費までの各段階での社会経済活動及びそれらの相互関係の整備を行い，人々がより健康的な食物入手がしやすい環境を整えることを意味する．

　情報へのアクセスとは，地域における栄養や食生活関連の情報，並びに健康に関する情報がどこから発信され，どのように入手可能な状態になっているのか，そのシステム全体を意味する．情報の受発信の場は，家庭（家族），保育所，学校や職場などの集団，保健・医療・福祉・社会教育機関，地区組織や非営利民間組織（NPO）等の地域活動の場，マスメディア，インターネットなど多様であり，国内のみならず国外からの情報も少なくない．

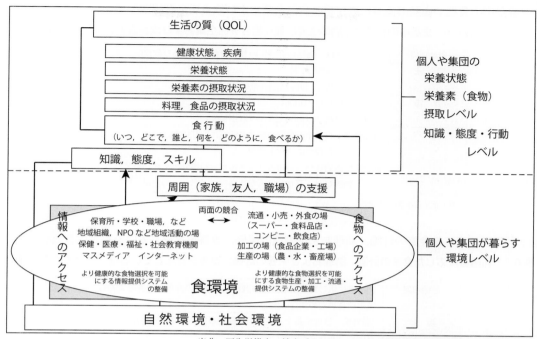

出典：厚生労働省　健康づくりのための食環境整備に関する検討会報告書 2004

食物へのアクセス（例）	情報へのアクセス（例）
給食に地産地消のメニューを取り入れる 産地野菜の販売所を増やす 生産農家による宅配事業を開始する スーパーマーケットの営業時間を延長する レストランで地産野菜を提供し，その野菜を販売する	食堂に食事バランスがいどのポスターを貼る ホームページにメニューとその栄養成分を掲示する 自治体のホームページや広報誌で健康メニューを紹介する 健康的な食事の摂り方についての講演会を開催する 販売する食材に産地や生産者名を表示する
食物へのアクセスと情報へのアクセスを統合した食環境づくり	
大学で「食事バランスガイド」の説明をし，「サービング（SV）」の表示をした学食を販売する 健康的な食事の摂り方についての公園をした後に，それらに配慮した栄養素等が表示されたバランスの良いお弁当を配布する	

図6-7　健康づくりと食環境との関係

（2）健康日本 21（第 2 次）における食環境づくり

　健康日本 21（第 2 次）では，「健康を支え，守るための社会環境の整備」を基本方針として，社会環境の質の向上のために，食生活の面からも「社会参加の機会の増加」と「健康のための資源へのアクセスの改善と公平性の確保」をするとしている．食環境の目標としてあげた次の 2 項目は，個人の行動変容を支援するための「環境づくり」として生活の質の向上に寄与すると同時に，健康のための資源へのアクセスの改善と公平性の確保を行うことで，社会環境の質の向上にも寄与する．

① 食品中の食塩や脂肪の低減に取り組む食品企業および飲食店の登録数の増加

表 6-6　食品中の食塩や脂肪の低減に取り組む食品企業および飲食店の登録数の増加

目標項目	食品中の食塩や脂肪の低減に取り組む食品企業及び飲食店の登録数の増加
現　状	食品企業登録数 14 社 飲食店登録数 17,284 店舗（平成 24 年）
目　標	食品企業登録数 100 社 飲食店登録数 30,000 店舗（令和 4 年度）
データソース	食品企業：食品中の食塩や脂肪の低減に取り組み，Smart Life Project 　　　　　　に登録のあった企業数 飲食店：自治体からの報告（エネルギーや塩分控えめ，野菜たっぷり・食 　　　　物繊維たっぷりといったヘルシーメニューの提供に取り組む店舗数）

注）健康日本21（第2次）

② 利用者に応じた食事の計画，調理および栄養の評価，改善を実施している特定給食施設の割合

表 6-7　利用者に応じた食事の計画，調理および栄養の評価，改善を実施している特定給食施設の割合の増加

目標項目	利用者に応じた食事の計画，調理及び栄養の評価，改善を実施している 特定給食施設の割合の増加
現　状	（参考値）管理栄養士・栄養士を配置している施設の割合 70.5％（平成 22 年度）
目　標	80％（令和 4 年度）
データソース	厚生労働省「衛生行政報告例」

注）健康日本21（第2次）

（3）栄養成分表示の活用

　加工食品に栄養表示をすることは，消費者に食情報へのアクセスにつながる．

　栄養成分表示は，食品表示法第 4 条に基づく食品表示基準第 3 条ほかの規定により，食品関連事業者に対し，原則として，全ての消費者向けの加工食品及び添加物への栄養成分表示を義務付けた（図 6-8）．消費者が栄養成分表示を見ることを習慣化することで，適切な食品選択や栄養成分の過不足の確認などに役立てることができる．一般の消費者に販売する加工食品には，以下のように義務表示，任意表示の栄養成分を表示することが定められている．

【義務】熱量，たんぱく質，脂質，炭水化物，ナトリウム（「食塩相当量」で表示）

【任意（推奨）】飽和脂肪酸，食物繊維

【任意（その他）】糖類，糖質，コレステロール，ビタミン・ミネラル類

詳細は，食品表示基準制度の概要を参照．その他，次のような表示基準が定められた．

① 栄養強調表示の基準

　強調表示には，絶対表示（高い旨，含む旨，低い旨，含まない旨）と相対表示（強化された旨，低減された旨）の 2 種類の基準がある．

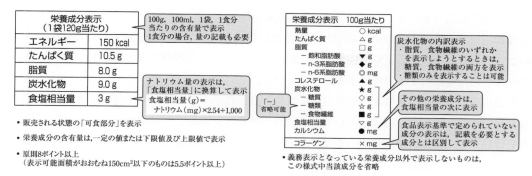

図 6-8　栄養表示の具体例

② 相対表示（強化された旨 / 低減された旨の表示）

相対表示には，強化された旨の表示と低減された旨の表示がある．

③ 無添加強調表示

食品への糖類無添加に関する強調表示および食品へのナトリウム塩無添加に関する強調表示（食塩無添加表示を含む）は，それぞれ一定の条件が満たされた場合に行うことができる．

(4) 特別用途食品の活用

① 特別用途食品　許可制（健康増進法第 26 条）

特別用途食品（図 6-9）とは，病者用，妊産婦・授乳婦用，乳児用，えん下困難者用などの特別の用途に適する旨の表示をする食品をいう．特別用途食品として食品を販売するには，その表示について内閣総理大臣（実質的には消費者庁長官に委任）の許可（承認）を受けなければならない．特別用途食品の審査・許可は，消費者庁が所管する．表示の許可に当たっては，許可基準があるものについてはその適合性を審査し，許可基準のないものについては個別に評価が行われる．健康増進法に基づく「特別の用途に適する旨の表示」の許可には特定保健用食品も含まれる．また，特定保健用食品は，栄養機能食品と合わせて保健用機能食品にも分類される．

```
┌─ MEMO ─────────────────────────────────
│ ・栄養成分表示 栄養成分の量や熱量等の表示をする場合の基準（食品表示法第 4 条）
│ ・栄養機能食品 規格基準に適合すれば許可申請や届出等は不要（食品表示基準第 7 条）
│ ・特定保健用食品（トクホ）許可制（健康増進法第 26 条）
│ ・特別用途食品 許可制（健康増進法第 26 条）
│ ・虚偽・誇大広告等の禁止 健康の保持増進の効果等に関する虚偽又は誇大な広告の禁
│   止（健康増進法第 31 条）
│ 「食品表示」健康や栄養に関する表示の制度について（消費者庁 HP より抜粋）
└────────────────────────────────────────
```

② 特定保健用食品（トクホ）許可制（健康増進法第26条）

　特定保健用食品とは，からだの生理学的機能などに影響を与える保健機能成分を含む食品で，血圧，血中のコレステロールなどを正常に保つことを助けたり，おなかの調子を整えたりするのに役立つなどの特定の保健の用途に資する旨を表示するものをいう．

　特定保健用食品（条件付き特定保健用食品を含む）は，食品の持つ特定の保健の用途を表示して販売される食品である．特定保健用食品として販売するためには，製品ごとに食品の有効性や安全性について審査を受け，表示について国の許可を受ける必要がある．特定保健用食品及び条件付き特定保健用食品には，許可マーク（図6-9）が付されている．

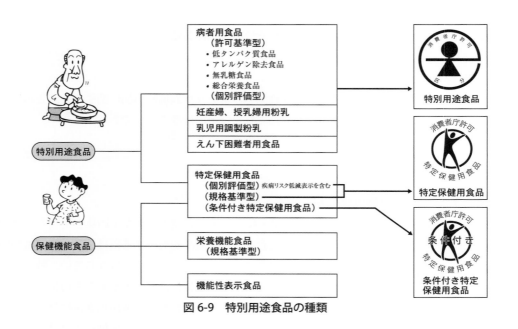

図6-9　特別用途食品の種類

a）特定保健用食品の区分

・特定保健用食品

　健康増進法第26条第1項の許可又は同法第29条第1項の承認を受けて，食生活において特定の保健の目的で摂取をする者に対し，その摂取により当該保健の目的が期待できる旨の表示をする食品である．

・特定保健用食品（疾病リスク低減表示）

　関与成分の疾病リスク低減効果が医学的・栄養学的に確立されている場合，疾病リスク低減表示を認める特定保健用食品である．

・特定保健用食品（規格基準型）

　特定保健用食品としての許可実績が十分であるなど科学的根拠が蓄積されている関与成分について規格基準を定め，消費者委員会の個別審査なく，事務局において規格基準に適合するか否かの審査を行い許可する特定保健用食品である．

・条件付特定保健用食品

　特定保健用食品の審査で要求している有効性の科学的根拠のレベルには届かないものの，一定の有効性が確認される食品を，限定的な科学的根拠である旨の表示をすることを条件として，許可対象と認める．

　許可表示：「○○を含んでおり，根拠は必ずしも確立されていませんが，△△に適している可能性がある食品です．」

③　栄養機能食品　　規格基準に適合すれば許可申請や届出などは不要

　いわゆる健康食品のうち，国が設定した規格基準などに合った食品を「保健機能食品」という（図6-10）．保健機能食品には，特定保健用食品（個別許可型）と栄養機能食品（規格基準型）に加えて2015（平成27）年より新たに機能性表示食品が認められた．

　栄養機能食品とは，栄養成分（ビタミン・ミネラル）の補給のために利用される食品で，栄養成分の機能を表示するものをいう．栄養成分の機能の表示をして販売される食品は，1日当たりの摂取目安量に含まれる当該栄養成分量が定められた上・下限値の範囲内にある必要があるほか，栄養機能表示だけでなく注意喚起表示等も表示する必要がある．

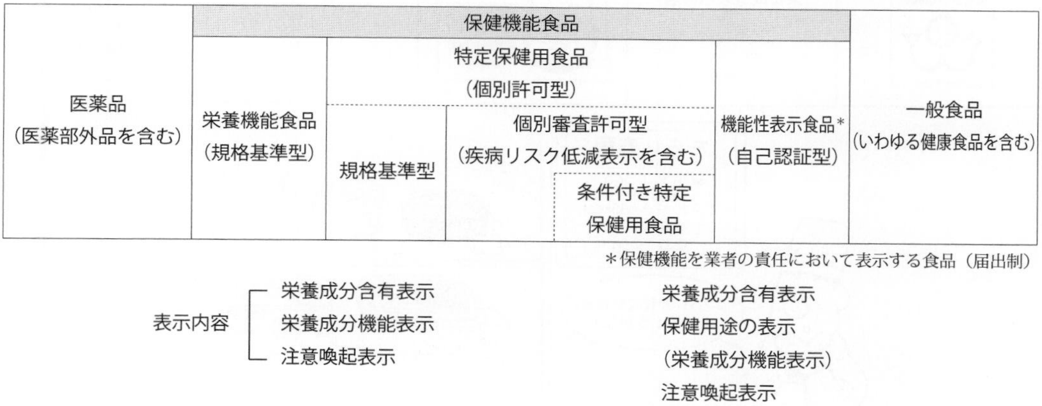

図 6-10　保健機能食品の分類

④　機能性表示食品

　2015（平成27）年4月1日に施行された食品表示法に基づく食品表示基準により規定された．

　機能性表示食品とは，疾病に罹患していない者（未成年，妊産婦（妊娠を計画している者を含む．）及び授乳婦を除く．）に対し，機能性関与成分によって健康の維持及び増進に資する特定の保健の目的（疾病リスクの低減に係るものを除く）が期待できる旨を科学的根拠に基づいて容器包装に表示をする食品

である．ただし，特別用途食品，栄養機能食品，アルコールを含有する飲料，ナトリウム・糖分等を過剰摂取させる食品は除く．

(5) 健康づくりのための外食料理の活用

　適正な栄養情報の提供は極めて重要なことであり，国民の外食機会の増大に伴い，外食料理に含まれる栄養成分についての情報に対するニーズが高まっている．こうした状況を踏まえ，1990（平成2）年に厚生省（当時）は，国民自ら栄養面からの栄養管理を行うためには，国民に対して適正な栄養管理情報を提供する必要があるとの考えから，飲食店などが提供する料理に栄養成分表示を行い，その普及を図るため「外食料理の栄養成分表示ガイドライン」を作成した．あわせて，厚生省保健医療局健康増進栄養課長から各都道府県，政令市，特別区衛生主管部（局）長宛，「「外食料理の栄養成分表示ガイドライン」の普及について」（1990（平成2）年12月20日健医健発第107号）の依頼を行った．表6-8，表6-9に各自治体の飲食店における取り組み例を示した．

表6-8　自治体における飲食店の取り組み（例）

大阪府	北海道	愛知県	岐阜県	岡山県
「うちのお店も健康づくり応援団の店」 11,014店舗 （平成26年3月末）	「栄養成分表示の店」 3,759店舗 （平成26年3月末） （暫定件数）	「食育推進協力店」 2,589店舗 （平成26年3月末）	「ぎふ食と健康応援店」 1,290店舗 （平成26年3月末）	「栄養成分表示の店」 1,043店舗 （平成26年3月末）

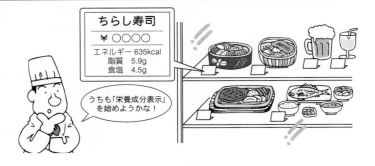

表6-9　東京都における外食料理栄養成分表示ガイドライン

1. 対象とする外食料理の範囲	外食料理とは，外食と惣菜（弁当，おにぎり，煮物などの市販の調理済み食品）を含む
2. 栄養成分表示の定義	エネルギーおよび栄養成分量を，メニューなどに表示するまたは利用者の求めに応じてパンフレットなどにより提示できることを明示する
3. 表示の対象となる栄養成分	日本食品標準成分表に収載されているエネルギーおよび栄養成分ただし，名称は，一般的に使用されている通称を用いてもよい表示要望の多い栄養成分，たとえばエネルギー・食塩・脂肪を表示する
4. 表示に使用する単位	日本食品標準成分表に使用されている単位を使用する脂肪は，脂肪エネルギー比率（＊）を併記することが望ましい ＊摂取エネルギーに占める脂肪からのエネルギーの割合
5. 栄養価の算定方法	化学分析または原材料の食品の可食部量をもとに，1食分，1人前の量について日本食品標準成分表により計算する
6. 表示方法	見やすいところに，できるだけ分かりやすく表示する
7. 正確な表示	表示をする者の責任において，正確に表示する
8. 表示メニュー数	利用頻度の多いメニューから，できればすべてのメニューに表示を

資料：東京都福祉保健局「栄養成分表示推進協議会報告書」2005より作成

6.3　地域集団の特性別プログラムの展開

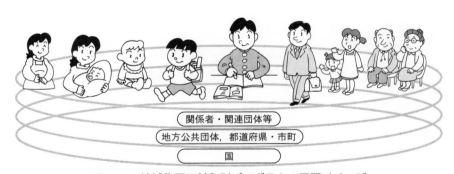

図6-11　地域集団の対象別プログラムの展開イメージ

　わが国における公衆栄養プログラムは，公衆栄養マネジメントの理論に基づいて，近年の健康・栄養問題などを改善し，国民1人ひとりの生活の質（QOL）の向上を目的として計画されている．すべてのライフステージに対応したプログラムは国の法律や施策に基づいて，各地方公共団体が実施する事業や病院，保育園，学校，老人福祉施設などの関連団体との連携によって実施されている．

（1）ライフステージ別（妊娠期・授乳期，新生児期・乳児期，成長期，成人期，高齢期）

①　妊娠期・授乳期，新生児期・乳児期におけるプログラム

　わが国の母子保健対策は，思春期から妊娠，出産，育児期，新生児期，乳幼児期を通じて一貫した体系の下に総合的に進めることを目指し実施されている．このライフステージにおける課題として図6-12に示す通り，少子化問題や環境問題（心を含む）があげられる．母子保健施策はこれらの問題を改善するために展開され，子どもを産み育てやすくする環境の整備や妊婦の安全な出産，子どもが健康に生まれ健やかに育つ環境の整備などがなされている（表6-10）．

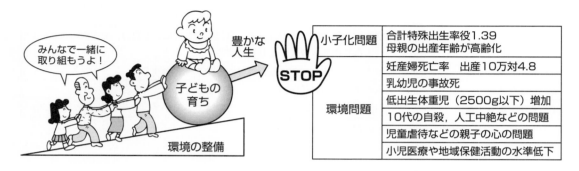

図6-12　母子保健分野におけるヘルスプロモーションの考え方とおもな課題

表 6-10　主な母子保健施策のあゆみ

年	施策	年	施策
1947（昭和 22）年	児童福祉法公布	2004（平成 16）年	少子化社会対策大綱を閣議決定
	妊産婦・乳幼児の保健指導，母子衛生対		「子ども・子育て応援プラン」策定，特
1948（昭和 23）年	策要綱		定不妊治療費助成事業
1954（昭和 29）年	育成医療		「楽しく食べる子どもに～食からはじま
1958（昭和 33）年	未熟児養育医療と保健指導，母子健康セ		る健やかガイド～」作成
	ンターの設置	2005（平成 17）年	小児慢性特定疾患治療研究事業を児童福
1961（昭和 36）年	新生児訪問指導，3 歳児健康診査		祉法に位置づけ，その他関連事業を次世
1965（昭和 40）年	母子保健法公布		代育成支援対策交付金に一本化，「健や
1968（昭和 43）年	母子保健推進員制度		か親子21」中間評価（2014 年まで延長），
1969（昭和 44）年	妊産婦健康診査の公費負担制度		食育基本法施行
	乳幼児の精密健康診査制度	2006（平成 18）年	「健やか親子21」の取り組みの一環とし
1971（昭和 46）年	心身障害の発生予防に関する総合的研究		て，マタニティマークを発表
1974（昭和 49）年	小児慢性時特定疾患治療研究事業（公費		「妊産婦のための食生活指針」
	負担制度）		食育推進基本計画
1977（昭和 52）年	1 歳 6 か月児健康診査，先天性代謝異常	2007（平成 19）年	生後 4 か月までの全戸訪問事業（こん
	のマス・スクリーニングの実施		にちは赤ちゃん事業）を開始
1979（昭和 54）年	クレチン症のマス・スクリーニング検査		「授乳・離乳の支援ガイド」
	を開始	2008（平成 20）年	子どもの心の診察拠点病院機構推進事業
1984（昭和 59）年	神経芽細胞腫検査事業，健全母性育成事	2009（平成 21）年	妊産婦ケアセンター運営事業，
	業，周産期医療施設整備事業		2 月から妊婦検診 14 回分の公費負担
1985（昭和 60）年	B 型肝炎母子感染防止事業		（20 年度 -23 年度まで）
1987（昭和 62）年	1 歳 6 か月児精密健康診査	2010（平成 22）年	子ども・子育てビジョン策定，「健やか
1990（平成 2）年	3 歳児健康診査視聴覚検査導入，		親子21」第 2 回中間報告
	小児肥満予防教室		妊産婦検診に HTLV-1 抗体検査追加
	思春期教室		「児童福祉施設における食事の提供ガイド」
	地域母子保健特別モデル事業	2011（平成 23）年	妊産婦検診に性器クラミジア検査追加
1991（平成 3）年	思春期における保健・福祉体験学習事業，		不妊に悩む方への特定治療支援事業
	周産期救急システムの整備充実（ドク		第 2 次食育推進基本計画
	ターカー）	2012（平成 24）年	『子ども・子育て支援新制度』成立　/「子
1992（平成 4）年	出産前小児保健指導（プレネイタル・ビ		ども・子育て支援法」，「認定こども園法
	ジット）事業，病児デイケアパイロット		の一部改正」，「子ども・子育て支援法及
	事業		び認定こども園法の一部改正法の施行に
1994（平成 6）年	地域保健法公布，母子保健法改正		伴う関係法律の整備等に関する法律」
	小児慢性特定疾患児手帳の公布事業	2013（平成 25）年	未熟児療育医療および未熟児訪問指導の
	エンゼルプラン（16 年度まで）		市町村への権限委譲
1997（平成 9）年	住民に身近で頻度の高い母子保健サービ	2014（平成 26）年	「母体血を用いた新しい出生前遺伝学的
	スの実施主体が市町村となる		検査」の臨床試験開始
1999（平成 11）年	新エンゼルプラン策定（16 年度まで），		妊娠・出産包括支援モデル事業
	乳幼児健康支援一時預かり事業，周産期		児童福祉法を一部改正し，小児慢性特定
	医療ネットワーク・不妊専門相談セン		疾病治療研究事業の見直し
	ターの整備	2015（平成 27）年	健やか親子21（第 2 次）
2000（平成 12）年	「健やか親子21」策定（2001～2010	2016（平成 28）年	第 3 次食育推進基本計画
	年まで），新生児聴覚検査，児童虐待防		子育て世代包括支援センター法制化
	止市町村ネットワーク事業	2017（平成 29）年	産婦健康診査事業
2001（平成 13）年	乳幼児検診における育児支援強化事業	2018（平成 30）年	成育基本法公布（2019 年施行），
2003（平成 14）年	食育推進事業，少子化社会対策推進法と		未就学児の睡眠指針
	次世代育成支援対策推進法の成立	2019（令和 元）年	母子保健法改正（産後ケア事業の法定化）
	神経芽細胞腫検査事業の休止	2020（令和 2）年	第 4 次食育推進基本計画

資料：「国民衛生の動向」より作成

1）母子保健対策

・関連する法律

　母子保健対策は，1965（昭和 40）年策定に策定された母子保健法を根拠として実施されている．1994（平成 6）年に地域保健法が公布され，一般的な保健指導は市町村で実施となったことから母子保健法も改定され，市町村での基本的な母子保健サービスが提供されることとなり，広域的・専門的保健指導については，都道府県が行うこととなった（図 6-13）．

　母子保健法（第 1 条）：母性並びに乳児および幼児の健康の保持及び増進を図るため，母子保健に関する原理を明らかにするとともに，母性並びに乳児および幼児に対する保健指導，健康診査，医療その他の措置を講じ，もって国民保健の向上に寄与することを目的とする．

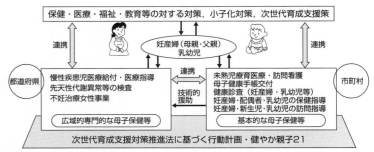

資料：愛知県「母子保健事業参考資料」より作成

図 6-13　母子保健施策の体系図

　母子保健事業は，図 6-14 に示すように，健康診査，保健指導，医療援護，医療対策の 4 つの柱からなる．これらの事業が連携を持って有効に実施されるために母子健康手帳の交付がなされている．

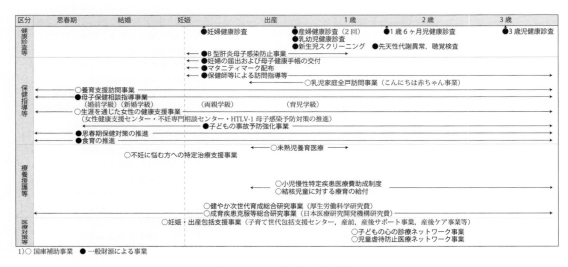

図 6-14　主な母子保健施策

成育基本法:「成育過程にある者及びその保護者並びに妊産婦に対し必要な成育医療等を切れ目なく提供するための施策の総合的な推進に関する法律」が平成 30 年に公布された. この法律は, 次代の社会を担う成育過程にある者の個人としての尊厳が重んぜられ, その心身の健やかな成育が確保されることが重要な課題となっていること等に鑑み, 児童の権利に関する条約の精神にのっとり, 成育医療等の提供に関する施策に関し, 基本理念を定め, 国, 地方公共団体, 保護者及び医療関係者等の責務等を明らかにし, 並びに成育医療等基本方針の策定について定めるとともに, 成育医療等の提供に関する施策の基本となる事項を定めることにより, 成育過程にある者及びその保護者並びに妊産婦に対し必要な成育医療等を切れ目なく提供するための施策を総合的に推進することを目的とする.

2020 年度までに子育て世代包括支援センターの全国展開を目標とするとともに, 2017 年度には産婦健康診査事業を創設した.

・健康診査

健康診査は, 疾病や異常の早期発見 (二次予防) の機会としても重要であるが, リスクの早期発見による疾病などの発生予防 (一次予防) のための保健指導につなげる機会としても重要である. 主なものとして, 妊婦健康診査, 産婦健康診査, 乳幼児健康診査 (1 歳 6 ヶ月健康診査・3 歳児健康診査), 新生児に対するスクリーニングでは先天性代謝異常や先天性甲状腺機能低下症や聴覚検査が実施されている.

妊婦健診では, 標準的な検査項目に加えて HTLV-1 抗体検査, 性器クラミジア検査, 35 歳以上の妊婦に対しては超音波検査が追加されている. また産後うつの予防や新生児への虐待予防等を図る観点から産婦健診が実施されることとなった. 乳幼児健康検査は, 発達障害者支援法の施行によって発達障害の早期発見に留意するとともに, 「授乳・離乳支援ガイド」に基づいた離乳食指導が行われている. 1 歳 6 ヶ月児健康診査では, 心身障害, 虫歯予防, 栄養状態などを中心に診査が行われ, 3 歳児健康診査では身体の発育, 精神の発達や視聴覚障害の早期発見を目的として行われている.

・保健指導等

母子保健指導は, 市町村が主体となって, 妊産婦, 乳幼児, 配偶者, 乳幼児の保護者に対しても行われる. 平成 25 年より未熟児訪問指導・未熟児養育医療については都道府県から市町村に移譲された. 保健所は広域的・専門的な母子保健事業を行い, 妊娠届および母子健康手帳の交付をはじめ, 妊娠・出産・育児に関する基本的な健康診査・保健指導は市町村で行われている. また, 母子の健康の確保の観点から思春期保健対策の推進や食育の推進による栄養指導の充実が求められている.

・療養援護・医療対策等

経済的な理由により医療を十分に受けられない場合は, 医療援助などを行う. 不妊に悩む方への特定治療支援事業, 未熟児療育医療, 結核児童に対する療育の給付等が行われている. その他, 妊娠・出産包括支援事業, 子どもの心の診療ネットワーク事業などが展開されている.

2）健やか親子21（第2次）

　健やか親子21は，これまでの母児保健の取組を踏まえて2001年～2014年に第1次計画が実施され，2015年～2024年度に第2次計画が実施されている．「健やか親子21」推進検討委員会では，2006（平成18）年に「妊産婦のための食生活指針」（2021（令和3）年に「妊娠前からはじめる妊産婦のための食生活指針」に改定）を策定し，「妊産婦のための食事バランスガイド」，「妊娠中の体重増加指導の目安」を作成した．

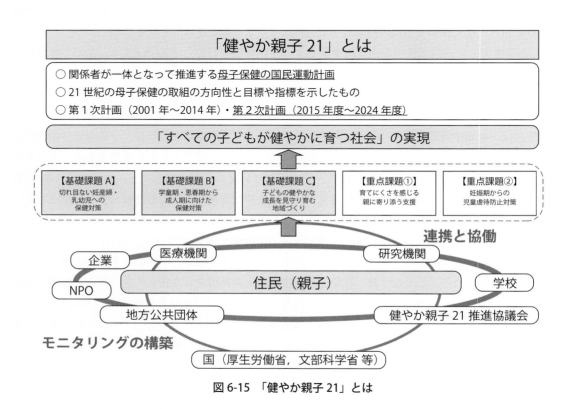

図6-15　「健やか親子21」とは

　2013（平成25）年11月にとりまとめた最終評価報告書で示された今後の課題や提言をもとに，平成27年度から始まる「健やか親子21（第2次）」について，検討会報告書がまとめられ公表された（表6-11）．「すべての子どもが健やかに育つ社会」の10年後の実現に向け，3つの基盤課題と2つの重点課題が設定された（図6-16）．さらに現計画の達成状況や現状における課題を踏まえ，指標の見直しを行い，目標を設けた52の指標（うち再掲2指標を含む）と，目標を設けない参考とする指標として28の指標を設定した．この他，国民運動計画としての取組の充実に向けて，国民の主体的取り組みの推進や，関係者，関係機関・団体や企業などとの連携・協働，健康格差解消に向けた地方公共団体に求められる役割についてとりまとめた（表6-12）．

表 6-11　「健やか親子 21（第 2 次)」の基本的な考え方

1．基本的視点
○ 指標の設定は，下記の観点から行った．
・今まで努力したが達成（改善）できなかったもの（例：思春期保健対策）
・今後も引き続き維持していく必要があるもの（例：乳幼児健康診査事業等の母子保健水準の維持）
・21 世紀の新たな課題として取り組む必要のあるもの（例：児童虐待防止対策）
・改善したが指標から外すことで悪化する可能性のあるもの（例：喫煙・飲酒対策）

2．10 年後に目指す姿
○ 日本全国どこで生まれても，一定の質の母子保健サービスが受けられ，かつ生命が守られるという地域間での健康格差を解消すること．
○ 疾病や障害，経済状態等の個人や家庭環境の違い，多様性を認識した母子保健サービスを展開すること．
○ 上記 2 点から，10 年後の目指す姿を「すべての子どもが健やかに育つ社会」とした．

3．課題の構成（表 6-22）
○「すべての子どもが健やかに育つ社会」の 10 年後の実現に向け，3 つの基盤となる課題と 2 つの重点的な課題を設定した．
○ まず，3 つの基盤課題のうち，基盤課題 A と基盤課題 B には従来から取り組んできたが引き続き改善が必要な課題や，少子化や家族形態の多様化等を背景として新たに出現してきた課題があり，ライフステージを通してこれらの課題の解決を図ることを目指す．また，基盤課題 C は，基盤課題 A と基盤課題 B を広く下支えする環境づくりを目指すための課題として設定した．
○ 次に，2 つの重点課題は，様々ある母子保健課題の中でも，基盤課題 A〜C での取組をより一歩進めた形で重点的に取り組む必要があるものとして設定した．

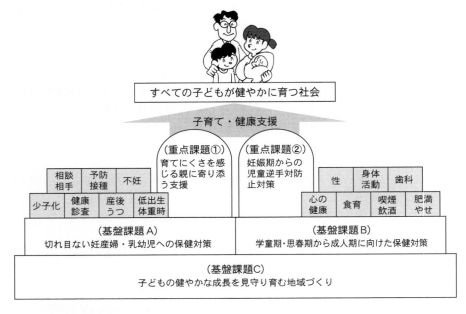

資料：厚生労働省「健やか親子 21（第 2 次）」について 検討会報告書

図 6-16 健やか親子 21（第 2 次）イメージ図

表 6-12 「健やか親子 21（第 2 次）」における課題の概要

	課題名	課題の説明
基盤課題 A	切れ目ない妊産婦・乳幼児への保健対策	妊娠・出産・育児期における母子保健対策の充実に取り組むとともに，各事業間や関連機関間の有機的な連携体制の強化や，情報の利活用，母子保健事業の評価・分析体制の構築を図ることにより，切れ目ない支援体制の構築を目指す．
基盤課題 B	学童期・思春期から成人期に向けた保健対策	児童生徒自らが，心身の健康に関心を持ち，より良い将来を生きるため，健康の維持・向上に取り組めるよう，他分野の協働による健康教育の推進と次世代の健康を支える社会の実現を目指す．
基盤課題 C	子どもの健やかな成長を見守り育む地域づくり	社会全体で子どもの健やかな成長を見守り，子育て世代の親を孤立させないよう支えていく地域づくりを目指す．具体的には，国や地方公共団体による子育て支援施策の拡充に限らず，地域にある様々な資源（ＮＰＯや民間団体，母子愛育会や母子保健推進員等）との連携や役割分担の明確化が挙げられる．
基盤課題①	育てにくさを感じる親に寄り添う支援	親子が発信する様々な育てにくさ（※）のサインを受け止め，丁寧に向き合い，子育てに寄り添う支援の充実を図ることを重点課題の一つとする． （※）育てにくさとは：子育てに関わる者が感じる育児上の困難感で，その背景として，子どもの要因，親の要因，親子関係に関する要因，支援状況を含めた環境に関する要因など多面的な要素を含む．育てにくさの概念は広く，一部には発達障害等が原因となっている場合がある．
基盤課題②	妊産期からの児童虐待防止対策	児童虐待を防止するための対策として，①発生予防には，妊娠届出時など妊娠期から関わることが重要であること，②早期発見・早期対応には，新生児訪問等の母子保健事業と関係機関の連携強化が必要であることから重点課題の一つとする．

資料：厚生労働省「健やか親子 21（第 2 次）」について 検討会報告書（概要）

表 6-13 に示す通り，健やか親子 21（第 2 次）の中間評価が実施された．52 の指標のうち 34 指標の 65％が改善した．主なポイントを表 6-14 に示した．

表 6-13 「健やか親子 21（第 2 次）」（2015 ～ 2024 年）の中間評価について

全体の目標達成状況等の評価 〜 52 指標のうち，65％が改善 〜

評価区分		該当指標数（割合）	該当項目
改善した	A 目標を達成した	12（23.1％）	○ 妊娠・出産について満足している者の割合 ○ マタニティマークを妊娠中に使用したことのある母親の割合 ○ 積極的に育児をしている父親の割合 ○ むし歯のない 3 歳児の割合　等
	B 目標に達していないが改善した	22（42.3％）	○ 乳幼児健康診査の受診率 ○ 育児期間中の両親の喫煙率 ○ 地域と学校が連携した健康等に関する講習会の開催状況 ○ 子どものかかりつけ医（医師・歯科医師など）を持つ親の割合 ○ 仕上げ磨きをする親の割合　等
C 変わらない		5（9.6％）	○ 十代の自殺死亡率 ○ 児童・生徒における痩身傾向児の割合 ○ 育てにくさを感じたときに対処できる親の割合 ○ 歯肉に炎症がある十代の割合　等
D 悪くなっている		4（7.7％）	○ 朝食を欠食する子どもの割合 ○ 発達障害を知っている国民の割合　等
E 評価できない		9（17.3％）	○ 母子保健分野に携わる関係者の専門性の向上に取り組んでいる地方公共団体の割合 ○ 児童虐待による死亡数　等

表 6-14 「健やか親子 21（第 2 次）中間評価等に関する検討会」報告書の主なポイント

1. 「健やか親子 21（第 2 次）」策定時に目標として設定した 52 指標のうち，34 指標が改善するなど一定の成果が出ており，「マタニティマークを知っている国民の割合」など既に最終評価目標に到達した指標もみられる．

2. 一方で，妊産婦の自殺数が産科的合併症による母体死亡数を上回っていることなど妊産婦のメンタルヘルスケアも大きな課題である．引き続き，子育て世代包括支援センター等を中心とした多機関連携による支援の充実を図る必要がある．

3. 「十代の自殺死亡率」「児童虐待による死亡数」などは改善しているとはいえず，引き続いての対策が求められる．

4. 学童期・思春期から成人期に向けた保健対策においては，十代の性に関する課題について正しい知識を身に付けることの重要性が強く指摘されており，産婦人科医や助産師等の専門家を講師として活用するなど，効果的な性教育に取り組むことが求められている．

5. 父親の育児への取組が大きく変化している一方で，育児に伴う父親の産後うつなどについての実態の把握が十分とはいえない状況を踏まえ，父親の育児支援や心身の健康に関する現状の把握を進める必要がある．

6. 地域間での健康格差を解消するためには，母子保健サービスを担う各市町村が取組の質の向上を図ることに加え，都道府県においては地域間の母子保健サービスの格差の是正に向けた，より広域的，専門的な視点での市町村支援が求められる．

3）少子化対策，次世代育成支援対策

　少子化対策は，少子化の一層の進行や女性の社会進出など，子どもを取り巻く環境の変化に対応するため，これまでに「エンゼルプラン」や「新エンゼルプラン」が策定され，取り組みがなされてきた．2003（平成15）年7月には少子化社会対策基本法と次世代育成支援対策推進法が成立し，すべての都道府県，市町村は次世代育成支援対策推進法に基づき，国の「行動計画策定方針」に即して行動計画を作成することとなった．2004（平成16）年には「少子化社会対策大綱」として，「子ども・子育て応援プラン」が策定され，5年後の見直しによって2010（平成22）年に「子ども・子育てビジョン」が策定された．この中では2つの基本的考え方に基づき，母子保健関係では，「安心して妊娠・出産できるように」として，早期の妊娠届出の推奨や妊婦健診の公費負担などが挙げられている．

　また，2012（平成24）年8月に成立した『子ども・子育て支援新制度』は，「子ども・子育て支援法」，「認定こども園法の一部改正」，「子ども・子育て支援法及び認定こども園法の一部改正法の施行に伴う関係法律の整備等に関する法律」の子ども・子育て関連3法に基づく制度のことをいい，地域の実情に応じた子ども・子育て支援を市町村が実施主体となって2015（平成27）年4月より実施されている．

②　成長期（学童期・思春期）におけるプログラム

　学童期・思春期におけるプログラムは，図6-17に示すように学校保健，学校給食などの学校保健行政から構成されている．学校保健行政は，国（文部科学省スポーツ・青少年局）−都道府県−市町村−学校という系列で行われており，幼稚園から大学に至る教育機関と，そこに学ぶ幼児，児童，生徒，学生および教職員を対象としている．学校保健行政の法的基盤は，文部科学省設置法，教育基本法，学校教育法，学校保健安全法，学校給食法である．

　学校保健は，保健教育と保健管理に分けられる．保健教育は学校教育法に基づいて，自らの健康を管理する能力を培うことを目指し，学習指導要領によって規定された内容と時間で保健学習と保健指導を行う．保健管理は，学校保健安全法によって児童生徒などおよび職員の健康診断，健康相談などが行われている．

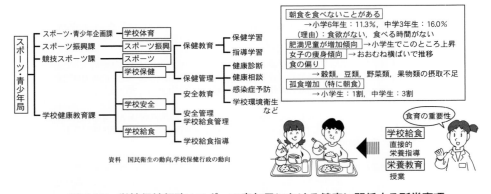

図6-17　学校保健行政 / スポーツ青年局における健康に関係する所掌事項

　学校給食は，学校給食法に基づいて，児童生徒の心身の健全な発達に資し，かつ，国民の食生活の改善に寄与することを目的として，学校教育活動の一環として実施されている．

　近年，学童期・思春期における朝食欠食や偏食，肥満や過度のダイエット志向，孤食といった食生活の問題点を改善するためにも，学校給食は重要な役割を持つといえる．

　2005（平成17）年には食育基本法が施行されるとともに食に関する専門性と教育に関する専門性を併せもつ教員である「栄養教諭」制度（表6-15）が開始され，学校における食育の推進の中核的な役割を担うことが期待されている（図6-18）．2007（平成19）年には「食に関する指導の手引」が作成され，学校における食育の必要性，食に関する指導の目標，栄養教諭が中心となって作成する食に関する指導に係る全体計画，各教科や給食の時間における食の指導に関する基本的な考え方などが示されている．2008（平成20）年には学校給食法が改正され，表6-16に示す通り「学校給食における食育の推進を図る」ことを目的に明記するとともに，栄養教諭による食に関する実践的な指導を明記した．

表6-15　栄養教諭制度

○ 職務

　　食に関する指導と給食管理を一体のものとして行うことにより，地場産物を活用して給食と食に関する指導を実施するなど，教育上の高い相乗効果がもたらされる．

（1）食に関する指導

1. 肥満，偏食，食物アレルギーなどの児童生徒に対する個別指導を行う．
2. 学級活動，教科，学校行事等の時間に，学級担任等と連携して，集団的な食に関する指導を行う．
3. 他の教職員や家庭・地域と連携した食に関する指導を推進するための連絡・調整を行う．

（2）学校給食の管理

　栄養管理，衛生管理，検食，物資管理等

○ 資格

　　栄養教諭普通免許状（専修，一種，二種）を新設．

　　大学における所要単位の修得により免許状を取得することが基本．

　　他方，現職の学校栄養職員は，一定の在職経験と都道府県教育委員会が実施する講習等において所定の単位を修得することにより，栄養教諭免許状を取得できるよう法律上特別の措置が講じられている．

○ 配置

　　すべての義務教育諸学校において給食を実施しているわけではないことや，地方分権の趣旨等から，栄養教諭の配置は地方公共団体や設置者の判断によることとされている．

　　公立小中学校の栄養教諭は県費負担教職員であることから，都道府県教育委員会の判断によって配置される．

○ 身分

　　公立学校の栄養教諭については，採用や研修等について養護教諭と同様の措置が講じられる．

表 6-16　学校給食法

(最終改正：平成二七年六月二四日法律第四六号)

法律の目的 （第 1 条）	この法律は，学校給食が児童及び生徒の心身の健全な発達に資するものであり，かつ，児童及び生徒の食に関する正しい理解と適切な判断力を養う上で重要な役割を果たすものであることにかんがみ，学校給食及び学校給食を活用した食に関する指導の実施に関し必要な事項を定め，もつて学校給食の普及充実及び学校における食育の推進を図ることを目的とする．
学校給食の目標 （第 2 条）	学校給食を実施するに当たっては，義務教育諸学校における教育の目的を実現するために，次に掲げる目標が達成されるよう努めなければならない． ①適切な栄養の摂取による健康の保持増進を図ること． ②日常生活における食事について正しい理解を深め，健全な食生活を営むことができる判断力を培い，及び望ましい食習慣を養うこと． ③学校生活を豊かにし，明るい社交性及び協同の精神を養うこと． ④食生活が自然の恩恵の上に成り立つものであることについての理解を深め，生命及び自然を尊重する精神並びに環境の保全に寄与する態度を養うこと． ⑤食生活が食にかかわる人々の様々な活動に支えられていることについての理解を深め，勤労を重んずる態度を養うこと． ⑥我が国や各地域の優れた伝統的な食文化についての理解を深めること． ⑦食料の生産，流通及び消費について，正しい理解に導くこと．
学校給食実施基準 （第 8 条）	文部科学大臣は，児童又は生徒に必要な栄養量その他の学校給食の内容及び学校給食を適切に実施するために必要な事項（次条第一項に規定する事項を除く．）について維持されることが望ましい基準（次項において「学校給食実施基準」という．）を定めるものとする．
学校給食衛生管理基準 （第 9 条）	文部科学大臣は，学校給食の実施に必要な施設及び設備の整備及び管理，調理の過程における衛生管理その他の学校給食の適切な衛生管理を図る上で必要な事項について維持されることが望ましい基準（以下この条において「学校給食衛生管理基準」という．）を定めるものとする．
学校給食を活用した 食に関する指導 （第 10 条）	栄養教諭は，児童又は生徒が健全な食生活を自ら営むことができる知識及び態度を養うため，学校給食において摂取する食品と健康の保持増進との関連性についての指導，食に関して特別の配慮を必要とする児童又は生徒に対する個別的な指導その他の学校給食を活用した食に関する実践的な指導を行うものとする．この場合において，校長は，当該指導が効果的に行われるよう，学校給食と関連付けつつ当該義務教育諸学校における食に関する指導の全体的な計画を作成することその他の必要な措置を講ずるものとする． 2．栄養教諭が前項前段の指導を行うに当たっては，当該義務教育諸学校が所在する地域の産物を学校給食に活用することその他の創意工夫を地域の実情に応じて行い，当該地域の食文化，食に係る産業又は自然環境の恵沢に対する児童又は生徒の理解の増進を図るよう努めるものとする．

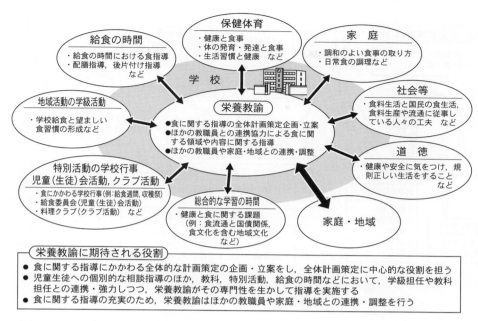

資料：「平成 16 年度文部科学白書」

図 6-18　食に関する指導の充実と栄養教諭に期待される役割

③　成人期のプログラム

　成人期におけるプログラムでは，生活習慣病対策が重要である．

　疾病は，遺伝・外部環境・生活習慣要因などの発生要因によって引き起こされる（図 6-19）．わが国における死因の約 60％が生活習慣病に起因し，さらには要介護要因や国民医療費の増大にも強く影響をしている．そこで，国民に生活習慣の重要性を啓発普及し，健康に対する自発性を促し，生涯を通じた健康増進のための個人の努力を社会全体が支援する体制を整備するため「生活習慣病」という概念が導入された．生活習慣病対策では，生活習慣の見直しや支援的な環境づくりによる罹患予防という一次予防中心の対策が重要視されるようになった．成人を対象とした生活習慣病対策の流れを図 6-20 にまとめた．

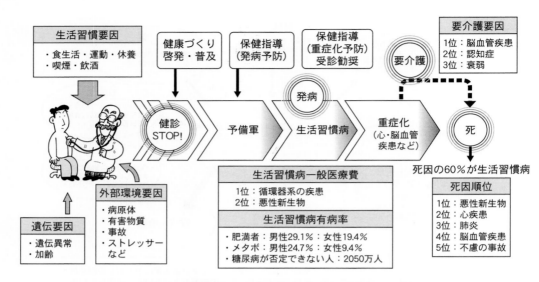

図 6-19　成人期における課題とプログラムのイメージ

健康づくり対策	2000（平成12）年〜 健康日本21		2013（平成25）年〜 健康日本21（第2次）	
		2005（平成17）年 健康フロンティア	⟶ 2014（平成26）年	
		2007（平成19）年 新健康フロンティア戦略	⟶ 2016（平成28）年	
関係法規	2002 （平成14）年 健康増進法	2005（平成17）年 食育基本法 医療制度改革 「内臓脂肪症候群（メタボリックシンドローム）の概念」 2006（平成18）年 老人保健法廃止→高齢者医療確保法 介護保険法改正		2018（平成30）年 健康増進法一部改正 2020年4月施行 受動喫煙の防止
健診等		2008（平成20）年 ⟶ 2015（平成27）年 ⟶ 「標準的な健診・保健指導プログラム」　糖尿病等生活習慣病有病者 予備群を25%減少を目標		「標準的な健診・保健指導プログラム」【平成30年度版】
指針等	2000（平成12）年 ⟶ 2016（平成28）年 新しい食生活指針　　　　　　　　　　　　食生活指針　改訂	2006（平成18）年 「健康づくりのための運動基準2006」 「健康づくりのための運動指針2006」 ＜エクササイズガイド2006＞ 2005（平成17）年 食事バランスガイド	2013（平成25）年 「健康づくりのための身体活動基準2013」 「健康づくりのための身体活動指針」 （アクティブガイド） 2014（平成26）年 健康づくりのための睡眠指針2014	

図 6-20　生活習慣病対策などの流れ

1）健康日本 21（第 2 次）

　21 世紀のわが国において少子高齢化や疾病構造の変化が進む中で，生活習慣及び社会環境の改善を通じて，子どもから高齢者まで全ての国民が共に支え合いながら希望や生きがいを持ち，ライフステージに応じて，健やかで心豊かに生活できる活力ある社会を実現し，その結果，社会保障制度が持続可能なものとなるよう，国民の健康の増進の総合的な推進を図るための基本的な事項を示し，2013（平成25）年度から 2022（平成 34）年度までの「21 世紀における第 2 国民健康づくり運動（健康日本 21（第2 次））」が推進されている．国民の健康の増進の推進に関する基本的な方向として，① 健康寿命の延伸と健康格差の縮小，② 生活習慣病の発症予防と重症化予防の徹底（NCD の予防），③ 社会生活を営むために必要な機能の維持及び向上，④ 健康を支え，守るための社会環境の整備，⑤ 栄養・食生活，身体活動・運動，休養，飲酒，喫煙及び歯・口腔の健康に関する生活習慣及び社会環境の改善が挙げられている（第 3 章 6 節を参照）．

　各都道府県では，健康日本 21（第 2 次）の動きを受けて，健康増進計画が策定されている．

＜健康日本 21（第 2 次）中間評価＞

　健康日本 21（第 2 次）の中間評価は，第二次計画の 53 項目の目標のうち，改善が認められたのは健康寿命の延伸や健康格差の縮小など 32 項目で，目標達成率は 60.4％であった．中間評価は，すべての目標について，5 年目に行うことになっていた．

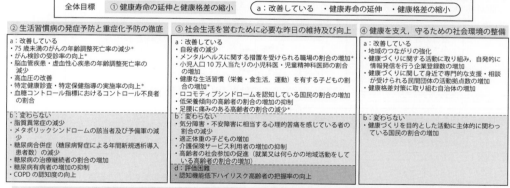

厚生労働省：健康日本 21（第 2 次）の中間評価と改正健康増進法について

図 6-21　健康日本 21（第 2 次）中間評価における評価の結果

　中間評価は，計画策定時のベースライン値と直近の実績値を比較して，①改善，②変わらない，③悪化，④評価困難の4段階で評価した結果，目標の53項目のうち，「改善」が32項目，「変わらない」が19項目，「悪化」が1項目，「評価困難」が1項目であった．

2）健康増進法一部改正（受動喫煙防止）

　望まない受動喫煙の防止を図るため，多数の者が利用する施設等の区分に応じ，当該施設等の一定の場所を除き禁煙を禁止するとともに，当該施設等の管理について権限を有する者が講ずべき措置等について定めるとし，国および地方公共団体の責務等を規定している．

　基本的考え方として，「望まない受動喫煙」をなくす，受動喫煙による健康影響が大きい子ども，患者等に特に配慮，施設の類型・場所ごとに対策を実施するとした．

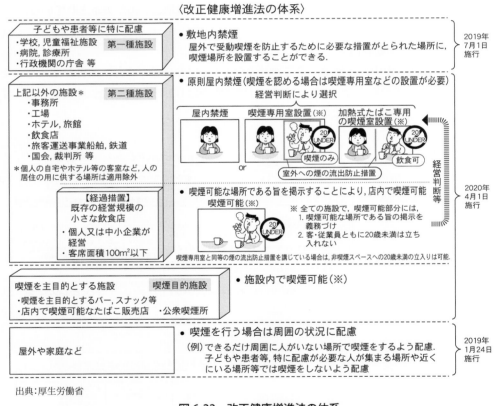

図6-22　改正健康増進法の体系

3）2008（平成20）年度からの健診（検診）などの取り組み（図6-23）

　2006（平成18）年度の医療制度改革において，壮年期以降（40歳以上）を対象とする様々な保健事業を統括していた老人保健法を「高齢者の医療の確保に関する法律」に改正した．このことに伴い，2008（平成20）年度より生活習慣病予防の観点から以下の取り組みが行われている．

a）基本健康診査などについて

　ア．40 歳〜 75 歳未満　高齢者医療確保法に基づく特定健康診査および特定保健指導として，医療保険者にその実施を義務づける．

　（特定健康診査及び特定保健指導の実施に関する基準の一部改正；平成 20 年）

　イ．75 歳以上の者については，後期高齢者医療広域連合に努力義務が課されている保健事業の一環として，健康診査を実施する．

b）歯周疾患検診，骨粗鬆症検診，肝炎ウイルス検診については，2008（平成 20）年度から健康増進法に基づく事業として，市町村が引き続き実施する．また，がん検診についても同法に基づく事業として位置付けられた．

c）介護予防の観点からの取り組み（65 歳以上の生活機能評価など）については，2005（平成 17）年の介護保険法の改正において地域支援事業を創設し，介護予防事業の実施を市町村に義務付けた．

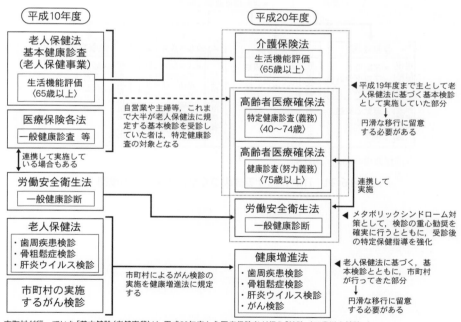

資料：「国民衛生の動向」2011

図 6-23　健診（検診）に係る制度の変更

4）労働者の健康管理

　労働者の健康管理は労働安全衛生法（図 6-23）によって規定され，事業者は雇用する労働者に対し

て一般健康診断を，有害な業務に重視する労働者に対しては特殊健康診断を実施している．近年，高年齢労働者の割合が増加しており，生活習慣病などが問題となり「事業場における労働者の健康保持増進のための指針」が策定され，トータルヘルスプロモーション（THP）として推進されている（図6-24）．2008（平成 20）年度からの特定健診・保健指導の実施に伴い，特定健診と連携して実施するとともに，保健指導はすべての年齢の労働者を対象とするほか，メンタルヘルスケアを含めた指導を実施している．

　昨今の産業構造の変化や高齢化の一層の進展，働き方の変化等を踏まえて指針の見直しが行われ，令和 2 年 3 月 31 日，改正「事業場における労働者の健康保持増進のための指針」（指針公示第 7 号）が公示され，令和 2 年 4 月 1 日から適用されている．

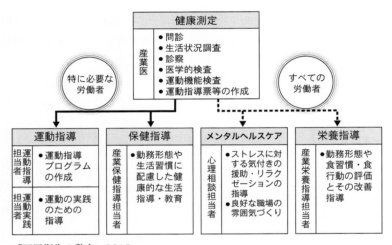

「国民衛生の動向」2018

図 6-24　THP における健康づくりとスタッフの役割

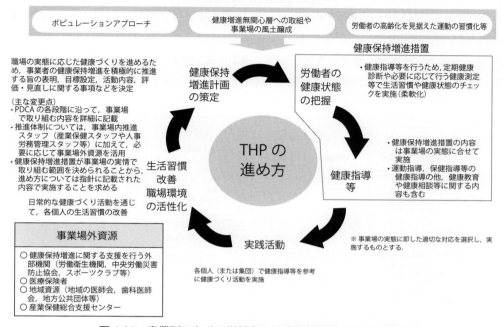

図 6-25 事業所における労働者の健康保持増進のための指針

5) 生活習慣病対策の推進

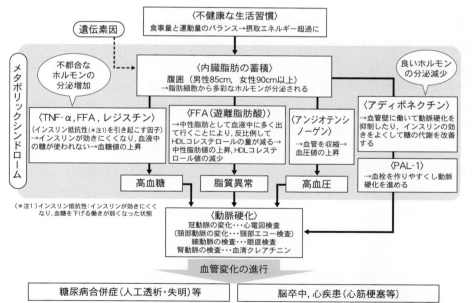

資料：厚生労働省「平成 18 年度医療制度改革関連資料」

図 6-26 メタボリックシンドロームの概念

　前述のように 2006（平成 18）年の医療制度改革大綱において，内臓脂肪症候群（メタボリックシンドローム）の概念（図 6-26）を導入した生活習慣病予防に着目した特定健診・保健指導が医療保険者[*1]に対して義務付けられ，2008（平成 20）年から実施されることとなった．国は保健指導の効果的な実施を図るために 2007（平成 19）年に「標準的な健診・保健指導プログラム」を策定し，都道府県は，医療保険者，市町村，事業者などを調整支援する機能を担うこととされた（図 6-27）.

　さらに 2018（平成 30）年に「標準的な健診・保健指導プログラム【平成 30 年度版】」が策定された.

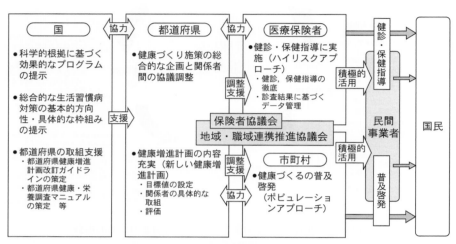

図 6-27　生活習慣病対策の推進体制の構築

　生活習慣の変化によって肥満者が増加し，特に「内臓脂肪の蓄積による代謝機能不調（内臓脂肪症候群）」が糖尿病や心疾患，脳血管疾患などの生活習慣病の発症と大きく関係している．肥満者の多くが複数の危険因子を持っており，その危険因子が重なるほど脳卒中，心疾患の発症危険性が増大する.

　これまで実施されてきた老人保健事業では，個別疾患の早期発見・治療を目的として，健診後に「要精検」や「要治療」となった者に対する受診勧奨や高血圧，糖尿病などに対する保健指導（健康教室）などを行ってきた．しかし，2008（平成 20）年からの特定健診・保健指導では，医療保険者が実施する特定健診・保健指導では，血圧・血糖・脂質などに関する健康診査の結果から生活の改善が特に必要な者を生活習慣病発症・重症化の危険因子の保有状況により「情報提供」「動機付け支援」「積極的支援」に階層化して，医師，保健師，管理栄養士などが，生活習慣の改善のための指導を実施することにより，生活習慣病を予防することを目的としている（図 6-28，図 6-29）.

＊1　医療保険者
　　組合管掌健康保険，政府管掌健康保険，船員保険，共済組合，国民健康保険

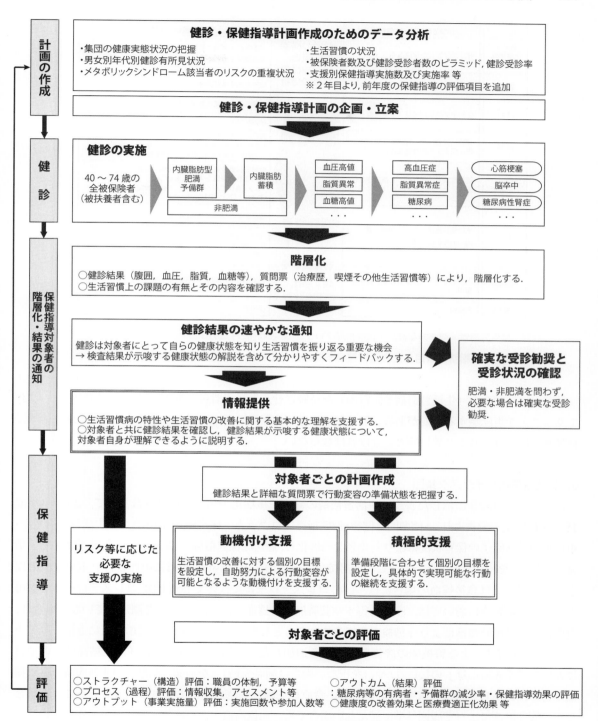

図 6-28　生活習慣予防のための標準的な検診・保健指導プログラムの流れ（イメージ）

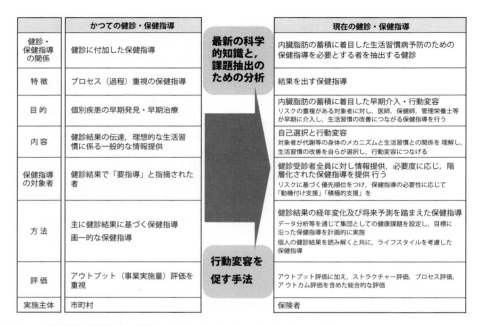

資料：厚生労働省「標準的な健診・保健指導プログラム（改訂版）」2013

図 6-29　内臓脂肪に着目した生活習慣病予防のための健診・保健指導の基本的な考え方について

　健診とは行動変容（生活習慣病予防行動）を持続させ，生活習慣病の予防・改善を図るための「入口」であることを再認識する必要がある．健診結果に基づく保健指導は以下の点に留意し，本人が主体的に行動変容に取り組むことを目的としなければならない．

6）生活習慣病ハイリスク集団

　図 6-28，図 6-29 に示したように生活習慣病の発症・重症化予防のプログラムとして，2007（平成19）年に厚生労働省より，「標準的な健診・保健指導プログラム（確定版）」が示され，生活習慣病発症・重症化の危険因子の保有状況により対象者を階層化し，適切な保健指導（「情報提供」「動機づけ支援」「積極的支援」）を行うこととなった．この改訂では，特定健診の基本的な項目に中性脂肪が 400mg/dL 以上である場合又は食後採血の場合には，LDL コレステロールに代えて non-HDL コレステロールでも可とした．血糖検査においては，やむを得ず空腹時以外に採血を行い，HbA1c を測定していない場合は，食直後を除き随時血糖により血糖検査を行うことを可とした．さらに詳細な健診の項目に血清クレアチニン検査（eGFR による腎機能の評価を含む）を追加した．階層化においては，「①血糖高値」の項目において「空腹時血糖」の後に「（やむを得ない場合は随時血糖）」を追加，やむを得ず空腹時以外に採血を行い，HbA1c を測定していない場合は，食直後を除き随時血糖により血糖検査を行うことを可とした．腹囲計測によって腹囲基準に満たない場合でも，血糖高値・血圧高値・脂質異常・喫煙等のリスクが 1 つ以上存在している者では虚血性心疾患や脳血管疾患等の発症リスクが上昇することについての内容を追加した．

a）保健指導におけるハイリスクアプローチとポピュレーションアプローチ

　健康日本 21 の基本戦略の中の「対象集団への働きかけ」として「ハイ（高）リスクアプローチとポピュレーション（集団）アプローチ」が掲げられている（図 6-30）.

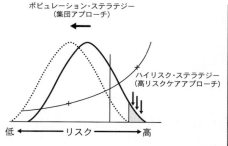

ポピュレーション・ステラテジー（集団アプローチ）	ハイリスク・ステラテジー（高リスクケアアプローチ）
【利点】 ・革新的，抜本的 ・全集団に対して大きな恩恵 ・生活習慣の変容が適切	【利点】 ・個人にとって適切 ・個人にとって強い動機付け ・医療者にとっても強い動機付け ・リスク/便益比が高い
【欠点】 ・個人には小さな恩恵 ・個人にとって弱い動機付け ・医療者にも弱い動機付け ・リスク/便益比が低い	【欠点】 ・ハイリスク者の把握が困難 ・効果は一時的 ・効果には限界がある ・生活習慣の変容が困難

図 6-30　ハイ（高）リスクアプローチとポピュレーション（集団）アプローチ

　健診の事後指導では，リスクがある人に対しては医療，保健指導を行い，リスクが無い人に対しては何もしないという二分法に基づいた指導が行われていることが多い. このようにある集団を正常群と異常群に分割することができればハイリスクアプローチを重視すべきだが，実際には連続分布している集団を任意の「カットオフポイント」を決めて分割しているに過ぎない. 特に生活習慣病のような全体にリスクが連続している場合には，その値よりも低いからといっても発病しない訳ではないという問題点が生じる. ハイリスクアプローチは方法論も明確で対象も明確にしやすいという利点があるが，影響の量は限られているため，特徴を理解したうえでポピュレーションアプローチを適切に組み合わせて，対策を進めることが必要である.

・保険者が実施する特定健診・保健指導を通じた健康づくり（ハイリスクアプローチ）

　従来の健診・保健指導は，個別疾患の早期発見・早期治療が主たる目的であったが，今後は内臓脂肪型肥満に着目した早期介入・行動変容という観点から行われることとなった. また，従来，「要指導」と指摘された健診受診者のみに行われていた保健指導については，内臓脂肪の蓄積に着目して対象者を選定することとなった. これは，保健指導の性格を従来の健診結果の伝達や一般的な情報提供にとどまる，いわば「プロセス重視」から，個別に行動変容を促し，生活習慣の改善につなげる「結果重視」へと変えるものである. 健診・保健指導では，健診受診者全員に対しての「情報提供」やリスク数によって「動機づけ支援」や「積極的支援」に階層化され保健指導が行われる（図 6-24）.

・健康づくりの普及啓発（ポピュレーションアプローチ）

　健康づくりの普及啓発（ポピュレーションアプローチ）を積極的に展開することにより，保険者が中心的な役割を担うハイリスクアプローチとの相乗効果によって，国民の健康増進や生活の質（QOL）の向上を目指し，生活習慣病対策の成果を着実にあげていくこととしている.

　ポピュレーションアプローチとして，図 6-20 に示す指針など（新しい食生活指針，食事バランスガイド，「健康づくりのための身体活動基準 2013」，「健康づくりのための身体活動指針（アクティブガ

イド）」，健康づくりのための睡眠指針 2014 など）があげられる．

b）特定健康診査（特定健診）

特定健診の内容を図 6-31 に示した．医療保険者は，40 ～ 75 歳未満の被保険者に対して特定健診・保健指導の実施が義務付けられている．

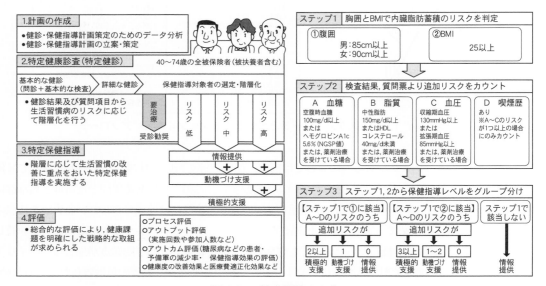

図 6-31　特定健診の内容

c）特定保健指導

特定健診・保健指導では，メタボリックシンドロームに着目した保健指導を健診者全員に行うこととし，医療保険者に所属する医師，保健師，管理栄養士との連携や地域，職域，行政をはじめ，さまざまな社会資源を活用して企画・調整を図る．

・特定保健指導の実施者

特定保健指導の実施者は，医師，保健師，管理栄養士とされているが，食生活の改善指導，運動指導については，それらの専門知識・技術を有すると認められる者も実施できることとなっている．なお，初回面接を実施し支援計画の立案し，最終的な評価が可能なのは，医師，保健師，管理栄養士である．

保健指導を実施する際には，対象者の栄養状態や習慣的な食物摂取状況をアセスメントし，健診結果と代謝，食事内容との関係を栄養学などの科学的根拠に基づき，対象者にわかりやすく説明できる能力や，食事摂取基準や食事療法の各種学会ガイドラインなどの科学的根拠を踏まえ，対象者にとって改善しやすい食行動の具体的内容を提案できる能力が必要である．その際には，対象者の食物入手のしやすさや食に関する情報入手のしやすさ，周囲の人々からのサポートの得られやすさなど，対象者の食環境の状況を踏まえた支援を提案できる能力などが必要である．他にも，身体活動量・運動，たばこ，アル

コールについての専門知識を持ち健診・保健指導の機会に支援を行う重要性は高い.

　平成30年改訂版では「健診等に関わる者に求められる能力」のうち「健診・保健指導実施者に求められる能力」の具体的な知識については,内容を整理して,「健診・保健指導の研修ガイドライン」に記載された.

④　高齢期のプログラム

　2013（平成25）年のわが国の65歳以上の高齢者（老年人口）の割合は,数値を公表し始めた1950年以降,初めて25%を超えた.2015（平成27）年の日本人の平均寿命は男性80.79歳,女性87.05歳で,いずれも過去最高を更新した.国際比較では,世界1位であった女性が香港に抜かれて2位,男性は4位となっている.今後さらに平均寿命は伸長し,将来推計では,2060年には男性で84.19年,女性で90.93年に到達すると予測されている.

　21世紀の日本社会は,疾病及び加齢による負担が極めて大きくなると考えられる.国民医療費は年々増加し,2014（平成26）年度で過去最高の40兆610億円に達し,年齢階級別では,65歳以上が23兆9066億円（58.6%）となっている.一方,生活習慣病は,現在,国民医療費（一般診療医療費）の約3割,死亡者数の約6割を占めている.また,要支援者および要介護者における介護が必要となった主な原因についても,脳血管疾患をはじめとした生活習慣病が3割を占めるとともに,認知症や,高齢による衰弱,関節疾患,骨折・転倒で5割を占める.

　このような背景から,高齢者が尊厳を保ちながら暮らし続けることができる社会の実現を目指して,質の高い保健・医療・福祉サービスの確保,将来にわたって安定した介護保険制度の確立などがなされている.高齢期におけるさまざまな問題（図6-32）に対応するために,これまで表6-18に示すような高齢者医療対策が行われてきた.

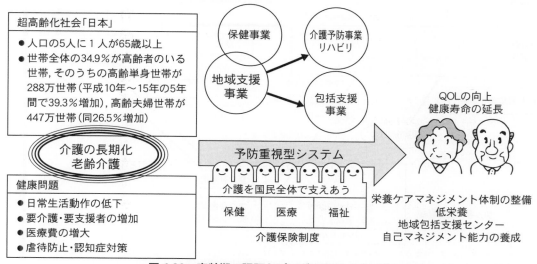

図6-32　高齢期の課題とプログラムのイメージ

表 6-17　高齢者医療対策のあゆみ

1963（昭和 38）年	老人福祉法制定	2006（平成 18）年	介護予防事業実施（市町村），新予防給付
1973（昭和 48）年	老人医療支給制度	2006（平成 20）年	介護保険法改正（介護事業運営の適正化）
1978（昭和 53）年	老人保健医療総合対策開発モデル事業開始	2008（平成 23）年	高額医療・高額介護合算制度
1982（昭和 57）年	老人保健法		介護保険法改正（地域包括ケアシステムの実現）
1986（昭和 61）年	老人保健施設創設		
1989（平成 元）年	高齢者保健福祉推進 10 か年戦略（ゴールドプラン）	2011（平成 24）年	「安心と希望の介護ビジョン」
1991（平成 3）年	老人訪問看護制度の創設	（平成 26）年	改正介護保険法成立（地域支援事業等）
1998（平成 6）年	新・高齢者保健福祉 10 か年戦略（新ゴールドプラン）	2012（平成 27）年	認知症施策推進総合戦略（新オレンジプラン）
2000（平成 12）年	介護保険法施行，ゴールドプラン 21 策定（平成 16 年までの 5 か年計画）	2017（平成 29）年	改正介護保険法成立（自立支援等）
2005（平成 17）年	介護保険法改正，地域支援事業創設，予防重視型システムへの転換，食費・居住費を自己負担，地域密着型サービス，地域包括支援センター 高齢者の医療の確保に関する法律，	2018（平成 30）年	改正介護保険法施行

1）介護保険制度の概要

介護保険制度の仕組みは図 6-33 の通りである.

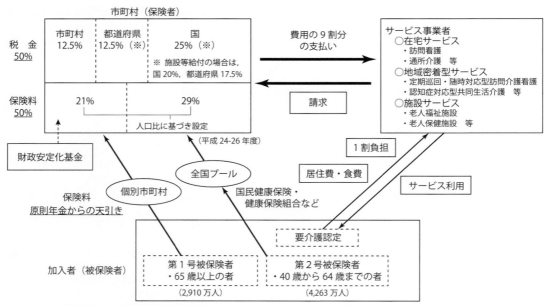

図 6-33　介護保険制度の仕組み

（注）第 1 号被保険者の数は，「平成 22 年度介護保険事業状況報告年俸：によるものであり，平成 22 年度末現在の数（福島県の 5 町 1 村を除く.）である.
　　第 2 号被保険者の数は，社会保険診療報酬支払基金が介護給付費納付金額を確定するための医療保険者からの報告によるものであり，平成 22 年度内の月平均値である.

a）保険者・被保険者の区分

　市町村を保険者，40 歳以上の者を被保険者とする「社会保険方式」で実施されている．被保険者は 65 歳以上の第 1 号被保険者と 40 歳以上 65 歳未満の医療保険加入者である第 2 号保険者に区分されている．

b）要支援・要介護の認定

　要介護などの認定を行うのは，市町村などに設置される介護認定審査会である．更新・変更認定時の調査の場合は，介護支援専門員（ケアマネージャー）などに委託できるとされている．状態の維持・改善の可能性の観点を踏まえて，予防給付の対象とした審査を行い要支援者は要支援 1，要支援 2 に該当する者，要介護給付の対象は，要介護 1 ～ 5 となっている．

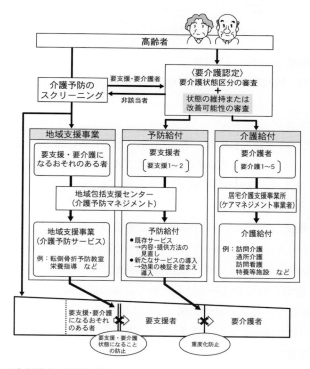

資料：厚生労働省「栄養改善マニュアル改訂版」2009

図 6-34　予防重視型システムの全体像

c）介護サービス計画

　介護保険では，要介護認定に合わせて利用者が自らの意志に基づいて利用するサービスを選択し，決定することが基本となる．利用者自らが利用計画を作成することも可能であるが，以下に示すサービスを選択する場合には，関係機関が作成し給付の申請を行う．

　また，要支援・要介護状態になる前から一貫性・連続性のある介護予防マネジメント体制を確立する観点から市町村が運営主体となり，地域包括支援センターが創設された（図 6-35）．

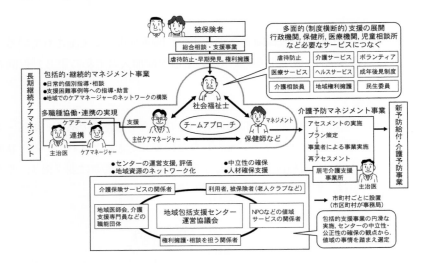

資料：「国民衛生の動向」より作成

図6-35　地域包括支援センター（地域包括ケアシステム）のイメージ

2）安心と希望の介護ビジョン

　厚生労働省は超高齢化社会を迎える中で，募る将来の不安を乗り越え，「安心」と「希望」を抱いて生活できる社会を築いていくために，2025年を見据えてその実現に向けて取り組むべき施策を「安心と希望の介護ビジョン」として，2010（平成22）年に提言した．

a）高齢者自らが安心と希望の地域づくりに貢献できる環境づくり

　　① コミュニティ・ネットワーク・コーディネーターの輩出

　　② 地域包括支援センターのコミュニティ支援機能の強化

b）高齢者が住み慣れた自宅や地域で住み続けるための介護の質の向上

　　① 在宅生活を支援するサービスの基盤整備

　　② 採択生活支援リハビリテーションの強化

　　③ 医療と介護の連携強化

　　④ 認知症対策の充実

　　⑤ 地域の特性に応じた高齢者住宅などの整備

c）介護従事者にとっての安心と希望の実現

　　① 各事業所における介護従事者の処遇に関する情報の積極的な公表の推進

　　② 介護従事者が誇りとやりがいを持って働くことができる環境の整備

　　③ 介護従事者の確保・育成

3）日本人の長寿を支える「健康な食事」のあり方に関する検討会

　厚生労働省は，2014（平成26）年『日本人の長寿を支える「健康な食事」のあり方に関する検討会』報告書を取りまとめた．本検討会は，日本人の長寿を支える「健康な食事」とは何かを明らかにし，そ

の目安を提示し，普及することで，国民や社会の「健康な食事」についての理解を深め，「健康な食事」
に取り組みやすい環境の整備が図られるよう検討を行ってきた（第3章参照）．

表 6-18　主なポイント

1）日本人の長寿を支える「健康な食事」のとらえ方を整理

　　「健康な食事」とは何かについて，健康，栄養，食品，加工・調理，食文化，生産・流通，
経済など多様な側面から，構成する要因を踏まえ，整理．

2）生活習慣病の予防に資する「健康な食事」を事業者が提供するための基準を策定

　　食事摂取基準（2015 年版）における主要な栄養素の摂取基準値を満たし，かつ，現在の日
本人の食習慣を踏まえた食品の量と組合せを求め，1 食当たりの料理を組み合せることで「健
康な食事」の食事パターンを実現するための基準を策定した．この基準は，食事を提供する事
業者が使用するものである．事業者は，この基準を満たした料理を市販する場合にマークを表
示することができる．

3）「健康な食事」を普及するためのマークを決定

　　市販された料理（調理済みの食品）の中で，消費者が「健康な食事」の基準に合致している
ことを一目で分かり，手軽に入手し，適切に料理を組み合わせて食べることができるよう，公
募によりマークを決定．

要介護高齢者は低栄養状態が問題

●平成 25 年の国民生活基礎調査によると，介護が必要となった主な原因を要介護度別にみると，要
支援者では「関節疾患」が 20.7 ％で最も多く，次いで「高齢による衰弱」が 15.4 ％となっている．
要介護者では「脳血管疾介護が必要となった主な原因を要介護度別にみると，要支援者では「関節疾
患」が 20.7 ％で最も多く，次いで「高齢による衰弱」が 15.4 ％となっている．要介護者では「脳血
管疾患（脳卒中）」が 21.7 ％，「認知症」が 21.4 ％と多くなっている．
●脳血管疾患，虚弱，骨折・転倒や栄養摂取状況が要介護の主因をなしてきている．
●高齢者にとって「食べること」は楽しみ，生きがい，生活の質の改善，自己実現など重要な役割を
占めている．このことから低栄養予防のための知識・技術の普及，早期発見と対応が求められている．

1．栄養士法（抜粋）

（昭和22年12月29日法律第245号）

（最終改正：平成19年6月27日法律第96号）

〔栄養士及び管理栄養士の定義〕

第1条　この法律で栄養士とは，都道府県知事の免許を受けて，栄養士の名称を用いて栄養の指導に従事することを業とする者をいう．

2　この法律で管理栄養士とは，厚生労働大臣の免許を受けて，管理栄養士の名称を用いて，傷病者に対する療養のため必要な栄養の指導，個人の身体の状況，栄養状態等に応じた高度の専門的知識及び技術を要する健康の保持増進のための栄養の指導並びに特定多数人に対して継続的に食事を供給する施設における利用者の身体の状況，栄養状態，利用の状況等に応じた特別の配慮を必要とする給食管理及びこれらの施設に対する栄養改善上必要な指導等を行うことを業とする者をいう．

〔免許〕

第2条　栄養士の免許は，厚生労働大臣の指定した栄養士の養成施設（以下「養成施設」という．）において2年以上栄養士として必要な知識及び技能を修得した者に対して，都道府県知事が与える．

2　養成施設に入所することができる者は，学校教育法（昭和22年法律第26号）第90条に規定する者とする．

3　管理栄養士の免許は，管理栄養士国家試験に合格した者に対して，厚生労働大臣が与える．

〔免許の欠格条項〕

第3条　次の各号のいずれかに該当する者には，栄養士又は管理栄養士の免許を与えないことがある．

①　罰金以上の刑に処せられた者

②　前号に該当する者を除くほか，第1条に規定する業務に関し犯罪又は不正の行為があった者

〔名簿〕

第3条の2　都道府県に栄養士名簿を備え，栄養士の免許に関する事項を登録する．

2　厚生労働省に管理栄養士名簿を備え，管理栄養士の免許に関する事項を登録する．

〔登録及び免許証の交付〕

第4条　栄養士の免許は，都道府県知事が栄養士名簿に登録することによって行う．

2　都道府県知事は，栄養士の免許を与えたときは，栄養士免許証を交付する．

3　管理栄養士の免許は，厚生労働大臣が管理栄養士名簿に登録することによって行う．

4　厚生労働大臣は，管理栄養士の免許を与えたときは，管理栄養士免許証を交付する．

〔免許の取消し等〕

第5条　栄養士が第3条各号のいずれかに該当するに至ったときは，都道府県知事は，当該栄養士に対する免許を取り消し，又は1年以内の期間を定めて栄養士の名称の使用の停止を命ずることができる．

2　管理栄養士が第3条各号のいずれかに該当するに至ったときは，厚生労働大臣は，当該管理栄養士に対する免許を取り消し，又は1年以内の期間を定めて管理栄養士の名称の使用の停止を命ずることができる．

3　都道府県知事は，第1項の規定により栄養士の免許を取り消し，又は栄養士の名称の使用の停止を命じたときは，速やかに，その旨を厚生労働大臣に通知しなければならない．

4　厚生労働大臣は，第2項の規定により管理栄養士の免許を取り消し，又は管理栄養士の名称の使用の停止を命じたときは，速やかに，その旨を当該処分を受けた者が受けている栄養士の免許を与えた都道府県知事に通知しなければならない．

〔管理栄養士国家試験〕

第5条の2　厚生労働大臣は，毎年少なくとも1回，管理栄養士として必要な知識及び技能について，管理栄養士国家試験を行う．

〔受験資格〕

第5条の3　管理栄養士国家試験は，栄養士であって次の各号のいずれかに該当するものでなければ，受けることができない．

①　修業年限が2年である養成施設を卒業して栄養士の免許を受けた後厚生労働省令で定める施設において3年以上栄養の指導に従事した者

②　修業年限が3年である養成施設を卒業して栄養士の免許を受けた後厚生労働省令で定める施設において2年以上栄養の指導に従事した者

③　修業年限が4年である養成施設を卒業して栄養士の免許を受けた後厚生労働省令で定める施設において1年以上栄養の指導に従事した者

④　修業年限が4年である養成施設であつて，学校（学校教育法第1条 の学校並びに同条 の学校の設置者が設置している同法第百24条 の専修学校及び同法第134条 の各種学校をいう．以下この号において同じ．）であるものにあっては文部科学大臣及び厚生労働大臣が，学校以外のものにあっては厚生労働大臣が，政令で定める基準により指定したもの（以下「管理栄養士養成施設」という．）を卒業した者

〔主治の医師の指導〕

第5条の5　管理栄養士は，傷病者に対する療養のため必要な栄養の指導を行うに当たっては，主治の医師の指導を受けなければならない．

〔名称の使用制限〕

第6条　栄養士でなければ，栄養士又はこれに類似する名称を用いて第1条第1項に規定する業務を行ってはならない．

2　管理栄養士でなければ，管理栄養士又はこれに類似する名称を用いて第1条第2項に規定する業務を行ってはならない．

2. 健康増進法（抜粋）

（平成 14 年 8 月 2 日法律第 103 号）

（最終改正：平成 26 年 6 月 13 日法律第 69 号）

第 1 章　総　　則

〔目的〕

第 1 条　法律は，我が国における急速な高齢化の進展及び疾病構造の変化に伴い，国民の健康の増進の重要性が著しく増大していることにかんがみ，国民の健康の増進の総合的な推進に関し基本的な事項を定めるとともに，国民の栄養の改善その他の国民の健康の増進を図るための措置を講じ，もって国民保健の向上を図ることを目的とする．

〔国民の責務〕

第 2 条　国民は，健康な生活習慣の重要性に対する関心と理解を深め，生涯にわたって，自らの健康状態を自覚するとともに，健康の増進に努めなければならない．

〔国及び地方公共団体の責務〕

第 3 条　国及び地方公共団体は，教育活動及び広報活動を通じた健康の増進に関する正しい知識の普及，健康の増進に関する情報の収集，整理，分析及び提供並びに研究の推進並びに健康の増進に係る人材の養成及び資質の向上を図るとともに，健康増進事業実施者その他の関係者に対し，必要な技術的援助を与えることに努めなければならない．

第 2 章　基本方針等

〔基本方針〕

第 7 条　厚生労働大臣は，国民の健康の増進の総合的な推進を図るための基本的な方針（以下「基本方針」という．）を定めるものとする．

2　基本方針は，次に掲げる事項について定めるものとする．

　① 　国民の健康の増進の推進に関する基本的な方向

　② 　国民の健康の増進の目標に関する事項

　③ 　次条第 1 項の都道府県健康増進計画及び同条第 2 項の市町村健康増進計画の策定に関する基本的な事項

　④ 　第 10 条第 1 項の国民健康・栄養調査その他の健康の増進に関する調査及び研究に関する基本的な事項

　⑤ 　健康増進事業実施者間における連携及び協力に関する基本的な事項

　⑥ 　食生活，運動，休養，飲酒，喫煙，歯の健康の保持その他の生活習慣に関する正しい知識の普及に関する事項

　⑦ 　その他国民の健康の増進の推進に関する重要事項

3　厚生労働大臣は，基本方針を定め，又はこれを変更しようとするときは，あらかじめ，関係行政機関の長に協議する

ものとする.

4　厚生労働大臣は，基本方針を定め，又はこれを変更したときは，遅滞なく，これを公表するものとする.

〔都道府県健康増進計画等〕

第8条　都道府県は，基本方針を勘案して，当該都道府県の住民の健康の増進の推進に関する施策についての基本的な計画（以下「都道府県健康増進計画」という.）を定めるものとする.

2　市町村は，基本方針及び都道府県健康増進計画を勘案して，当該市町村の住民の健康の増進の推進に関する施策についての計画（以下「市町村健康増進計画」という.）を定めるよう努めるものとする.

3　国は，都道府県健康増進計画又は市町村健康増進計画に基づいて住民の健康増進のために必要な事業を行う都道府県又は市町村に対し，予算の範囲内において，当該事業に要する費用の一部を補助することができる.

〔健康診査の実施等に関する指針〕

第9条　厚生労働大臣は，生涯にわたる国民の健康の増進に向けた自主的な努力を促進するため，健康診査の実施及びその結果の通知,健康手帳（自らの健康管理のために必要な事項を記載する手帳をいう.）の交付その他の措置に関し，健康増進事業実施者に対する健康診査の実施等に関する指針（以下「健康診査等指針」という.）を定めるものとする.

2　厚生労働大臣は，健康診査等指針を定め，又はこれを変更しようとするときは，あらかじめ，総務大臣，財務大臣及び文部科学大臣に協議するものとする.

3　厚生労働大臣は，健康診査等指針を定め，又はこれを変更したときは，遅滞なく，これを公表するものとする.

第3章　国民健康・栄養調査等

〔国民健康・栄養調査の実施〕

第10条　厚生労働大臣は，国民の健康の増進の総合的な推進を図るための基礎資料として，国民の身体の状況，栄養摂取量及び生活習慣の状況を明らかにするため，国民健康・栄養調査を行うものとする.

2　厚生労働大臣は，独立行政法人国立健康・栄養研究所（以下「研究所」という.）に，国民健康・栄養調査の実施に関する事務のうち集計その他の政令で定める事務の全部又は一部を行わせることができる.

3　都道府県知事(保健所を設置する市又は特別区にあっては,市長又は区長.以下同じ.)は,その管轄区域内の国民健康・栄養調査の執行に関する事務を行う.

〔調査世帯〕

第11条　国民健康・栄養調査の対象の選定は,厚生労働省令で定めるところにより,毎年,厚生労働大臣が調査地区を定め,その地区内において都道府県知事が調査世帯を指定することによって行う.

2　前項の規定により指定された調査世帯に属する者は，国民健康・栄養調査の実施に協力しなければならない.

〔国民健康・栄養調査員〕

第 12 条　都道府県知事は，その行う国民健康・栄養調査の実施のために必要があるときは，国民健康・栄養調査員を置くことができる．

2　前項に定めるもののほか，国民健康・栄養調査員に関し必要な事項は，厚生労働省令でこれを定める．

〔国の負担〕

第 13 条　国は，国民健康・栄養調査に要する費用を負担する．

〔生活習慣病の発生の状況の把握〕

第 16 条　国及び地方公共団体は，国民の健康の増進の総合的な推進を図るための基礎資料として，国民の生活習慣とがん，循環器病その他の政令で定める生活習慣病（以下単に「生活習慣病」という．）との相関関係を明らかにするため，生活習慣病の発生の状況の把握に努めなければならない．

〔食事摂取基準〕

第 16 条の 2　厚生労働大臣は，生涯にわたる国民の栄養摂取の改善に向けた自主的な努力を促進するため，国民健康・栄養調査その他の健康の保持増進に関する調査及び研究の成果を分析し，その分析の結果を踏まえ，食事による栄養摂取量の基準（以下この条において「食事摂取基準」という．）を定めるものとする．

2　食事摂取基準においては，次に掲げる事項を定めるものとする．

　①　国民がその健康の保持増進を図る上で摂取することが望ましい熱量に関する事項

　②　国民がその健康の保持増進を図る上で摂取することが望ましい次に掲げる栄養素の量に関する事項

　　イ）　国民の栄養摂取の状況からみてその欠乏が国民の健康の保持増進を妨げているものとして厚生労働省令で定める栄養素

　　ロ）　国民の栄養摂取の状況からみてその過剰な摂取が国民の健康の保持増進を妨げているものとして厚生労働省令で定める栄養素

3　厚生労働大臣は，食事摂取基準を定め，又は変更したときは，遅滞なく，これを公表するものとする．

第 4 章　保健指導等

〔市町村による生活習慣相談等の実施〕

第 17 条　市町村は，住民の健康の増進を図るため，医師，歯科医師，薬剤師，保健師，助産師，看護師，准看護師，管理栄養士，栄養士，歯科衛生士その他の職員に，栄養の改善その他の生活習慣の改善に関する事項につき住民からの相談に応じさせ，及び必要な栄養指導その他の保健指導を行わせ，並びにこれらに付随する業務を行わせるものとする．

2　市町村は，前項に規定する業務の一部について，健康保険法第 63 条第 3 項各号に掲げる病院又は診療所その他適当と認められるものに対し，その実施を委託することができる．

〔都道府県による専門的な栄養指導その他の保健指導の実施〕

第18条　都道府県，保健所を設置する市及び特別区は，次に掲げる業務を行うものとする.

①　住民の健康の増進を図るために必要な栄養指導その他の保健指導のうち，特に専門的な知識及び技術を必要とするものを行うこと.

②　特定かつ多数の者に対して継続的に食事を供給する施設に対し，栄養管理の実施について必要な指導及び助言を行うこと.

③　前2号の業務に付随する業務を行うこと.

2　都道府県は，前条第1項の規定により市町村が行う業務の実施に関し，市町村相互間の連絡調整を行い，及び市町村の求めに応じ，その設置する保健所による技術的事項についての協力その他当該市町村に対する必要な援助を行うものとする.

〔栄養指導員〕

第19条　都道府県知事は，前条第1項に規定する業務（同項第1号及び第3号に掲げる業務については，栄養指導に係るものに限る.）を行う者として，医師又は管理栄養士の資格を有する都道府県，保健所を設置する市又は特別区の職員のうちから，栄養指導員を命ずるものとする.

〔市町村による健康増進事業の実施〕

第19条の2　市町村は，第17条第1項に規定する業務に係る事業以外の健康増進事業であって厚生労働省令で定めるものの実施に努めるものとする.

〔都道府県による健康増進事業に対する技術的援助等の実施〕

第19条の3　都道府県は，前条の規定により市町村が行う事業の実施に関し，市町村相互間の連絡調整を行い，及び市町村の求めに応じ，その設置する保健所による技術的事項についての協力その他当該市町村に対する必要な援助を行うものとする.

〔報告の徴収〕

第19条の4　厚生労働大臣又は都道府県知事は，市町村に対し，必要があると認めるときは，第17条第1項に規定する業務及び第19条の2に規定する事業の実施の状況に関する報告を求めることができる.

第5章　特定給食施設等

第1節　特定給食施設における栄養管理

〔特定給食施設の届出〕

第20条　特定給食施設（特定かつ多数の者に対して継続的に食事を供給する施設のうち栄養管理が必要なものとして厚生労働省令で定めるものをいう.以下同じ.）を設置した者は，その事業の開始の日から1月以内に，その施設の所在地の都道府県知事に，厚生労働省令で定める事項を届け出なければならない.

2　前項の規定による届出をした者は，同項の厚生労働省令で定める事項に変更を生じたときは，変更の日から 1 月以内に，その旨を当該都道府県知事に届け出なければならない．その事業を休止し，又は廃止したときも，同様とする．

〔特定給食施設における栄養管理〕

第 21 条　特定給食施設であって特別の栄養管理が必要なものとして厚生労働省令で定めるところにより都道府県知事が指定するものの設置者は，当該特定給食施設に管理栄養士を置かなければならない．

2　前項に規定する特定給食施設以外の特定給食施設の設置者は，厚生労働省令で定めるところにより，当該特定給食施設に栄養士又は管理栄養士を置くように努めなければならない．

3　特定給食施設の設置者は，前 2 項に定めるもののほか，厚生労働省令で定める基準に従って，適切な栄養管理を行わなければならない．

〔指導及び助言〕

第 22 条　都道府県知事は，特定給食施設の設置者に対し，前条第 1 項又は第 3 項の規定による栄養管理の実施を確保するため必要があると認めるときは，当該栄養管理の実施に関し必要な指導及び助言をすることができる．

〔立入検査等〕

第 24 条　都道府県知事は，第 21 条第 1 項又は第 3 項の規定による栄養管理の実施を確保するため必要があると認めるときは，特定給食施設の設置者若しくは管理者に対し，その業務に関し報告をさせ，又は栄養指導員に，当該施設に立ち入り，業務の状況若しくは帳簿，書類その他の物件を検査させ，若しくは関係者に質問させることができる．

2　前項の規定により立入検査又は質問をする栄養指導員は，その身分を示す証明書を携帯し，関係者に提示しなければならない．

3　第 1 項の規定による権限は，犯罪捜査のために認められたものと解釈してはならない．

第 2 節　受動喫煙の防止

第 25 条　学校，体育館，病院，劇場，観覧場，集会場，展示場，百貨店，事務所，官公庁施設，飲食店その他の多数の者が利用する施設を管理する者は，これらを利用する者について，受動喫煙（室内又はこれに準ずる環境において，他人のたばこの煙を吸わされることをいう．）を防止するために必要な措置を講ずるように努めなければならない．

第 6 章　特別用途表示等

〔特別用途表示の許可〕

第 26 条　販売に供する食品につき，乳児用，幼児用，妊産婦用，病者用その他内閣府令で定める特別の用途に適する旨の表示（以下「特別用途表示」という．）をしようとする者は，内閣総理大臣の許可を受けなければならない．

2　前項の許可を受けようとする者は，製品見本を添え，商品名，原材料の配合割合及び当該製品の製造方法，成分分析表，許可を受けようとする特別用途表示の内容その他内閣府令で定める事項を記載した申請書を，その営業所の所在地の都

道府県知事を経由して内閣総理大臣に提出しなければならない.

3　内閣総理大臣は,研究所又は内閣総理大臣の登録を受けた法人(以下「登録試験機関」という.)に,第1項の許可を行うについて必要な試験(以下「許可試験」という.)を行わせるものとする.

4　第1項の許可を申請する者は,実費(許可試験に係る実費を除く.)を勘案して政令で定める額の手数料を国に,研究所の行う許可試験にあっては許可試験に係る実費を勘案して政令で定める額の手数料を研究所に,登録試験機関の行う許可試験にあっては当該登録試験機関が内閣総理大臣の認可を受けて定める額の手数料を当該登録試験機関に納めなければならない.

5　内閣総理大臣は,第1項の許可をしようとするときは,あらかじめ,厚生労働大臣の意見を聴かなければならない.

6　第1項の許可を受けて特別用途表示をする者は,当該許可に係る食品(以下「特別用途食品」という.)につき,内閣府令で定める事項を内閣府令で定めるところにより表示しなければならない.

7　内閣総理大臣は,第1項又は前項の内閣府令を制定し,又は改廃しようとするときは,あらかじめ,厚生労働大臣に協議しなければならない.

〔特別用途食品の検査及び収去〕
第27条　内閣総理大臣又は都道府県知事は,必要があると認めるときは,当該職員に特別用途食品の製造施設,貯蔵施設又は販売施設に立ち入らせ,販売の用に供する当該特別用途食品を検査させ,又は試験の用に供するのに必要な限度において当該特別用途食品を収去させることができる.

2　前項の規定により立入検査又は収去をする職員は,その身分を示す証明書を携帯し,関係者に提示しなければならない.

3　第1項に規定する当該職員の権限は,食品衛生法第30条第1項に規定する食品衛生監視員が行うものとする.

4　第1項の規定による権限は,犯罪捜査のために認められたものと解釈してはならない.

5　内閣総理大臣は,研究所に,第1項の規定により収去された食品の試験を行わせるものとする.

〔特別用途表示の承認〕
第29条　本邦において販売に供する食品につき,外国において特別用途表示をしようとする者は,内閣総理大臣の承認を受けることができる.

〔特別用途表示がされた食品の輸入の許可〕
第30条　本邦において販売に供する食品であって,第26条第1項の規定による許可又は前条第1項の規定による承認を受けずに特別用途表示がされたものを輸入しようとする者については,その者を第26条第1項に規定する特別用途表示をしようとする者とみなして,同条及び第37条第2号の規定を適用する.

〔誇大表示の禁止〕
第31条　何人も,食品として販売に供する物に関して広告その他の表示をするときは,健康の保持増進の効果その他内閣府令で定める事項(次条第3項において「健康保持増進効果等」という.)について,著しく事実に相違する表示をし,又は著しく人を誤認させるような表示をしてはならない.

2　内閣総理大臣は，前項の内閣府令を制定し，又は改廃しようとするときは，あらかじめ，厚生労働大臣に協議しなければならない．

〔勧告等〕

第 32 条　内閣総理大臣又は都道府県知事は，前条第 1 項の規定に違反して表示をした者がある場合において，国民の健康の保持増進及び国民に対する正確な情報の伝達に重大な影響を与えるおそれがあると認めるときは，その者に対し，当該表示に関し必要な措置をとるべき旨の勧告をすることができる．

2　内閣総理大臣又は都道府県知事は，前項に規定する勧告を受けた者が，正当な理由がなくてその勧告に係る措置をとらなかったときは，その者に対し，その勧告に係る措置をとるべきことを命ずることができる．

3　第 27 条の規定は，食品として販売に供する物であって健康保持増進効果等についての表示がされたもの（特別用途食品及び第 29 条第 1 項の承認を受けた食品を除く．）について準用する．

4　都道府県知事は，第 1 項又は第 2 項の規定によりその権限を行使したときは，その旨を内閣総理大臣に通知するものとする．

〔再審査請求等〕

第 33 条　第 27 条第 1 項（第 29 条第 2 項において準用する場合を含む．）の規定により保健所を設置する市又は特別区の長が行う処分についての審査請求の裁決に不服がある者は，内閣総理大臣に対して再審査請求をすることができる．

2　保健所を設置する市又は特別区の長が第 27 条第 1 項（第 29 条第 2 項において準用する場合を含む．）の規定による処分をする権限をその補助機関である職員又はその管理に属する行政機関の長に委任した場合において，委任を受けた職員又は行政機関の長がその委任に基づいてした処分につき，地方自治法（昭和 22 年法律第 67 号）第 255 条の 2 第 2 項の再審査請求の裁決があったときは，当該裁決に不服がある者は，同法第 252 条の 17 の 4 第 5 項から第 7 項までの規定の例により，内閣総理大臣に対して再々審査請求をすることができる．

3．地域保健法

（昭和22年9月5日法律第101号）

（最終改正：平成26年6月25日法律第83号）

第1章　総　則

〔目的〕

第1条　この法律は，地域保健対策の推進に関する基本指針，保健所の設置その他地域保健対策の推進に関し基本となる事項を定めることにより，母子保健法（昭和40年法律第141号）その他の地域保健対策に関する法律による対策が地域において総合的に推進されることを確保し，もつて地域住民の健康の保持及び増進に寄与することを目的とする．

〔基本理念〕

第2条　地域住民の健康の保持及び増進を目的として国及び地方公共団体が講ずる施策は，我が国における急速な高齢化の進展，保健医療を取り巻く環境の変化等に即応し，地域における公衆衛生の向上及び増進を図るとともに，地域住民の多様化し，かつ，高度化する保健，衛生，生活環境等に関する需要に適確に対応することができるように，地域の特性及び社会福祉等の関連施策との有機的な連携に配慮しつつ，総合的に推進されることを基本理念とする．

〔責務〕

第3条　市町村（特別区を含む．以下同じ．）は，当該市町村が行う地域保健対策が円滑に実施できるように，必要な施設の整備，人材の確保及び資質の向上等に努めなければならない．

2　都道府県は，当該都道府県が行う地域保健対策が円滑に実施できるように，必要な施設の整備，人材の確保及び資質の向上，調査及び研究等に努めるとともに，市町村に対し，前項の責務が十分に果たされるように，その求めに応じ，必要な技術的援助を与えることに努めなければならない．

3　国は，地域保健に関する情報の収集，整理及び活用並びに調査及び研究並びに地域保健対策に係る人材の養成及び資質の向上に努めるとともに，市町村及び都道府県に対し，前2項の責務が十分に果たされるように必要な技術的及び財政的援助を与えることに努めなければならない．

第2章　地域保健対策の推進に関する基本指針

第4条　厚生労働大臣は，地域保健対策の円滑な実施及び総合的な推進を図るため，地域保健対策の推進に関する基本的な指針（以下「基本指針」という．）を定めなければならない．

2　基本指針は，次に掲げる事項について定めるものとする．

①　地域保健対策の推進の基本的な方向

②　保健所及び市町村保健センターの整備及び運営に関する基本的事項

③　地域保健対策に係る人材の確保及び資質の向上並びに第21条第1項の人材確保支援計画の策定に関する基本的事項

④　地域保健に関する調査及び研究に関する基本的事項

⑤　社会福祉等の関連施策との連携に関する基本的事項

⑥　その他地域保健対策の推進に関する重要事項

3　厚生労働大臣は，基本指針を定め，又はこれを変更したときは，遅滞なく，これを公表しなければならない．

第3章　保健所

〔設置〕

第5条　保健所は，都道府県，地方自治法（昭和22年法律第67号）第252条の19第1項の指定都市，同法第252条の22第1項の中核市その他の政令で定める市又は特別区が，これを設置する．

2　都道府県は，前項の規定により保健所を設置する場合においては，保健医療に係る施策と社会福祉に係る施策との有機的な連携を図るため，医療法（昭和23年法律第205号）第30条の4第2項第12号に規定する区域及び介護保険法（平成9年法律第123号）第118条第2項に規定する区域を参酌して，保健所の所管区域を設定しなければならない．

〔事業〕

第6条　保健所は，次に掲げる事項につき，企画，調整，指導及びこれらに必要な事業を行う．

①　地域保健に関する思想の普及及び向上に関する事項

②　人口動態統計その他地域保健に係る統計に関する事項

③　栄養の改善及び食品衛生に関する事項

④　住宅，水道，下水道，廃棄物の処理，清掃その他の環境の衛生に関する事項

⑤　医事及び薬事に関する事項

⑥　保健師に関する事項

⑦　公共医療事業の向上及び増進に関する事項

⑧　母性及び乳幼児並びに老人の保健に関する事項

⑨　歯科保健に関する事項

⑩　精神保健に関する事項

⑪　治療方法が確立していない疾病その他の特殊の疾病により長期に療養を必要とする者の保健に関する事項

⑫　エイズ，結核，性病，伝染病その他の疾病の予防に関する事項

⑬　衛生上の試験及び検査に関する事項

⑭　その他地域住民の健康の保持及び増進に関する事項

第7条　保健所は，前条に定めるもののほか，地域住民の健康の保持及び増進を図るため必要があるときは，次に掲げる事業を行うことができる．

①　所管区域に係る地域保健に関する情報を収集し，整理し，及び活用すること．

②　所管区域に係る地域保健に関する調査及び研究を行うこと．

③　歯科疾患その他厚生労働大臣の指定する疾病の治療を行うこと．

④　試験及び検査を行い，並びに医師，歯科医師，薬剤師その他の者に試験及び検査に関する施設を利用させること．

第4章　市町村保健センター

〔市町村保健センター〕

第18条　市町村は，市町村保健センターを設置することができる．

2　市町村保健センターは，住民に対し，健康相談，保健指導及び健康診査その他地域保健に関し必要な事業を行うことを目的とする施設とする．

第5章　地域保健対策に係る人材確保の支援に関する計画

〔人材確保支援計画〕

第21条　都道府県は，当分の間，基本指針に即して，政令で定めるところにより，地域保健対策の実施に当たり特にその人材の確保又は資質の向上を支援する必要がある町村について，町村の申出に基づき，地域保健対策を円滑に実施するための人材の確保又は資質の向上の支援に関する計画（以下「人材確保支援計画」という．）を定めることができる．

4.　食育基本法

（平成 17 年 6 月 17 日法律第 63 号）

（最終改正：平成 27 年 9 月 11 日法律第 66 号）

　21 世紀における我が国の発展のためには，子どもたちが健全な心と身体を培い，未来や国際社会に向かって羽ばたくことができるようにするとともに，すべての国民が心身の健康を確保し，生涯にわたって生き生きと暮らすことができるようにすることが大切である．

　子どもたちが豊かな人間性をはぐくみ，生きる力を身に付けていくためには，何よりも「食」が重要である．今，改めて，食育を，生きる上での基本であって，知育，徳育及び体育の基礎となるべきものと位置付けるとともに，様々な経験を通じて「食」に関する知識と「食」を選択する力を習得し，健全な食生活を実践することができる人間を育てる食育を推進することが求められている．もとより，食育はあらゆる世代の国民に必要なものであるが，子どもたちに対する食育は，心身の成長及び人格の形成に大きな影響を及ぼし，生涯にわたって健全な心と身体を培い豊かな人間性をはぐくんでいく基礎となるものである．

　一方，社会経済情勢がめまぐるしく変化し，日々忙しい生活を送る中で，人々は，毎日の「食」の大切さを忘れがちである．国民の食生活においては，栄養の偏り，不規則な食事，肥満や生活習慣病の増加，過度の痩身志向などの問題に加え，新たな「食」の安全上の問題や，「食」の海外への依存の問題が生じており，「食」に関する情報が社会に氾濫する中で，人々は，食生活の改善の面からも，「食」の安全の確保の面からも，自ら「食」のあり方を学ぶことが求められている．また，豊かな緑と水に恵まれた自然の下で先人からはぐくまれてきた，地域の多様性と豊かな味覚や文化の香りあふれる日本の「食」が失われる危機にある．

　こうした「食」をめぐる環境の変化の中で，国民の「食」に関する考え方を育て，健全な食生活を実現することが求められるとともに，都市と農山漁村の共生・対流を進め，「食」に関する消費者と生産者との信頼関係を構築して，地域社会の活性化，豊かな食文化の継承及び発展，環境と調和のとれた食料の生産及び消費の推進並びに食料自給率の向上に寄与することが期待されている．

　国民 1 人 1 人が「食」について改めて意識を高め，自然の恩恵や「食」に関わる人々の様々な活動への感謝の念や理解を深めつつ，「食」に関して信頼できる情報に基づく適切な判断を行う能力を身に付けることによって，心身の健康を増進する健全な食生活を実践するために，今こそ，家庭，学校，保育所，地域等を中心に，国民運動として，食育の推進に取り組んでいくことが，我々に課せられている課題である．さらに，食育の推進に関する我が国の取組が，海外との交流等を通じて食育に関して国際的に貢献することにつながることも期待される．

　ここに，食育について，基本理念を明らかにしてその方向性を示し，国，地方公共団体及び国民の食育の推進に関する取組を総合的かつ計画的に推進するため，この法律を制定する.

第1章　総　則

〔目的〕

第1条　この法律は，近年における国民の食生活をめぐる環境の変化に伴い，国民が生涯にわたって健全な心身を培い，豊かな人間性をはぐくむための食育を推進することが緊要な課題となっていることにかんがみ，食育に関し，基本理念を定め，及び国，地方公共団体等の責務を明らかにするとともに，食育に関する施策の基本となる事項を定めることにより，食育に関する施策を総合的かつ計画的に推進し，もって現在及び将来にわたる健康で文化的な国民の生活と豊かで活力ある社会の実現に寄与することを目的とする.

〔国民の心身の健康の増進と豊かな人間形成〕

第2条　食育は，食に関する適切な判断力を養い，生涯にわたって健全な食生活を実現することにより，国民の心身の健康の増進と豊かな人間形成に資することを旨として，行われなければならない.

〔食に関する感謝の念と理解〕

第3条　食育の推進に当たっては，国民の食生活が，自然の恩恵の上に成り立っており，また，食に関わる人々の様々な活動に支えられていることについて，感謝の念や理解が深まるよう配慮されなければならない.

〔食育推進運動の展開〕

第4条　食育を推進するための活動は，国民，民間団体等の自発的意思を尊重し，地域の特性に配慮し，地域住民その他の社会を構成する多様な主体の参加と協力を得るものとするとともに，その連携を図りつつ，あまねく全国において展開されなければならない.

〔子どもの食育における保護者，教育関係者等の役割〕

第5条　食育は，父母その他の保護者にあっては，家庭が食育において重要な役割を有していることを認識するとともに，子どもの教育，保育等を行う者にあっては，教育，保育等における食育の重要性を十分自覚し，積極的に子どもの食育の推進に関する活動に取り組むこととなるよう，行われなければならない.

〔食に関する体験活動と食育推進活動の実践〕

第6条　食育は，広く国民が家庭，学校，保育所，地域その他のあらゆる機会とあらゆる場所を利用して，食料の生産から消費等に至るまでの食に関する様々な体験活動を行うとともに，自ら食育の推進のための活動を実践することにより，食に関する理解を深めることを旨として，行われなければならない.

〔伝統的な食文化，環境と調和した生産等への配意及び農山漁村の活性化と食料自給率の向上への貢献〕

第7条　食育は，我が国の伝統のある優れた食文化，地域の特性を生かした食生活，環境と調和のとれた食料の生産とその消費等に配意し，我が国の食料の需要及び供給の状況についての国民の理解を深めるとともに，食料の生産者と消費者との交流等を図ることにより，農山漁村の活性化と我が国の食料自給率の向上に資するよう，推進されなければならない．

〔食品の安全性の確保等における食育の役割〕

第8条　食育は，食品の安全性が確保され安心して消費できることが健全な食生活の基礎であることにかんがみ，食品の安全性をはじめとする食に関する幅広い情報の提供及びこれについての意見交換が，食に関する知識と理解を深め，国民の適切な食生活の実践に資することを旨として，国際的な連携を図りつつ積極的に行われなければならない．

〔国の責務〕

第9条　国は，第2条から前条までに定める食育に関する基本理念（以下「基本理念」という．）にのっとり，食育の推進に関する施策を総合的かつ計画的に策定し，及び実施する責務を有する．

〔地方公共団体の責務〕

第10条　地方公共団体は，基本理念にのっとり，食育の推進に関し，国との連携を図りつつ，その地方公共団体の区域の特性を生かした自主的な施策を策定し，及び実施する責務を有する．

〔教育関係者等及び農林漁業者等の責務〕

第11条　教育並びに保育，介護その他の社会福祉，医療及び保健（以下「教育等」という．）に関する職務に従事する者並びに教育等に関する関係機関及び関係団体（以下「教育関係者等」という．）は，食に関する関心及び理解の増進に果たすべき重要な役割にかんがみ，基本理念にのっとり，あらゆる機会とあらゆる場所を利用して，積極的に食育を推進するよう努めるとともに，他の者の行う食育の推進に関する活動に協力するよう努めるものとする．

　2　農林漁業者及び農林漁業に関する団体（以下「農林漁業者等」という．）は，農林漁業に関する体験活動等が食に関する国民の関心及び理解を増進する上で重要な意義を有することにかんがみ，基本理念にのっとり，農林漁業に関する多様な体験の機会を積極的に提供し，自然の恩恵と食に関わる人々の活動の重要性について，国民の理解が深まるよう努めるとともに，教育関係者等と相互に連携して食育の推進に関する活動を行うよう努めるものとする．

〔食品関連事業者等の責務〕

第12条　食品の製造，加工，流通，販売又は食事の提供を行う事業者及びその組織する団体（以下「食品関連事業者等」という．）は，基本理念にのっとり，その事業活動に関し，自主的かつ積極的に食育の推進に自ら努めるとともに，国又は地方公共団体が実施する食育の推進に関する施策その他の食育の推進に関する活動に協力するよう努めるものとする．

〔国民の責務〕

第13条　国民は，家庭，学校，保育所，地域その他の社会のあらゆる分野において，基本理念にのっとり，生涯にわたり健全な食生活の実現に自ら努めるとともに，食育の推進に寄与するよう努めるものとする．

〔法制上の措置等〕

第14条　政府は，食育の推進に関する施策を実施するため必要な法制上又は財政上の措置その他の措置を講じなければならない．

〔年次報告〕

第15条　政府は，毎年，国会に，政府が食育の推進に関して講じた施策に関する報告書を提出しなければならない．

第2章　食育推進基本計画等

〔食育推進基本計画〕

第16条　食育推進会議は，食育の推進に関する施策の総合的かつ計画的な推進を図るため，食育推進基本計画を作成するものとする．

2　食育推進基本計画は，次に掲げる事項について定めるものとする．

①　食育の推進に関する施策についての基本的な方針

②　食育の推進の目標に関する事項

③　国民等の行う自発的な食育推進活動等の総合的な促進に関する事項

④　前3号に掲げるもののほか，食育の推進に関する施策を総合的かつ計画的に推進するために必要な事項

3　食育推進会議は，第1項の規定により食育推進基本計画を作成したときは，速やかにこれを内閣総理大臣に報告し，及び関係行政機関の長に通知するとともに，その要旨を公表しなければならない．

4　前項の規定は，食育推進基本計画の変更について準用する．

〔都道府県食育推進計画〕

第17条　都道府県は，食育推進基本計画を基本として，当該都道府県の区域内における食育の推進に関する施策についての計画（以下「都道府県食育推進計画」という．）を作成するよう努めなければならない．

2　都道府県（都道府県食育推進会議が置かれている都道府県にあっては，都道府県食育推進会議）は，都道府県食育推進計画を作成し，又は変更したときは，速やかに，その要旨を公表しなければならない．

〔市町村食育推進計画〕

第18条　市町村は，食育推進基本計画（都道府県食育推進計画が作成されているときは，食育推進基本計画及び都道府県食育推進計画）を基本として，当該市町村の区域内における食育の推進に関する施策についての計画（以下「市町村食育推進計画」という．）を作成するよう努めなければならない．

2　市町村（市町村食育推進会議が置かれている市町村にあっては，市町村食育推進会議）は，市町村食育推進計画を作成し，又は変更したときは，速やかに，その要旨を公表しなければならない．

第3章　基本的施策

〔家庭における食育の推進〕

第19条　国及び地方公共団体は，父母その他の保護者及び子どもの食に対する関心及び理解を深め，健全な食習慣の確立に資するよう，親子で参加する料理教室その他の食事についての望ましい習慣を学びながら食を楽しむ機会の提供，健康美に関する知識の啓発その他の適切な栄養管理に関する知識の普及及び情報の提供，妊産婦に対する栄養指導又は乳幼児をはじめとする子どもを対象とする発達段階に応じた栄養指導その他の家庭における食育の推進を支援するために必要な施策を講ずるものとする．

〔学校，保育所等における食育の推進〕

第20条　国及び地方公共団体は，学校，保育所等において魅力ある食育の推進に関する活動を効果的に促進することにより子どもの健全な食生活の実現及び健全な心身の成長が図られるよう，学校，保育所等における食育の推進のための指針の作成に関する支援，食育の指導にふさわしい教職員の設置及び指導的立場にある者の食育の推進において果たすべき役割についての意識の啓発その他の食育に関する指導体制の整備，学校，保育所等又は地域の特色を生かした学校給食等の実施，教育の一環として行われる農場等における実習，食品の調理，食品廃棄物の再生利用等様々な体験活動を通じた子どもの食に関する理解の促進，過度の痩身又は肥満の心身の健康に及ぼす影響等についての知識の啓発その他必要な施策を講ずるものとする．

〔地域における食生活の改善のための取組の推進〕

第21条　国及び地方公共団体は，地域において，栄養，食習慣，食料の消費等に関する食生活の改善を推進し，生活習慣病を予防して健康を増進するため，健全な食生活に関する指針の策定及び普及啓発，地域における食育の推進に関する専門的知識を有する者の養成及び資質の向上並びにその活用，保健所，市町村保健センター，医療機関等における食育に関する普及及び啓発活動の推進，医学教育等における食育に関する指導の充実，食品関連事業者等が行う食育の推進のための活動への支援等必要な施策を講ずるものとする．

〔食育推進運動の展開〕

第22条　国及び地方公共団体は，国民，教育関係者等，農林漁業者等，食品関連事業者等その他の事業者若しくはその組織する団体又は消費生活の安定及び向上等のための活動を行う民間の団体が自発的に行う食育の推進に関する活動が，地域の特性を生かしつつ，相互に緊密な連携協力を図りながらあまねく全国において展開されるようにするとともに，関係者相互間の情報及び意見の交換が促進されるよう，食育の推進に関する普及啓発を図るための行事の実施，重点的かつ効果的に食育の推進に関する活動を推進するための期間の指定その他必要な施策を講ずるものとする．

2　国及び地方公共団体は，食育の推進に当たっては，食生活の改善のための活動その他の食育の推進に関する活動に携わるボランティアが果たしている役割の重要性にかんがみ，これらのボランティアとの連携協力を図りながら，その活動の充実が図られるよう必要な施策を講ずるものとする．

〔生産者と消費者との交流の促進，環境と調和のとれた農林漁業の活性化等〕

第23条　国及び地方公共団体は，生産者と消費者との間の交流の促進等により，生産者と消費者との信頼関係を構築し，食品の安全性の確保，食料資源の有効な利用の促進及び国民の食に対する理解と関心の増進を図るとともに，環境と調和のとれた農林漁業の活性化に資するため，農林水産物の生産，食品の製造，流通等における体験活動の促進，農林水産物の生産された地域内の学校給食等における利用その他のその地域内における消費の促進，創意工夫を生かした食品廃棄物の発生の抑制及び再生利用等必要な施策を講ずるものとする．

〔食文化の継承のための活動への支援等〕

第24条　国及び地方公共団体は，伝統的な行事や作法と結びついた食文化，地域の特色ある食文化等我が国の伝統のある優れた食文化の継承を推進するため，これらに関する啓発及び知識の普及その他の必要な施策を講ずるものとする．

〔食品の安全性，栄養その他の食生活に関する調査，研究，情報の提供及び国際交流の推進〕

第25条　国及び地方公共団体は，すべての世代の国民の適切な食生活の選択に資するよう，国民の食生活に関し，食品の安全性，栄養，食習慣，食料の生産，流通及び消費並びに食品廃棄物の発生及びその再生利用の状況等について調査及び研究を行うとともに，必要な各種の情報の収集，整理及び提供，データベースの整備その他食に関する正確な情報を迅速に提供するために必要な施策を講ずるものとする．

2　国及び地方公共団体は，食育の推進に資するため，海外における食品の安全性，栄養，食習慣等の食生活に関する情報の収集，食育に関する研究者等の国際的交流，食育の推進に関する活動についての情報交換その他国際交流の推進のために必要な施策を講ずるものとする．

第4章　食育推進会議等

〔食育推進会議の設置及び所掌事務〕

第26条　農林水産省に，食育推進会議を置く．

2　食育推進会議は，次に掲げる事務をつかさどる．

①　食育推進基本計画を作成し，及びその実施を推進すること．

②　前号に掲げるもののほか，食育の推進に関する重要事項について審議し，及び食育の推進に関する施策の実施を推進すること．

〔組織〕

第27条　食育推進会議は，会長及び委員二十五人以内をもって組織する．

〔会長〕

第 28 条　会長は，農林水産大臣をもって充てる．

　2　会長は，会務を総理する．

　3　会長に事故があるときは，あらかじめその指名する委員がその職務を代理する．

〔委員〕

第 29 条　委員は，次に掲げる者をもって充てる．

　　①　農林水産大臣以外の国務大臣のうちから，農林水産大臣の申出により，内閣総理大臣が指定する者

　　②　食育に関して十分な知識と経験を有する者のうちから，農林水産大臣が任命する者

　2　前項第 2 号の委員は，非常勤とする．

〔委員の任期〕

第 30 条　前条第 1 項第 2 号の委員の任期は，2 年とする．ただし，補欠の委員の任期は，前任者の残任期間とする．

　2　前条第 1 項第 2 号の委員は，再任されることができる．

〔政令への委任〕

第 31 条　この章に定めるもののほか，食育推進会議の組織及び運営に関し必要な事項は，政令で定める．

〔都道府県食育推進会議〕

第 32 条　都道府県は，その都道府県の区域における食育の推進に関して，都道府県食育推進計画の作成及びその実施の推進のため，条例で定めるところにより，都道府県食育推進会議を置くことができる．

　2　都道府県食育推進会議の組織及び運営に関し必要な事項は，都道府県の条例で定める．

〔市町村食育推進会議〕

第 33 条　市町村は，その市町村の区域における食育の推進に関して，市町村食育推進計画の作成及びその実施の推進のため，条例で定めるところにより，市町村食育推進会議を置くことができる．

　2　市町村食育推進会議の組織及び運営に関し必要な事項は，市町村の条例で定める．

附則抄

〔施行期日〕

第 1 条　この法律は，公布の日から起算して 1 月を超えない範囲内において政令で定める日から施行する．

附則　（平成 21 年 6 月 5 日法律第 49 号）**抄**

〔施行期日〕

第 1 条　この法律は，消費者庁及び消費者委員会設置法（平成 21 年法律第 48 号）の施行の日から施行する．

附則（平成 27 年 9 月 11 日法律第 66 号）**抄**

〔施行期日〕

第1条　この法律は，平成 28 年 4 月 1 日から施行する．ただし，次の各号に掲げる規定は，当該各号に定める日から施行する．

　　①　附則第 7 条の規定　公布の日

〔食育基本法の一部改正に伴う経過措置〕

第4条　この法律の施行の際現に第 25 条の規定による改正前の食育基本法第 26 条第 1 項の規定により置かれている食育推進会議は，第 25 条の規定による改正後の食育基本法第 26 条第 1 項の規定により置かれる食育推進会議となり，同一性をもって存続するものとする．

〔政令への委任〕

第7条　附則第 2 条から前条までに定めるもののほか，この法律の施行に関し必要な経過措置は，政令で定める．

付　表

付表 1　わが国の人口の推移

	総人口[1] （千人）	人口増減率[2] （％）	人口密度 （1km² 当たり）	人口性比 （女 100 対男）
1950（昭和 25 年）	83,200	1.75	226	96.3
1955（昭和 30 年）	89,276	1.17	242	96.6
1960（昭和 35 年）	93,419	0.84	253	96.5
1965（昭和 40 年）	98,275	1.13	266	96.4
1970（昭和 45 年）	103,720	1.15	280	96.4
1975（昭和 50 年）	111,940	1.24	301	96.9
1980（昭和 55 年）	117,060	0.78	314	96.9
1985（昭和 60 年）	121,049	0.62	325	96.7
1990（平成　2 年）	123,611	0.33	332	96.5
1995（平成　7 年）	125,570	0.24	337	96.2
2000（平成 12 年）	126,926	0.20	340	95.8
2005（平成 17 年）	127,768	△0.01	343	95.3
2010（平成 22 年）	128,057	0.02	343	94.8
2015（平成 27 年）	127,095	△0.11	341	94.8
2020（令和　2 年）	126,146	△0.32	338	94.7
2021（令和　3 年）*	125,502	△0.51	…	94.6

資料：「国民衛生の動向 2022/2023」（総務省統計局「国勢調査報告」　＊は人口速報集計）

注　1）各年 10 月 1 日現在人口（昭和 45 年までは沖縄県を含まない）.

　　2）人口増減率は，前年 10 月から当年 9 月までの増減数を前年人口で除したもの.
　　　△はマイナスを示す.

　　3）人口密度は国勢調査（総務省統計局）による.

付表 2 わが国の年齢 3 区分人口と諸指標の推移

	年齢 3 区分別人口（千人）[1]				年齢 3 区分別人口構成割合（%）[1]			
	総 数	年少人口 (0～14 歳)	生産年齢人口 (15～64 歳)	老年人口 (65 歳以上)	総 数	年少人口 (0～14 歳)	生産年齢人口 (15～64 歳)	老年人口 (65 歳以上)
1950（昭和 25 年）	83,200	29,428	49,658	4,109	100.0	35.4	59.7	4.9
1960（昭和 35 年）	93,419	28,067	60,002	5,350	100.0	30.0	64.2	5.7
1970（昭和 45 年）	103,720	24,823	71,566	7,311	100.0	23.9	69.0	7.1
1980（昭和 55 年）	117,060	27,507	78,835	10,647	100.0	23.5	67.4	9.1
1990（平成 2 年）	123,611	22,486	85,904	14,895	100.0	18.2	69.7	12.1
1995（平成 7 年）	125,570	20,014	87,165	18,261	100.0	16.0	69.5	14.6
2000（平成 12 年）	126,926	18,472	86,220	22,005	100.0	14.6	68.1	17.4
2005（平成 17 年）	127,768	17,521	84,092	25,672	100.0	13.8	66.1	20.2
2010（平成 22 年）	128,057	16,803	81,032	29,246	100.0	13.2	63.8	23.0
2015（平成 27 年）	127,095	15,887	76,289	33,465	100.0	12.6	60.7	26.6
2020（令和 2 年）	126,146	15,032	74,504	36,214	100.0	11.9	59.5	28.6

	指 数 [2]			
	年少人口指数	老年人口指数	従属人口指数	老年化指数
1950（昭和 25 年）	59.3	8.3	67.5	14.0
1960（昭和 35 年）	46.8	8.9	55.7	19.1
1970（昭和 45 年）	34.7	10.2	44.9	29.5
1980（昭和 55 年）	34.9	13.5	48.4	38.7
1990（平成 2 年）	26.2	17.3	43.5	66.2
1995（平成 7 年）	23.0	20.9	43.9	91.2
2000（平成 12 年）	21.4	25.5	46.9	119.1
2005（平成 17 年）	20.8	30.5	51.4	146.5
2010（平成 22 年）	20.7	36.1	56.8	174.3
2015（平成 27 年）	20.8	43.9	64.7	210.6
2020（令和 2 年）	20.0	48.0	68.0	239.7

（総務省統計局「国勢調査報告」）

注 1) 平成22年までの国勢調査値には総数に年齢不詳を含む.
年齢 3 区分別人口には年齢不詳の案分はなく，構成割
合は年齢不詳を除いた人口を分母として算出している.
平成 27 年，令和 2 年は年齢不詳補完値による

2)
$$年少人口指数 = \frac{年少人口}{生産年齢人口} \times 100$$

$$老年人口指数 = \frac{老年人口}{生産年齢人口} \times 100$$

$$従属人口指数 = \frac{年少人口 + 老年人口}{生産年齢人口} \times 100$$

$$老年化指数 = \frac{老年人口}{年少人口} \times 100$$

資料：「国民衛生の動向 2022/2023」

付表3　死因順位[1] 第5位までの死亡数・率（人口10万対），年齢階級別

総　数

2021（令和3）年

	第1位		第2位		第3位		第4位		第5位	
	死因	死亡数 (死亡率)	死因	死亡数 (死亡率)	死因	死亡数 (死亡率)	死因	死亡数 (死亡率)	死因	死亡数 (死亡率)
総数[2]	悪性新生物（腫瘍）	381,497 (310.7)	心疾患	214,623 (174.8)	老衰	152,024 (123.8)	脳血管疾患	104,588 (85.2)	肺炎	71,190 (59.6)
0歳[4]	先天奇形等	490 (60..4)	呼吸障害等	211 (26.0)	乳幼児突然死症候群	68 (8.4)	不慮の事故	60 (7.4)	出血性障害等	54 (6.7)
1〜4	先天奇形等	98 (2.8)	悪性新生物（腫瘍）	52 (1.5)	不慮の事故	50 (1.4)	心疾患	26 (0.7)	呼吸障害等	16 (0.5)
5〜9	悪性新生物（腫瘍）	88 (1.8)	不慮の事故	45 (0.9)	先天奇形等	44 (0.9)	その他の新生物（腫瘍） 心疾患	17 (0.3)	（同　左）	
10〜14	自　殺	128 (2.4)	悪性新生物（腫瘍）	82 (1.5)	不慮の事故	52 (1.0)	先天奇形等	32 (0.6)	心疾患	20 (0.4)
15〜19	自　殺	632 (11.5)	不慮の事故	161 (2.9)	悪性新生物（腫瘍）	126 (2.3)	心疾患	39 (0.7)	先天性奇形等	21 (0.4)
20〜24	自　殺	1,284 (21.8)	不慮の事故	238 (4.0)	悪性新生物（腫瘍）	157 (2.7)	心疾患	69 (1.2)	先天性奇形等	28 (0.5)
25〜29	自　殺	1,241 (20.9)	悪性新生物（腫瘍）	225 (3.8)	不慮の事故	201 (3.4)	心疾患	146 (2.5)	脳血管疾患	36 (0.6)
30〜34	自　殺	1,179 (19.0)	悪性新生物（腫瘍）	517 (8.3)	心疾患	197 (3.2)	不慮の事故	191 (3.1)	脳血管疾患	92 (1.5)
35〜39	自　殺	1,297 (18.3)	悪性新生物（腫瘍）	946 (13.4)	心疾患	375 (5.3)	不慮の事故	280 (4.0)	脳血管疾患	268 (3.8)
40〜44	悪性新生物（腫瘍）	2,037 (25.6)	自　殺	1,525 (19.2)	心疾患	753 (9.5)	脳血管疾患	544 (6.8)	肝疾患	394 (5.0)
45〜49	悪性新生物（腫瘍）	4,295 (45.0)	自　殺	1,943 (20.4)	心疾患	1,682 (17.6)	脳血管疾患	1,230 (12.9)	肝疾患	811 (8.5)
50〜54	悪性新生物（腫瘍）	7,444 (82.0)	心疾患	2,788 (30.7)	自　殺	1,850 (20.4)	脳血管疾患	1,808 (19.9)	肝疾患	1,192 (13.1)
55〜59	悪性新生物（腫瘍）	11,363 (147.8)	心疾患	3,534 (46.0)	脳血管疾患	1,995 (25.9)	自　殺	1,644 (21.4)	肝疾患	1,344 (17.5)
60〜64	悪性新生物（腫瘍）	17,659 (241.9)	心疾患	5,110 (7000)	脳血管疾患	2.645 (36.2)	肝疾患	1,573 (21.6)	自　殺	1,280 (17.5)
65〜69	悪性新生物（腫瘍）	31,939 (409.5)	心疾患	8,399 (107.7)	脳血管疾患	4,463 (57.2)	肝疾患	1,947 (25.0)	不慮の事故	1,821 (23.3)
70〜74	悪性新生物（腫瘍）	59,734 (620.9)	心疾患	16,312 (169.6)	脳血管疾患	9,062 (94.2)	肺炎	4,124 (42.9)	不慮の事故	3,510 (36.5)
75〜79	悪性新生物（腫瘍）	60,032 (898.9)	心疾患	20,261 (303.4)	脳血管疾患	11,486 (172.0)	肺炎	6,630 (99.3)	不慮の事故	4,445 (66.6)
80〜84	悪性新生物（腫瘍）	67,403 (1,216.7)	心疾患	31,436 (567.4)	脳血管疾患	17,225 (310.9)	肺炎	12,295 (221.9)	老衰	12,179 (219.8)
85〜89	悪性新生物（腫瘍）	64,605 (1,673.8)	心疾患	46,470 (1,203.9)	老衰	30,679 (794.8)	脳血管疾患	23,009 (596.1)	肺炎	18,734 (485.4)
90〜94	老衰	49,349 (2,597.3)	心疾患	46,981 (2,472.7)	悪性新生物（腫瘍）	39,038 (2,054.6)	脳血管疾患	19,503 (1,026.5)	肺炎	18,070 (951.1)
95〜99	老衰	39,192 (7,311.9)	心疾患	24,579 (4,585.6)	悪性新生物（腫瘍）	12,116 (2,260.4.)	脳血管疾患	9,247 (1,725.2)	肺炎	8,456 (1,577.6)
100歳以上	老衰	15,465 (18,194.1)	心疾患	5,352 (6.296.5)	脳血管疾患	1,899 (2,324.1)	肺炎	1,736 (2,042.4)	悪性新生物（腫瘍）	1,614 (1,898.8)

資料：厚生労働省「人口動態統計月報年計（概数）」
注：1）〔1〕乳児（0歳）の死因については乳児死因順位に用いる分類項目を使用している.
　　　〔2〕死因名は次のように略称で表記している.
　　　　心疾患←心疾患（高血圧性を除く）　先天奇形等←先天奇形，変形及び染色体異常
　　　　呼吸障害等←周産期に特異的な呼吸障害及び心血管障害　出血性障害等←胎児及び新生児の出血性障害及び血液障害
　　2）総数には年齢不詳を含む.
　　3）死因順位は死亡数の多いものから定めた. 死亡数が同数の場合は，同一順位に死因名を列記し，次位を空欄とした.
　　4）0歳の死亡率は出生10万に対する率である.

付表4　栄養素等摂取量の推移（全国，1人1日あたり）

		1946 昭和21	1950 昭和25	1955 昭和30	1960 昭和35	1965 昭和40	1970 昭和45	1975 昭和50	1980 昭和55	1985 昭和60	1990 平成2	1995 平成7	2000 平成12	2005 平成17	2010 平成22	2015 平成27	2019 令和元
エネルギー	kcal	1,903	2,098	2,104	2,096	2,184	2,210	2,188	2,084	2,088	2,026	2,042	1,948	1,904	1,849	1,889	1,903
たんぱく質　総量	g	59.2	68.1	69.7	69.7	71.3	77.6	80.0	77.9	79.0	78.7	81.5	77.7	71.1	67.3	69.1	71.4
たんぱく質　動物性	g	10.5	17.6	22.3	24.7	28.5	34.2	38.9	39.2	40.1	41.4	44.0	41.7	38.3	36.0	37.3	40.1
脂質　総量	g	14.7	18.3	20.3	24.7	36.0	46.5	52.0	52.4	56.9	56.9	59.9	57.4	53.9	53.7	57.0	61.3
脂質　動物性	g	—	—	6.5	8.6	14.3	20.9	25.6	27.2	27.6	27.5	29.8	28.8	27.3	27.1	28.7	32.4
炭水化物	g	386	415	411	399	384	368	337	313	298	287	280	266	267	258	259.8	248.3
カルシウム	mg	253	276	338	389	465	536	550	535	553	531	585	547	539	503	517	505
鉄	mg	48	47	14	13	—	—	13.4	13.1	10.8	11.1	11.8	11.3	8.0	7.4	7.6	7.6
食塩相当量	g*2	—	—	—	—	—	—	14.0	13.0	12.1	12.5	13.2	12.3	11.0	10.2	9.6	9.7
ビタミン　A	IU	4640	2348	1084	1180	1,324	1,536	1,602	1,576	2,188	2,567	2,840	2,654	—	—	—	—
ビタミン　A	μgRE*1	—	—	—	—									604	529	534	534
ビタミン　B1	mg	1.80	1.49	1.16	1.05	0.97	1.13	1.11	1.16	1.34	1.23	1.22	1.17	0.87	0.83	0.86	0.95
ビタミン　B2	mg	0.74	0.72	0.67	0.72	0.83	1.00	0.96	1.01	1.25	1.33	1.47	1.40	1.18	1.13	1.17	1.18
ビタミン　C	mg	173	101	76	75	78	96	117	107	128	120	135	128	106	90	98	94
穀類エネルギー比率*3	%	—	—	—	—	—	—	49.8	48.7	47.2	45.5	40.7	41.4	42.7	43.0	41.2	39.5
動物性たんぱく質比率*3	%	—	—	—	—	—	—	48.6	50.3	50.8	52.6	54.5	53.6	52.1	51.7	52.3	54.3

＊1　RE：レチノール当量．平成17年より栄養素等摂取量の算出に使用されている「五訂増補日本食品標準成分表」では，レチノール当量の算出式が変更されている.
＊2　食塩相当量＝ナトリウム量（mg）×2.54/1,000で算出
＊3　これらの比率は個々人の計算値を平均したものである.
注1）平成15年〜23年は強化食品，補助食品からの栄養素摂取量の調査を行ったが，平成15〜23年のカルシウム，鉄，ビタミンB1・B2・Cの値は，「通常の食品」の数値を引用している.
注2）平成24年は抽出率等を考慮した全国補正値である.
（資料：厚生労働省　2019（令和元）年国民健康・栄養調査）

付表5　食品群別摂取量の年次推移（昭和21年～）

(g)

食品群	1946年 昭和21年	1950年 25年	1955年 30年	1960年 35年	1965年 40年	1970年 45年	1975年 50年	1980年 55年	1985年 60年	1990年 平成2年	1995年 7年	2000年 12年	2005年* 17年	2008年* 20年
穀類 総量	398.4	476.8	479.6	452.6	418.5	374.1	340.0	319.1	308.9	285.2	264.0	256.8	452.0	448.8
米	241.1	338.7	346.6	358.4	349.8	306.1	248.3	225.8	216.1	197.9	167.9	160.4	343.9	341.6
小麦	[157.3	68.7	68.3	65.1	60.4	64.8	90.2	91.8	91.3	84.8	93.7	94.3	99.3	97.3
その他の穀物		69.4	64.7	29.2	8.3	3.3	1.5	1.5	1.5	2.2	2.3	2.1	8.8	10.0
種実類	0.3	0.9	0.4	0.5	0.5	1.9	1.5	1.3	1.4	1.4	2.1	1.9	1.9	1.8
いも類	277.9	127.2	80.8	64.4	41.9	37.8	60.9	63.4	63.2	65.3	68.9	64.7	59.1	56.9
砂糖類 総量	0.5	7.2	15.8	12.3	17.9	19.7	14.6	12.0	11.2	10.6	9.9	9.3	8.2	7.9
砂糖				11.9		19.0	14.1	11.4	10.6	9.6	8.7	7.9	7.0	6.7
ジャム・その他						0.7	0.5	0.6	0.6	1.0	1.2	1.4	1.2	1.2
油脂類 総量	1.7	2.6	4.4	6.1	10.2	15.6	15.8	16.9	17.7	17.6	17.3	16.4	10.4	9.5
植物性						13.9	13.7	15.4	16.4	16.5	16.2	15.2	9.2	8.5
動物性						1.7	2.1	1.5	1.3	1.1	1.1	1.2	1.1	1.0
豆類 総量	37.2	53.7	67.3	71.2	69.6	71.2	70.0	65.4	66.6	68.5	70.0	70.2	59.3	56.2
味噌		30.1	28.8	26.0		24.1	20.8	17.3	15.9	14.6	14.0	13.0	12.5	11.7
大豆・大豆製品		14.7	29.4	37.3		38.9	40.8	40.0	42.0	44.0	46.7	46.0	43.7	42.9
豆・その他の豆加工品、その他の豆		8.9	9.1	7.9		8.3	8.4	8.2	8.8	9.8	9.4	11.3	15.5	11.8
野菜類 総量	357.0	242.0	246.2	214.1	219.4	249.3	246.7	251.4	261.7	250.3	290.2	290.1	279.8	282.8
緑黄色野菜	153.8	75.6	61.3	39.0	49.0	50.2	48.2	51.0	73.9	77.2	94.0	95.9	94.4	93.4
野菜ジュース													7.8	8.4
その他の野菜	154.7	121.9	130.6	125.6	170.4	162.8	161.3	169.4	163.9	154.0	176.0	175.4	162.0	166.4
漬物	48.5	44.5	54.3	49.5	76.3	36.3	37.2	31.0	23.9	19.1	20.2	18.8	15.4	14.6
果実	21.9	41.5	44.3	79.6	58.5	81.0	193.5	155.2	140.6	124.8	133.0	117.4	125.7	116.8
藻類	4.2	3.0	4.3	4.7	6.1	6.9	4.9	5.1	5.6	6.1	5.3	5.5	14.3	10.0
調味嗜好品 総量	20.6	32.0	42.4	75.6	119.4	163.4	148.4	134.7	136.1	157.8	216.9	204.5	719.7	719.3
調味料						52.5	28.2	28.0	26.4	36.2	38.2	37.0	92.6	95.0
その他の嗜好品						44.3	42.7	49.8	52.5	61.1	87.1	89.0	92.4	97.6
動物性食品 総量	55.4	81.8	114.9	147.4	198.3	249.9	303.3	313.3	318.7	340.0	366.8	338.7	534.6	526.7
魚介	45.3	61.0	77.2	76.9	76.3	87.4	94.0	92.5	90.0	95.3	96.9	92.0	84.0	78.5
肉類	5.7	8.4	12.0	18.7	29.5	42.5	64.2	67.9	71.7	71.2	82.3	78.2	80.2	77.7
卵類	1.3	5.6	11.5	18.9	35.2	41.2	41.5	37.7	40.3	42.3	42.1	39.7	34.2	33.6
乳類	3.1	6.8	14.2	32.9	57.4	78.8	103.6	115.2	116.7	130.1	144.5	127.6	125.0	111.2

注）
1. 昭和38年までは年4回調査が行われ、昭和39年以降は年1回となっている。（5月実施は40、42、43、44、45、46年、その他は11月実施）
2. 果実類には40年までトマトが含まれる。5月と11月では季節による摂取傾向が異なるので注意が必要である。41～58年はトマトはその他の野菜に含まれている。
3. 緑黄色野菜は昭和39年以降新しい分類となり、トマト、ピーマン等が緑黄色野菜に含まれている。
4. その他の穀物には菓子、糖料飲料、嗜好飲料、香辛料、その他を含む。
5. 昭和61年（一平成13年）より分類が変更されているので注意。特に「ジャム」は「砂糖類」から「その他の豆類」に含まれる。
6. 平成13年より分類が変更された。特に「大豆・その他の豆類」は「その他の豆類」に、「味噌」は「豆類」から「調味料」に、「マヨネーズ」は「調味料」に、「油脂類」の「総量」には「バター」が含まれるため、内訳合計とは一致しない。また、「バター」は「油脂類」に、「マヨネーズ」は「調味料」に記載されている。さらに、平成13年より調味嗜好品の「総量」には「嗜好飲料」を加えた数量となり、例えば「米・加工品」の「米」は「めし」「かゆ」など、平成12年以降は「ゆでそば」は「乾物換算」の「米」、「藻類」の「乾物換算」は「水戻しわかめ」、「嗜好飲料」の「茶葉」は「茶浸出液」などで算出している。
7. この表の「大豆製品」とは「豆腐」「豆腐加工品」のことである。平成13年以降の分類では、「豆腐」「油揚げ類」がこれに該当する。

資料）昭和21～45年は、健康・栄養情報研究会監修編・戦後昭和の栄養動向、第一出版（1998）より

付表6　食品群別摂取量の年次推移（昭和50年～）

(g)

	1975 昭和50	1980 昭和55	1985 昭和60	1990 平成2	1995 平成7	2000 平成12	2001 平成13	2005 平成17	2010 平成22	2015 平成27	2019 令和元
総量	1,411.6	1,351.9	1,345.6	1,331.4	1,449.2	1,379.6	2,041.5	2,080.7	1,994.5	2,205.8	1,979.9
穀類　総量	340.0	319.1	308.9	285.2	264.0	256.8	464.1	452.0	439.7	430.7	410.7
米・加工品	248.3	225.8	216.1	197.9	167.9	160.4	356.3	343.9	332.0	318.3	301.4
小麦・加工品	90.2	91.8	91.3	84.8	93.7	94.3	99.6	99.3	100.1	102.6	99.4
その他の穀類・加工品	1.5	1.5	1.5	2.6	2.5	2.1	8.1	8.8	7.6	9.8	9.9
いも類　総量	60.9	63.4	63.2	65.3	68.9	64.7	63.0	59.1	53.3	50.9	50.2
さつまいも・加工品	11.0	10.4	10.7	10.3	10.8	9.3	7.1	7.2	7.2	6.6	6.3
じゃがいも・加工品	22.1	23.2	25.6	28.2	30.3	30.5	31.5	28.5	25.9	25.1	23.0
その他のいも・加工品	27.8	29.8	26.9	26.7	27.8	24.9	24.5	23.5	20.3	19.3	20.9
砂糖・甘味料類	14.6	12.0	11.2	10.6	9.9	9.3	7.2	7.0	6.7	6.6	6.3
豆類　総量	70.0	65.4	66.6	68.5	70.0	70.2	57.2	59.3	55.3	60.3	60.6
大豆・加工品	67.2	63.2	64.3	66.2	68.0	68.4	55.3	57.7	53.9	58.6	59.2
その他の豆・加工品	2.8	2.2	2.3	2.3	2.0	1.9	2.0	1.5	1.3	1.7	1.4
種実類	1.5	1.3	1.4	1.4	2.1	1.9	2.2	1.9	2.1	2.3	2.5
野菜類　緑黄色野菜	48.2	51.0	73.9	77.2	94.0	95.9	93.6	94.4	87.9	94.4	81.8
その他の野菜	189.9	192.3	178.1	162.8	184.4	180.1	185.9	185.3	180.0	187.6	188.0
果実類	193.5	155.2	140.6	124.8	133.0	117.4	132.0	125.7	101.7	107.6	96.4
きのこ類	8.6	8.1	9.7	10.3	11.8	14.1	14.9	16.2	16.8	15.7	16.9
藻類	4.9	5.1	5.6	6.1	5.3	5.5	13.5	14.3	11.0	10.0	9.9
動物性食品　総量	303.3	313.3	320.0	340.0	366.8	338.7	378.5	324.7	308.2	329.0	338.7
魚介	94.0	92.5	90.0	95.3	96.9	92.0	94.0	84.0	72.5	69.0	64.1
肉類	64.2	67.9	71.7	71.2	82.3	78.2	76.3	80.2	82.5	91.0	103.0
卵類	41.5	37.7	40.3	42.3	42.1	39.7	36.8	34.2	34.8	35.5	40.4
乳類	103.6	115.2	116.7	130.1	144.5	127.6	170.0	125.1	117.3	132.2	131.2
油脂類	15.8	16.9	17.7	17.6	17.3	16.4	11.3	10.4	10.1	10.8	11.2
菓子類	29.0	25.0	22.8	20.3	26.8	22.2	26.7	25.3	25.1	26.7	25.7
嗜好飲料類	119.7	109.7	113.4	137.4	190.2	182.3	509.3	601.6	598.5	788.7	618.5
調味料・香辛料類	—	—	—	—	—	—	83.5	92.8	87.0	85.7	62.5
補助栄養素・特定保健用食品	—	—	—	—	—	—	—	11.8	12.3	—	—
その他	11.7	14.0	13.7	14.3	17.6	19.4	—	—	—	—	—

注1）平成13年度より分類が変更された。特に「ジャム」は「砂糖類」から「果実類」に、「味噌」は「豆類」から「調味料・香辛料類」に、「マヨネーズ」は「油脂類」から「調味料・香辛料類」に分類された。「動物性食品」の「総量」には「バター」「動物性油脂」が含まれるため、内訳合計としては一致しない。また、平成13年度より調理を加味した数量となり、「米・加工品」の米は「めし」「かゆ」など、「その他の穀類・加工品」の「干しそば」は「ゆでそば」など、「藻類」の「乾燥わかめ」は「水戻しわかめ」など、「嗜好飲料類」の「茶葉」は「茶浸出液」などで算出している。「その他のいも・加工品」には、「でんぷん」・加工品が含まれ、「その他の野菜」には、「野菜ジュース」「漬けもの」が含まれる。

注2）平成15年から23年までは補助栄養素（顆粒、錠剤、カプセル状の製品、ドリンク状の製品（薬剤も含む））および特定保健用食品からの摂取量の調査を行った。

注3）平成24年は抽出率等を考慮した全国補正値である。

（資料：総務省統計局　国民健康・栄養調査）

付表7 適切な摂取ができる旨の表示について遵守すべき基準一覧

栄養成分	[第1欄] 含まない旨の表示は次の 基準値に満たないこと 食品100g当たり （ ）内は一般に飲用に供する 液状の食品100mL当たり	[第2欄] 低い旨の表示は次の 基準値以下であること 食品100g当たり （ ）内は一般に飲用に供する 液状の食品100mL当たり
熱 量	5 kcal　　　（5 kcal）	40 kcal　　　（20 kcal）
脂 質	0.5 g　　　（0.5 g）	3 g　　　（1.5 g）
飽和脂肪酸	0.1 g　　　（0.1 g）	1.5 g　　　（0.75 g） かつ飽和脂肪酸由来エネルギー が全エネルギーの10%
コレステロール	5 mg　　　（5 mg） かつ飽和脂肪酸の含有量* 1.5 g　　　（0.75 g） かつ飽和脂肪酸のエネルギー量 が10%* 「*」は，1食分の量を15gと 表示するものであって当該食品中 の脂質の量のうち飽和脂肪酸の含 有割合が15%以下で構成されて いるものを除く	20 mg　　　（10 mg） かつ飽和脂肪酸の含有量* 1.5 g　　　（0.75 g） かつ飽和脂肪酸のエネルギー量 が10%* 「*」は，1食分の量を15gと 表示するものであって当該食品中 の脂質の量のうち飽和脂肪酸の含 有割合が15%以下で構成されて いるものを除く
糖 類	0.5 g　　　（0.5 g）	5 g　　　（2.5 g）
ナトリウム	5 mg　　　（5 mg）	120 mg　　　（120 mg）

注　ドレッシングタイプ調味料（いわゆるノンオイルドレッシング）について，脂質の含まない旨の
　　表示については，「0.5 g」を当分の間「3 g」とする.

付表 8　補給ができる旨の表示について遵守すべき基準値一覧表

栄養成分	［第 1 欄］高い旨の表示をする場合は，次のいずれかの基準値以上であること		［第 2 欄］含む旨または強化された旨の表示をする場合は，次のいずれかの基準値以上であること	
	食品 100g 当たり（）内は，一般に飲用に供する液状での食品 100mL 当たりの場合	100kcal 当たり	食品 100g 当たり（）内は，一般に飲用に供する液状での食品 100mL 当たりの場合	100kcal 当たり
たんぱく質　（　g）	15　（　7.5）	7.5	7.5　（　3.8）	3.8
食物繊維　（　g）	6　（　3）	3	3　（　1.5）	1.5
亜鉛　　　（mg）	2.10　（1.05）	0.70	1.05　（0.53）	0.35
カルシウム（mg）	210　（105）	70	105　（　53）	35
鉄　　　　（mg）	2.25　（1.13）	0.75	1.13　（0.56）	0.38
銅　　　　（mg）	0.18　（0.09）	0.06	0.09　（0.05）	0.03
マグネシウム（mg）	75　（　38）	25	38　（　19）	13
ナイアシン（mg）	3.3　（　1.7）	1.1	1.7　（　0.8）	0.6
パントテン酸（mg）	1.65　（0.83）	0.55	0.83　（0.41）	0.28
ビオチン　（μg）	14　（　6.8）	4.5	6.8　（　3.4）	2.3
ビタミン A　（μg）	135　（　68）	45	68　（　34）	23
ビタミン B_1　（mg）	0.30　（0.15）	0.10	0.15　（0.08）	0.05
ビタミン B_2　（mg）	0.33　（0.17）	0.11	0.17　（0.08）	0.06
ビタミン B_6　（mg）	0.30　（0.15）	0.10	0.15　（0.08）	0.05
ビタミン B_{12}　（μg）	0.60　（0.30）	0.20	0.30　（0.15）	0.10
ビタミン C　（mg）	24　（　12）	8	12　（　6）	4
ビタミン D　（μg）	1.50　（0.75）	0.50	0.75　（0.38）	0.25
ビタミン E　（mg）	2.4　（　1.2）	0.8	1.2　（　0.6）	0.4
葉酸　　　（μg）	60　（　30）	20	30　（　15）	10

付表9　食料自給率の推移

(単位：%)

		1965 (昭和40)	1975 (昭和50)	1985 (昭和60)	1995 (平成7)	2005 (平成17)	2011 (平成23)	2014 (平成26)	2015 (平成27)	2016 (平成28)	2017 (平成29)	2018 (平成30)	2019 (令和元)	2020 (令和2) (概算)
品目別自給率	米	95	110	107	104	95	96	97	98	97	96	97	97	97
	小麦	28	4	14	7	14	11	13	15	12	14	12	16	15
	大麦・はだか麦	73	10	15	8	8	8	9	9	9	9	9	12	12
	いも類	100	99	96	87	81	75	78	76	74	74	73	73	73
	かんしょ	100	100	100	100	93	93	94	94	94	94	95	95	96
	ばれいしょ	100	99	95	83	77	70	73	71	69	69	67	68	68
	豆類	25	9	8	5	7	9	10	9	8	9	7	7	8
	大豆	11	4	5	2	5	7	7	7	7	7	6	6	6
	野菜	100	99	95	85	79	79	79	80	80	79	78	79	80
	果実	90	84	77	49	41	38	42	40	41	40	38	38	38
	うんしゅうみかん	109	102	106	102	103	105	104	100	100	100	100	103	101
	りんご	102	100	97	62	52	52	56	59	60	57	60	56	61
	肉類（鯨肉を除く）	90 (42)	77 (16)	81 (13)	57 (8)	54 (8)	54 (8)	55 (9)	54 (9)	53 (8)	52 (8)	51 (7)	52 (7)	53 (7)
	牛肉	95 (84)	81 (43)	72 (28)	39 (11)	43 (12)	40 (10)	42 (12)	40 (12)	38 (11)	36 (10)	36 (10)	35 (9)	36 (9)
	豚肉	100 (31)	86 (12)	86 (9)	62 (7)	50 (6)	52 (6)	51 (7)	51 (7)	50 (7)	49 (6)	48 (6)	49 (6)	50 (6)
	鶏肉	97 (30)	97 (13)	92 (10)	69 (7)	67 (8)	66 (8)	67 (9)	66 (9)	65 (9)	64 (8)	64 (8)	64 (8)	66 (8)
	鶏卵	100 (31)	97 (13)	98 (10)	96 (10)	94 (11)	95 (11)	95 (13)	96 (13)	97 (13)	96 (12)	96 (12)	96 (12)	97 (12)
	牛乳・乳製品	86 (63)	81 (44)	85 (43)	72 (32)	68 (29)	65 (28)	63 (27)	62 (27)	62 (27)	60 (26)	59 (25)	59 (25)	61 (26)
	魚介類	100	99	93	57	51	52	55	54	53	52	55	53	55
	うち食用	110	100	86	59	57	58	60	59	56	56	59	55	57
	海草類	88	86	74	68	65	62	67	70	69	69	68	65	70
	砂糖類	31	15	33	31	34	26	31	33	28	32	34	34	36
	油脂類	31	23	32	15	13	13	13	12	12	13	13	13	13
	きのこ類	115	110	102	78	79	87	88	88	88	88	88	88	89
飼料用を含む穀物全体の自給率		62	40	31	30	28	28	29	29	28	28	28	28	28
主食用穀物自給率		80	69	69	65	61	59	60	60	59	59	59	61	60
供給熱量ベースの総合食料自給率		73	54	53	43	40	39	39	39	38	38	37	38	37
生産額ベースの総合食料自給率		86	83	82	74	69	67	64	66	68	66	66	66	67
飼料自給率		55	34	27	26	25	26	27	28	27	26	25	25	25
供給熱量ベースの食料国産率		76	61	61	52	48	47	48	48	46	48	46	46	46
生産額ベースの食料国産率		90	87	85	76	73	71	69	70	71	70	69	70	71

(注1) 品目別自給率，穀物自給率及び主食用穀物自給率の算出は次式による．　　　（資料：農林水産省　2020（令和2）年度食料需給表）
　　　自給率＝国内生産量／国内消費仕向量×100（重量ベース）
(注2) 米については，国内生産と国産米在庫の取崩しで国内需要に対応している実態を踏まえ，平成10年度から国内生産量に
　　　国産米在庫取崩し量を加えた数量を用いて，次式により品目別自給率，穀物自給率及び主食用穀物自給率を算出している．
　　　自給率＝国産供給量（国内生産量＋国産米在庫取崩し量）／国内消費仕向量×100（重量ベース）
　　　なお，国産米在庫取崩し量は，23年度が224千トン，26年度が126千トン，27年度が261千トン，28年度が86千トン，
　　　29年度が98千トン，30年度が102千トン，令和元年度が48千，2年度が▲300千トンである．
　　　また，飼料用の政府売却がある場合は，国産供給量及び国内消費仕向量から飼料用政府売却数量を除いて算出している．
(注3) 供給熱量ベースの総合食料自給率の算出は次式による．ただし，自給率では畜産物に飼料自給率を，加工品に原料自給率を乗じ
　　　る．一方，国産率では，加工品には原料自給率を乗じるが，畜産物には飼料自給率を乗じない．
　　　自給率＝国産供給熱量／供給熱量×100（供給熱量ベース）
(注4) 生産額ベースの総合食料自給率の算出は次式による．ただし，畜産物は輸入飼料額を，加工品は原料輸入額を控除する．
　　　一方，国産率では，加工品は原料輸入額を控除するが，畜産物は輸入飼料額を控除しない．
　　　自給率＝食料の国内生産額／食料の国内消費仕向額×100（生産額ベース）
(注5) 飼料自給率については，ＴＤＮ（可消化養分総量）に換算した数量を用いて算出している．
(注6) 肉類（鯨肉を除く），牛肉，豚肉，鶏肉，鶏卵，牛乳・乳製品の（　）については，飼料自給率を考慮した値である．
(注7) 平成28年度以前の食料国産率の推移は，令和2年8月に遡及して算定を行った．

付表 10 健やか親子 21（第 2 次）

			指標名	ベースライン	中間評価目標（5 年後）	最終評価目標（10 年後）
基盤課題A　切れ目ない妊産婦・乳幼児への保健対策	【健康水準の指標】	1	妊産婦死亡率	4.0（出産 10 万対）（平成 24 年）	減少	2.8
		2	全出生数中の低出生体重児の割合	・低出生体重児　9.6%・極低出生体重児 0.8%（平成 24 年）	減少	減少
		3	妊娠・出産について満足している者の割合	63.7%（平成 25 年度）	70.0%	85.0%
		4	むし歯のない 3 歳児の割合	81.0%（平成 24 年度）	85.0%	90.0%
	【健康行動の指標】	5	妊娠中の妊婦の喫煙率	3.8%（平成 25 年度）	0%	0%
		6	育児期間中の両親の喫煙率	・父親　41.5%（平成 25 年度）	30.0%	20.0%
				・母親　8.1%（平成 25 年度）	6.0%	4.0%
		7	妊娠中の妊婦の飲酒率	4.3%（平成 25 年度）	0%	0%
		8	乳幼児健康診査の受診率（重点課題②再掲）	（未受診率）・3〜5 か月児：4.6%・1 歳 6 か月児：5.6%・3 歳児　　　：8.1%（平成 23 年度）	（未受診率）・3〜5 か月児：3.0%・1 歳 6 か月児：4.0%・3 歳児　　　：6.0%	（未受診率）・3〜5 か月児：2.0%・1 歳 6 か月児：3.0%・3 歳児　　　：5.0%
		9	小児救急電話相談（# 8000）を知っている親の割合	61.2%（平成 26 年度）	75.0%	90.0%
		10	子どものかかりつけ医（医師・歯科医師など）を持つ親の割合	<医師>・3・4 か月児：71.8%・3 歳児　　　：85.6%（平成 26 年度）	・3・4 か月児：80.0%・3 歳児：90.0%	・3・4 か月児：85.0%・3 歳児　　　：95.0%
				<歯科医師>3 歳児：40.9%（平成 26 年度）	3 歳児：45.0%	3 歳児：50.0%
		11	仕上げ磨きをする親の割合	69.6%（平成 26 年度）	75.0%	80.0%
	【環境整備の指標】	12	妊娠届出時にアンケートを実施する等して，妊婦の身体的・精神的・社会的状況について把握している市区町村の割合　（重点課題②再掲）	92.8%（平成 25 年度）	100%	―
		13	妊娠中の保健指導（母親学級や両親学級を含む）において，産後のメンタルヘルスについて，妊婦とその家族に伝える機会を設けている市区町村の割合	43.0%（平成 25 年度）（参考）50.2%（平成 25 年度）	75.0%	100%
		14	産後 1 か月で EPDS 9 点以上を示した人へのフォロー体制がある市区町村の割合	11.5%（平成 25 年度）	50.0%	100%
		15	・ハイリスク児に対し保健師等が退院後早期に訪問する体制がある市区町村の割合・市町村のハイリスク児の早期訪問体制構築等に対する支援をしている県型保健所の割合	・市区町村　　24.9%・県型保健所　81.9%（平成 25 年度）	・市区町村　　50.0%・県型保健所　90.0%	・市区町村　　100%・県型保健　　100%
		16	・乳幼児健康診査事業を評価する体制がある市区町村の割合・市町村の乳幼児健康診査事業の評価体制構築への支援をしている県型保健所の割合	・市区町村　　25.1%・県型保健所　39.2%（平成 25 年度）	・市区町村　　50.0%・県型保健所　80.0%	・市区町村　　100%・県型保健所　100%

			指標名	ベースライン	中間評価目標 （5年後）	最終評価目標 （10年後）
基盤課題A　切れ目ない妊産婦・乳幼児への保健対策	【参考とする指標】	参1	周産期死亡率	出産千対　4.0 出生千対　2.7 （平成24年）	—	—
		参2	新生児死亡率，乳児（1歳未満）死亡率（出生千対）	・新生児死亡率：1.0 ・乳児（1歳未満）死亡率：2.2 （平成24年）	—	—
		参3	幼児（1～4歳）死亡率（人口10万対）	20.9 （平成24年）	—	—
		参4	乳児のSIDS死亡率（出生10万対）	13.9 （平成24年）	—	—
		参5	正期産児に占める低出生体重児の割合	・低出生体重児：6.0% ・極低出生体重児：0.0093% （平成24年）	—	—
		参6	妊娠11週以下での妊娠の届出率	90.8% （平成24年度）	—	—
		参7	出産後1か月時の母乳育児の割合	47.5% （平成25年度）	—	—
				（参考）51.6% （平成22年）	—	—
		参8	産後1か月でEPDS 9点以上の褥婦の割合	8.4% （平成25年度）	—	—
		参9	1歳までにBCG接種を終了している者の割合	92.9% （平成24年度）	—	—
		参10	1歳6か月までに四種混合・麻しん・風しんの予防接種を終了している者の割合	・三種混合　94.7% ・麻しん　　87.1% （平成25年度）	—	—
				（参考） ・三種混合　95.3% ・ポリオ　　95.6% ・麻しん　　89.3% ・風しん　　85.7% （平成22年）	—	—
		参11	不妊に悩む方への特定治療支援事業の助成件数	134,943件 （平成24年度）	—	—
		参12	災害などの突発事象が発生したときに，妊産婦の受入体制について検討している都道府県の割合	23.4% （平成25年度）	—	—

			指標名	ベースライン	中間評価目標 （5年後）	最終評価目標 （10年後）
基盤課題B　学童期・思春期から成人期に向けた保健対策	【健康水準の指標】	1	十代の自殺死亡率	・10〜14歳 ：1.3（男1.8/女0.7） ・15〜19歳 ：8.5（男11.3/女5.6） （平成24年）	・10〜14歳　減少 ・15〜19歳　減少	・10〜14歳　減少 ・15〜19歳　減少
		2	十代の人工妊娠中絶率	7.1 （平成23年度）	6.5	6.0
		3	十代の性感染症罹患率	定点1カ所あたりの報告数 ・性器クラミジア 2.92 ・淋菌感染症　　 0.82 ・尖圭コンジローマ 0.33 ・性器ヘルペス　 0.35 （平成24年）	減少	減少
		4	児童・生徒における痩身傾向児の割合	2.0% （平成25年度）	1.5%	1.0%
		5	児童・生徒における肥満傾向児の割合	9.5% （平成25年度）	8.0%	7.0%
		6	歯肉に炎症がある十代の割合	25.7% （平成23年）	22.9%	20.0%
	【健康行動の指標】	7	十代の喫煙率	中学1年 男子1.6% 女子0.9% 高校3年 男子8.6% 女子3.8% （平成22年度）	中学1年 男子・女子　0% 高校3年 男子・女子　0%	中学1年 男子・女子　0% 高校3年 男子・女子　0%
		8	十代の飲酒率	中学3年 男子8.0% 女子9.1% 高校3年 男子21.0% 女子18.5% （平成22年度）	中学3年 男子・女子　0% 高校3年 男子・女子　0%	中学3年 男子・女子　0% 高校3年 男子・女子　0%
		9	朝食を欠食する子どもの割合	・小学5年生　　 9.5% ・中学2年生　 13.4% （平成22年度）	・小学5年生　5.0% ・中学2年生　7.0%	中間評価時に設定
	【環境整備の指標】	10	学校保健委員会を開催している小学校，中学校，高等学校の割合	（参考） 85.1% （平成24年）	・小学校・中学校　　% ・高等学校　　　　%	・小学校・中学校　　% ・高等学校　　　　%
		11	地域と学校が連携した健康等に関する講習会の開催状況	53.6% （平成25年度）	80.0%	100%
	【参考とする指標】	参1	スクールカウンセラーを配置する小学校，中学校の割合	・小学校　　　 37.6% ・中学校　　　 82.4% ・その他　1,534箇所 （平成24年）	―	―
		参2	スクールソーシャルワーカーの配置状況	784人 （平成24年度）	―	―
		参3	思春期保健対策に取り組んでいる地方公共団体の割合	・自殺防止対策 19.1% ・性に関する指導 41.1% ・肥満及びやせ対策 17.9% ・薬物乱用防止対策 24.6% （喫煙，飲酒を含む） ・食育 48.0% （平成26年度）	―	―
		参4	家族など誰かと食事をする子どもの割合	・小学校5年生 朝食 84.0% ・夕食 97.7% ・中学校2年生 朝食 64.6% ・夕食 93.7% （平成22年度）	―	―

			指標名	ベースライン	中間評価目標 （5年後）	最終評価目標 （10年後）
基盤課題C　子どもの健やかな成長を見守り育む地域づくり	【健康水準の指標】	1	この地域で子育てをしたいと思う親の割合	91.1% （平成26年度）	93.0%	95.0%
		2	妊娠中、仕事を続けることに対して職場から配慮をされたと思う就労妊婦の割合	91.0% （平成26年度）	93.0%	95.0%
	【健康行動の指標】	3	マタニティマークを妊娠中に使用したことのある母親の割合	52.3% （平成25年度）	60.0%	70.0%
		4	マタニティマークを知っている国民の割合	45.6% （平成26年度）	50.0%	55.0%
		5	積極的に育児をしている父親の割合	47.2% （平成25年度）	50.0%	55.0%
	【環境整備の指標】	6	・乳幼児健康診査の未受診者の全数の状況を把握する体制がある市区町村の割合 ・市町村の乳幼児健康診査の未受診者把握への取組に対する支援をしている県型保健所の割合	・市区町村　96.7% ・県型保健所　33.8% （平成25年度）	・市区町村　99.0% ・県型保健所　50.0%	・市区町村　100% ・県型保健所　100%
		7	育児不安の親のグループ活動を支援する体制がある市区町村の割合	28.9% （平成25年度）	50.0%	100%
		8	母子保健分野に携わる関係者の専門性の向上に取り組んでいる地方公共団体の割合	・市区町村　97.9% ・県型保健所　95.1% （平成25年度）	・市区町村　100% ・県型保健所　97.0%	・市区町村　100% ・県型保健所　100%
	【参考とする指標】	参1	個人の希望する子ども数、個人の希望する子ども数と出生子ども数の差	・平均理想子ども数　2.42 ・平均理想子ども数（2.42）と平均出生子ども数（1.71）の差　0.71 （平成22年）	―	―
		参2	不慮の事故による死亡率（人口10万対）	0～19歳　3.4 ・0歳　　　　9.0 ・1～4歳　　2.9 ・5～9歳　　1.9 ・10～14歳　1.6 ・15～19歳　5.7 （平成24年）	―	―
		参3	事故防止対策を実施している市区町村の割合	56.8% （平成25年度）	―	―
		参4	乳幼児のいる家庭で、風呂場のドアを乳幼児が自分で開けることができないよう工夫した家庭の割合	38.2% （平成25年度）	―	―
		参5	父親の育児休業取得割合	1.89% （平成24年度）	―	―

			指標名	ベースライン	中間評価目標（5年後）	最終評価目標（10年後）
重点課題① 育てにくさを感じる親に寄り添う支援	【健康水準の指標】	1	ゆったりとした気分で子どもと過ごせる時間がある母親の割合	・3・4か月児 79.7% ・1歳6か月児 68.5% ・3歳児　60.3% （平成25年度）	・3・4か月児 81.0% ・1歳6か月児 70.0% ・3歳児　62.0%	・3・4か月児 83.0% ・1歳6か月児 71.5% ・3歳児　64.0%
		2	育てにくさを感じたときに対処できる親の割合	83.4% （平成26年度）	90.0%	95.0%
	【健康行動の指標】	3	子どもの社会性の発達過程を知っている親の割合	83.3% （平成26年度）	90.0%	95.0%
		4	発達障害を知っている国民の割合	67.2% （平成26年度）	80.0%	90.0%
	【環境整備の指標】	5	・発達障害をはじめとする育てにくさを感じる親への早期支援体制がある市区町村の割合 ・市町村における発達障害をはじめとする育てにくさを感じる親への早期支援体制整備への支援をしている県型保健所の割合	・市区町村　85.9% ・県型保健所 66.5% （平成25年度）	・市区町村　90.0% ・県型保健所 80.0%	・市区町村　100% ・県型保健所 100%
	【参考とする指標】	参1	小児人口に対する親子の心の問題に対応できる技術を持った小児科医の割合（小児人口10万対）	6.2 （参考） 1,013名 （平成24年度）	－	－
		参2	小児人口に対する児童精神科医師の割合（小児人口10万対）	11.9 （平成25年）	－	－
		参3	情緒障害児短期治療施設の施設数	30道府県 38施設 （平成24年）	－	－
		参4	就学前の障害児に対する通所支援の利用者数	37,505名 （平成25年）	－	－
		参5	障害児支援を主要な課題とする協議体を設置している市区町村数	421 （平成25年）	－	－

			指標名	ベースライン	中間評価目標 （5年後）	最終評価目標 （10年後）
重点課題② 妊娠期からの児童虐待防止対策	【健康水準の指標】	1	児童虐待による死亡数	・心中以外　58人 ・心中　　　41人 （平成23年度）	それぞれが減少	それぞれが減少
		2	子どもを虐待していると思われる親の割合	（参考） ・3・4か月児　0.8% ・1歳6か月児　2.2% ・3歳児　　　　4.4% （平成26年度） ※調査方法の変更に伴い，中間評価時に改めて設定．	―	―
	【健康行動の指標】	3	乳幼児健康診査の受診率（基盤課題A再掲）	（未受診率） ・3〜5か月児　4.6% ・1歳6か月児　5.6% ・3歳児　　　　8.1% （平成23年度）	（未受診率） ・3〜5か月児：3.0% ・1歳6か月児：4.0% ・3歳児　　　：6.0%	（未受診率） ・3〜5か月児：2.0% ・1歳6か月児：3.0% ・3歳児　　　：5.0%
		4	児童虐待防止法で国民に求められた児童虐待の通告義務を知っている国民の割合	61.7% （平成26年度）	80.0%	90.0%
		5	乳幼児揺さぶられ症候群（SBS）を知っている親の割合	94.3% （平成26年度）	100%	―
	【環境整備の指標】	6	妊娠届出時にアンケートを実施する等して，妊婦の身体的・精神的・社会的状況について把握している市区町村の割合（基盤課題A再掲）	92.8% （平成25年度）	100%	
		7	対象家庭全てに対し，乳児家庭全戸訪問事業を実施している市区町村の割合	― （平成26年度に調査予定）	ベースライン調査後に設定	ベースライン調査後に設定
		8	養育支援が必要と認めた全ての家庭に対し，養育支援訪問事業を実施している市区町村の割合	― （平成26年度に調査予定）	ベースライン調査後に設定	ベースライン調査後に設定
		9	特定妊婦，要支援家庭，要保護家庭等支援の必要な親に対して，グループ活動等による支援（市町村への支援も含む）をする体制がある県型保健所の割合	30.3% （平成25年度）	70.0%	100%
		10	要保護児童対策地域協議会の実務者会議，若しくはケース検討会議に，産婦人科医療機関の関係職種（産婦人科医又は看護師や助産師）が参画している市区町村の割合	― （平成26年度に調査予定）	ベースライン調査後に設定	ベースライン調査後に設定
		11	関係団体の協力を得て，児童虐待に関する広報・啓発活動を実施している地方公共団体の割合	54.9% （平成25年度）	80.0%	100%
		12	児童虐待に対応する体制を整えている医療機関の数	（参考）572か所 （平成25年度）	三次と二次救急医療機関の50%	全ての三次と二次救急医療機関数
	【参考とする指標】	参1	児童相談所における児童虐待相談の対応件数	66,701件 （平成24年度）	―	―
		参2	2 市町村における児童虐待相談の対応件数	73,200件 （平成24年度）	―	―

付表 11　健康日本 21（第 2 次）

1. 健康寿命の延伸と健康格差の縮小の実現に関する目標

項目	現状	目標	最終評価
①健康寿命の延伸（日常生活に制限のない期間の平均の延伸）	男性　70.42 年 女性　73.62 年 （平成 22 年）	平均寿命の増加分を上回る 健康寿命の増加 （令和 4 年度）	A
②健康格差の縮小（日常生活に制限のない期間の都道府県格差の縮小）	男性　2.79 年 女性　2.95 年 （平成 22 年）	都道府県格差の縮小	C

注：上記①の目標を実現するに当たっては，「日常生活に制限のない期間の平均」のみならず，「自分が健康であると自覚している期間の平均」についても留意することとする．また，上記②の目標を実現するに当たっては，健康寿命の最も長い都道府県の数値を目標として，各都道府県において健康寿命の延伸を図るよう取り組むものである．

2. 主要な生活習慣病の発症予防と重症化予防の徹底に関する目標

(1) がん

項目	現状	目標	最終評価
① 75 歳未満のがんの年齢調整死亡率の減少（10 万人当たり）	84.3 （平成 22 年）	減少傾向へ （令和 4 年）	A
②がん検診の受診率の向上	胃がん　男性 36.6% 　　　　女性 28.3% 肺がん　男性 26.4% 　　　　女性 23.0% 大腸がん 男性 28.1% 　　　　女性 23.9% 子宮頸がん 女性 37.7% 乳がん　女性 39.1% （平成 22 年）	50% （令和 4 年）	B

注：がん検診の受診率の算定に当たっては，40 歳から 69 歳まで（子宮頸がんは 20 歳から 69 歳まで）を対象とする．

(2) 循環器疾患

項目	現状	目標	最終評価
①脳血管疾患・虚血性心疾患の年齢調整死亡率の減少（10 万人当たり）	脳血管疾患 男性 49.5 女性 26.9 虚血性心疾患 男性 36.9 女性 15.3 （平成 22 年）	脳血管疾患 男性 41.6 女性 24.7 虚血性心疾患 男性 31.8 女性 13.7 （令和 4 年度）	A
②高血圧の改善（収縮期血圧の平均値の低下）	男性 138mmHg 女性 133mmHg （平成 22 年）	男性 134mmHg 女性 129mmHg （令和 4 年度）	B*
③脂質異常症の減少	総コレステロール　240mg/dl 以上の者の割合男性　13.8% 女性　22.0% LDL コレステロール 160mg/dl 以上の者の割合 男性　8.3% 女性　11.7% （平成 22 年）	総コレステロール 240mg/dl 以上の者の割合 男性　10% 女性　17% LDL コレステロール 160mg/dl 以上の者の割合 男性　6.2% 女性　8.8% （令和 4 年度）	C
④メタボリックシンドロームの該当者及び予備群の減少	1,400 万人 （平成 20 年度）	平成 20 年度と比べて 25% 減少 （令和 4 年度）	D
⑤特定健康診査・特定保健指導の実施率の向上	特定健康診査の実施率　41.3% 特定保健指導の実施率　12.3% （平成 21 年度）	特定健康診査の実施率　70%以上 特定保健指導の実施率　45%以上 （令和 5 年度）	B*

(3) 糖尿病

項目	現状	目標	最終評価
①合併症（糖尿病腎症による年間新規透析導入患者数）の減少	16,247 人 （平成 22 年）	15,000 人 （令和 4 年度）	C
②治療継続者の割合の増加	63.7% （平成 22 年）	75% （令和 4 年度）	C
③血糖コントロール指標におけるコントロール不良者の割合の減少（HbA1c が JDS 値 8.0%（NGSP 値 8.4%）以上の者の割合の減少）	1.2% （平成 21 年度）	1.0% （令和 4 年度）	A
④糖尿病有病者の増加の抑制	890 万人 （平成 19 年）	1,000 万人 （令和 4 年度）	E*（参考 B*）
⑤メタボリックシンドロームの該当者及び予備群の減少（再掲）	1,400 万人 （平成 20 年度）	平成 20 年度と比べて 25% 減少 （令和 4 年度）	D
⑥特定健康診査・特定保健指導の実施率の向上（再掲）	特定健康診査の実施率　41.3% 特定保健指導の実施率　12.3% （平成 21 年度）	特定健康診査の実施率　70%以上 特定保健指導の実施率　45%以上 （令和 5 年度）	B*

(4) COPD

項目	現状	目標	最終評価
① COPD の認知度の向上	25% （平成 23 年）	80% （令和 4 年度）	C

3. 社会生活を営むために必要な機能の維持・向上に関する目標
(1) こころの健康

項目	現状	目標	最終評価
①自殺者の減少（人口 10 万人当たり）	23.4 （平成 22 年）	13.0 以下 （令和 8 年度）	B
②気分障害・不安障害に相当する心理的苦痛を感じている者の割合の減少	10.4% （平成 22 年）	9.4% （令和 4 年度）	C
③メンタルヘルスに関する措置を受けられる職場の割合の増加	33.6% （平成 19 年）	100% （令和 2 年）	B*
④小児人口 10 万人当たりの小児科医・児童精神科医師の割合の増加	小児科医：94.4 （平成 22 年） 児童精神科医：10.6 （平成 21 年）	増加傾向へ （令和 4 年度）	A

(2) 次世代の健康

項目	現状	目標	最終評価
①健康な生活習慣（栄養・食生活，運動）を有する子どもの割合の増加			
ア　朝・昼・夕の三食を必ず食べることに気をつけて食事をしている子どもの割合の増加	小学 5 年生 89.4% （平成 22 年度）	100%に近づける （令和 4 年度）	C
イ　運動やスポーツを習慣的に行っていない子どもの割合の減少	1 週間の総運動時間が 60 分未満の子どもの割合 小学 5 年生 男子　10.5% 女子　24.2% （平成 22 年度）	減少傾向へ （令和 4 年度）	
②　適正体重の子どもの増加			
ア　全出生数中の低出生体重児の割合の減少	9.6% （平成 22 年）	減少傾向へ （令和 4 年）	D
イ　肥満傾向にある子どもの割合の減少	小学 5 年生の中等度・高度肥満傾向児の割合 男子　4.60% 女子　3.39% （平成 23 年）	児童・生徒における肥満傾向児の割合　7.0% （令和 6 年度）	

(3) 高齢者の健康

項目	現状	目標	最終評価
①介護保険サービス利用者の増加の抑制	452 万人 （平成 24 年度）	657 万人 （令和 7 年度）	B*
②認知症サポーター数の増加	330 万人 （平成 23 年度）	1,200 万人 （令和 2 年度）	A
③ロコモティブシンドローム（運動器症候群）を認知している国民の割合の増加	（参考値）17.3% （平成 24 年）	80% （令和 4 年度）	C
④低栄養傾向（BMI20 以下）の高齢者の割合の増加の抑制	17.4% （平成 22 年）	22% （令和 4 年度）	A
⑤足腰に痛みのある高齢者の割合の減少（1,000 人当たり）	男性　218 人 女性　291 人 （平成 22 年）	男性　200 人 女性　260 人 （令和 4 年度）	B*
⑥高齢者の社会参加の促進（就業又は何らかの地域活動をしている高齢者の割合の増加）	高齢者の社会参加の状況 男性　63.6% 女性　55.2% （平成 24 年）	80% （令和 4 年度）	E※（参考B）

注：上記①の目標については，社会保障・税一体改革大綱（平成 24 年 2 月 17 日閣議決定）の策定に当たって試算した結果に基づき設定したものである．

4. 健康を支え、守るための社会環境の整備に関する目標

項目	現状	目標	最終評価
①地域のつながりの強化（居住地域でお互いに助け合っていると思う国民の割合の増加）	居住地域でお互いに助け合っていると思う国民の割合　50.4% （平成 23 年）	65% （令和 4 年度）	C
②健康づくりを目的とした活動に主体的に関わっている国民の割合の増加	健康づくりに関係したボランティア活動への参加割合 27.7% （平成 24 年）	25% （令和 4 年度）	E※
③健康づくりに関する活動に取り組み、自発的に情報発信を行う企業登録数の増加	参画企業数　233 社 参画団体数　367 団体 （平成 23 年）	参画企業数　3,000 社 参画団体数　7,000 団体 （令和 4 年度）	B
④健康づくりに関して身近で専門的な支援・相談が受けられる民間団体の活動拠点数の増加	（参考値）民間団体から報告のあった活動拠点数　7,134 （平成 24 年）	15,000 （令和 4 年度）	E（参考B）
⑤健康格差対策に取り組む自治体の増加（課題となる健康格差の実態を把握し、健康づくりが不利な集団への対策を実施している都道府県の数）	11 都道府県 （平成 24 年）	47 都道府県 （令和 4 年度）	B

5. 栄養・食生活、身体活動・運動、休養、飲酒、喫煙及び歯・口腔の健康に関する生活習慣及び社会環境の改善に関する目標

(1) 栄養・食生活

項目	現状	目標	最終評価
①適正体重を維持している者の増加（肥満（BMI25以上）、やせ（BMI18.5未満）の減少）	20～60歳代男性の肥満者の割合　31.2% 40～60歳代女性の肥満者の割合　22.2% 20歳代女性のやせの者の割合　29.0% （平成22年）	20～60歳代男性の肥満者の割合　28% 40～60歳代女性の肥満者の割合　19% 20歳代女性のやせの者の割合　20% （令和4年度）	C
②適切な量と質の食事をとる者の増加			
ア　主食・主菜・副菜を組み合わせた食事が1日2回以上の日がほぼ毎日の者の割合の増加	68.1% （平成23年度）	80% （令和4年度）	C
イ　食塩摂取量の減少	10.6g （平成22年）	8g （令和4年度）	
ウ　野菜と果物の摂取量の増加	野菜摂取量の平均値　282g 果物摂取量100g未満の者の割合　61.4% （平成22年）	野菜摂取量の平均値350g 果物摂取量100g未満の者の割合　30% （令和4年度）	
③共食の増加（食事を1人で食べる子どもの割合の減少）	朝食　小学生15.3% 　　　中学生33.7% 夕食　小学生2.2% 　　　中学生6.0% （平成22年度）	減少傾向へ （令和4年度）	A
④食品中の食塩や脂肪の低減に取り組む食品企業及び飲食店の登録数の増加	食品企業登録数 14社 飲食店登録数 17,284店舗 （平成24年）	食品企業登録数 100社 飲食店登録数 30,000店舗 （令和4年度）	B*
⑤利用者に応じた食事の計画、調理及び栄養の評価、改善を実施している特定給食施設の割合の増加	（参考値）管理栄養士・栄養士を配置している施設の割合70.5% （平成22年度）	80% （令和4年度）	B*

(2) 身体活動・運動

項目	現状	目標	最終評価
①日常生活における歩数の増加	20歳～64歳 男性7,841歩 女性6,883歩 65歳以上 男性5,628歩 女性4,584歩 （平成22年）	20歳～64歳 男性9,000歩 女性8,500歩 65歳以上 男性7,000歩 女性6,000歩 （令和4年度）	C
②運動習慣者の割合の増加	20歳～64歳 男性26.3% 女性22.9% 65歳以上 男性47.6% 女性37.6% （平成22年）	20歳～64歳 男性36% 女性33% 65歳以上 男性58% 女性48% （令和4年度）	C
③住民が運動しやすいまちづくり・環境整備に取り組む自治体数の増加	17都道府県 （平成24年）	47都道府県 （令和4年度）	B*

(3) 休養

項目	現状	目標	最終評価
①睡眠による休養を十分とれていない者の割合の減少	18.4% （平成21年）	15% （令和4年度）	D
②週労働時間60時間以上の雇用者の割合の減少	9.3% （平成23年）	5.0% （令和2年）	B*

(4) 飲酒

項目	現状	目標	最終評価
①生活習慣病のリスクを高める量を飲酒している者（一日当たりの純アルコール摂取量が男性40g以上、女性20g以上の者）の割合の減少	男性　15.3% 女性　7.5% （平成22年）	男性　13% 女性　6.4% （令和4年度）	D
②未成年者の飲酒をなくす	中学3年生 男子　10.5% 女子　11.7% 高校3年生 男子　21.7% 女子　19.9% （平成22年）	0% （令和4年度）	B
③妊娠中の飲酒をなくす	8.7% （平成22年	0% （令和4年）	B

(5) 喫煙

項目	現状	目標	最終評価
①成人の喫煙率の減少（喫煙をやめたい者がやめる）	19.5% （平成 22 年）	12% （令和 4 年度）	B*
②未成年者の喫煙をなくす	中学 1 年生 男子　1.6% 女子　0.9% 高校 3 年生 男子　8.6% 女子　3.8% （平成 22 年）	0% （令和 4 年度）	B
③妊娠中の喫煙をなくす	5.0% （平成 22 年）	0% （令和 4 年）	B*
④受動喫煙（家庭・職場・飲食店・行政機関・医療機関）の機会を有する者の割合の減少	行政機関　16.9% 医療機関　13.3% （平成 20 年） 職場　64% （平成 23 年） 家庭　10.7% 飲食店　50.1% （平成 22 年）	望まない受動喫煙のない社会の実現 （令和 4 年度）	B*

(6) 歯・口腔の健康

項目	現状	目標	最終評価
①口腔機能の維持・向上（60 歳代における咀嚼良好者の割合の増加）	73.4% （平成 21 年）	80% （令和 4 年度）	C
②歯の喪失防止			
ア　80 歳で 20 歯以上の自分の歯を有する者の割合の増加	25.0% （平成 17 年）	60% （令和 4 年度）	E*（参考B）
イ　60 歳で 24 歯以上の自分の歯を有する者の割合の増加	60.2% （平成 17 年）	80% （令和 4 年度）	
ウ　40 歳で喪失歯のない者の割合の増加	54.1% （平成 17 年）	75% （令和 4 年度）	
③歯周病を有する者の割合の減少			
ア　20 歳代における歯肉に炎症所見を有する者の割合の減少	31.7% （平成 21 年）	25% （令和 4 年度）	E*
イ　40 歳代における進行した歯周炎を有する者の割合の減少	37.3% （平成 17 年）	25% （令和 4 年度）	
ウ　60 歳代における進行した歯周炎を有する者の割合の減少	54.7% （平成 17 年）	45% （令和 4 年度）	
④乳幼児・学齢期のう蝕のない者の増加			
ア　3 歳児でう蝕がない者の割合が 80% 以上である都道府県の増加	6 都道府県 （平成 21 年）	47 都道府県 （令和 4 年度）	B
イ　12 歳児の一人平均う歯数が 1.0 歯未満である都道府県の増加	7 都道府県 （平成 23 年）	47 都道府県 （令和 4 年度）	
⑤過去 1 年間に歯科検診を受診した者の割合の増加	34.1% （平成 21 年）	65% （令和 4 年度）	E*

最終評価における目標達成状況

策定時のベースライン値と直近の実績値を比較		項目数（再掲除く）
A	目標値に達した	8（15.1%）
B	現時点で目標値に達していないが、改善傾向にある	20（37.7%）
C	変わらない	14（26.4%）
D	悪化している	4（7.5%）
E	評価困難	7（13.2%）
	合計	53（100.0%）

※Eのうち 6 項目は，新型コロナウイルス感染症の影響でデータソースとなる調査が中止となった項目
※%表示の小数第 2 位を四捨五入しているため，合計が 100 %にならない
＊Bのうち，目標達成が危ぶまれるものを「B*」として評価

索　引

216　索　引

イラスト公衆栄養学 ── 第 6 版 ──

ISBN 978-4-8082-6067-5

2008 年	4 月	1 日	初版発行
2014 年	4 月	1 日	2 版発行
2015 年	4 月	1 日	3 版発行
2016 年	9 月	1 日	4 版発行
2017 年	4 月	1 日	5 版発行
2020 年	9 月	1 日	6 版発行
2023 年	4 月	1 日	3 刷発行

著者代表 © 草 間 かおる

発 行 者 　鳥 飼 正 樹

印 　刷
製 　本　　株式会社 メデュ―ム

発行所　株式会社 東京教学社

郵 便 番 号　112-0002
住 　 所　東京都文京区小石川 3-10-5
電 　 話　03（3868）2405
Ｆ Ａ Ｘ　03（3868）0673
http://www.tokyokyogakusha.com